JAMA Guide to Statistics and Methods

JAMA 统计与方法指南

主　编　［美］Edward H. Livingston

　　　　［美］Roger J. Lewis

主　译　雷　翀

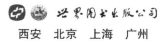
世界图书出版公司

西安　北京　上海　广州

图书在版编目（CIP）数据

JAMA 统计与方法指南 /（美）爱德华·H. 利文斯顿（Edward H. Livingston），（美）罗杰·J. 刘易斯（Roger J. Lewis）主编；雷翀主译 . —西安：世界图书出版西安有限公司，2021.9

书名原文：JAMA Guide to Statistics and Methods

ISBN 978-7-5192-8832-7

Ⅰ . ① J… Ⅱ . ①爱… ②罗… ③雷… Ⅲ . ①医学统计—统计学 Ⅳ . ① R195.1

中国版本图书馆 CIP 数据核字（2021）第 189468 号

书　　名	**JAMA 统计与方法指南**
	JAMA Tongji yu Fangfa Zhinan
主　　编	[美] Edward H. Livingston，Roger J. Lewis
主　　译	雷　翀
责任编辑	岳姝婷
装帧设计	新纪元文化传播
出版发行	**世界图书出版西安有限公司**
地　　址	西安市锦业路 1 号都市之门 C 座
邮　　编	710065
电　　话	029-87214941　029-87233647（市场营销部）
	029-87234767（总编室）
网　　址	http://www.wpcxa.com
邮　　箱	xast@wpcxa.com
经　　销	新华书店
印　　刷	西安牵井印务有限公司
开　　本	787mm×1092mm　　1/32
印　　张	11.5
字　　数	260 千字
版次印次	2021 年 9 月第 1 版　2021 年 9 月第 1 次印刷
版权登记	25-2021-234
国际书号	ISBN 978-7-5192-8832-7
定　　价	108.00 元

医学投稿　xastyx@163.com　‖　029-87279745　029-87279675

☆如有印装错误，请寄回本公司更换☆

郑重声明

医学是一门不断变化的科学。当我们的知识被新的研究和临床经验拓宽后，治疗方案和用药也需要做出相应改变。本著作的作者和出版者努力对被认为是可靠的信息来源进行了核对，以提供完整且总体上符合出版当时标准的信息。然而，考虑到人为错误的可能性或医学科学的变化，无论是作者、出版商，还是参与本著作准备或出版的其他方，都不能保证本书包含的信息各方面的准确性或完整性，因此不对任何错误、遗漏或使用本作品中包含的信息所产生的结果负责。我们鼓励读者通过其他来源对本书中提供的信息进行确认。例如，建议读者用药前检查药物的产品信息表，以确定本著作中包含的信息是准确的，没有改变药物的推荐剂量或给药禁忌证。这一建议对于新的或不常使用的药物尤其重要。

原著主编

Edward H. Livingston 博士是 JAMAevidence 的特约编辑，*JAMA* 的副主编，*JAMA Network* 的临床评论和教育编辑。同时他也是加利福尼亚大学洛杉矶分校（UCLA）医学院的外科教授和美国西北大学的外科兼职教授。他还曾担任得克萨斯大学西南医学院胃肠和内分泌外科教授和主任，以及生物医学工程教授和主任。

Roger J. Lewis 博士是 Harbor-UCLA 医学中心的急诊科主任，UCLA 的 David Geffen 医学院急诊科教授和副主任，Berry 顾问公司的高级医学科学家。同时他也是美国国家科学院的医学专家，美国临床试验协会和统计协会的会员。

原著作者   Contributors

David B. Allison, PhD
Office of Energetics and Nutrition
    Obesity Research Center
Department of Biostatistics
School of Public Health
University of Alabama at
    Birmingham
Birmingham, Alabama

David Arterburn, MD
Kaiser Permanente Washington
    Health Research Institute
Department of Medicine
University of Washington, Seattle
Seattle, Washington

Anirban Basu, PhD
The Comparative Health
    Outcomes, Policy, and
    Economics (CHOICE)
    Institute
Departments of Pharmacy,
    Health, Services and Economics
University of Washington, Seattle
Seattle, Washington

Karl Y. Bilimoria, MD, MS
Surgical Outcomes and Quality
    Improvement Center
Department of Surgery and
    Center for Healthcare Studies
Feinberg School of Medicine
Northwestern University
Chicago, Illinois

Kristine Broglio, MS
Berry Consultants, LLC
Austin, Texas

Jing Cao, PhD
Department of Statistical Science
Southern Methodist University
Dallas, Texas

Lawrence Carin, PhD
Duke University
Durham, North Carolina

Danny Chu, MD
Department of Cardiothoracic
    Surgery
University of Pittsburgh School

of Medicine
Pittsburgh, Pennsylvania

Jason T. Connor, PhD
Berry Consultants, LLC
Austin, Texas
University of Central Florida
  College of Medicine
Orlando, Florida

Ralph B. D'Agostino Sr, PhD
Department of Mathematics and
  Statistics
Boston University
Boston, Massachusetts

Sapan S. Desai, MD, PhD, MBA
Performance Improvement
Department of Vascular Surgery
Northwest Community Hospital
Arlington Heights, Illinois

Michelle A. Detry, PhD
Berry Consultants, LLC
Austin, Texas

Justin B. Dimick, MD, MPH
The Center for Healthcare
  Outcomes and Policy
Institute for Healthcare Policy

and Innovation
Department of Surgery
University of Michigan School of
  Medicine,
Department of Health Policy &
  Management
University of Michigan School of
  Public Health
Ann Arbor, Michigan
Surgical Innovation Editor,
  JAMA Surgery

Kemi M. Doll, MD, MSCR
Division of Gynecologic
  Oncology
Department of Obstetrics and
  Gynecology
University of Washington, Seattle
Seattle Cancer Care Alliance
Seattle, Washington

Bryan E. Dowd, PhD
Division of Health Policy and
  Management
School of Public Health
University of Minnesota,
  Minneapolis
Minneapolis, Minnesota

Susan S. Ellenberg, PhD
Department of Biostatistics,

Epidemiology, and Informatics
Perelman School of Medicine
University of Pennsylvania
Philadelphia, Pennsylvania

Connor A. Emdin, DPhil
Center for Genomic Medicine
Massachusetts General Hospital
Harvard Medical School
Boston, Massachusetts,
Cardiovascular Disease Initiative
Broad Institute
Cambridge, Massachusetts

Farhood Farjah, MD, MPH
Department of Surgery
University of Washington
Seattle, Washington

Mark Fitzgerald, PhD
Berry Consultants, LLC
Austin, Texas

Amir A. Ghaferi, MD, MS
Department of Surgery
University of Michigan School of
Medicine
Institute for Healthcare Policy
and Innovation
Ann Arbor, Michigan

**Steven N. Goodman,
MD, PhD**
Department of Health Research
and Policy
Meta-research Innovation Center
at Stanford
Department of Medicine
Stanford University School of
Medicine
Palo Alto, California

Adil H. Haider, MD, MPH
Department of Surgery
Brigham and Women's Hospital
Center for Surgery and Public
Health
Harvard Medical School
Boston, Massachusetts
Deputy Editor, *JAMA Surgery*

Sebastien Haneuse, PhD
Department of Biostatistics
Harvard T.H. Chan School of
Public Health
Boston, Massachusetts

Zain G. Hashmi, MBBS
Center for Surgery and Public
Health
Harvard Medical School and
Harvard School of Public Health

Department of Surgery
Brigham & Women's Hospital
Boston, Massachusetts
Department of Surgery
Sinai Hospital of Baltimore
Baltimore, Maryland

Jason S. Haukoos, MD, MSc
Department of Emergency
  Medicine
University of Colorado School of
  Medicine
Denver, Colorado

Elliott R. Haut, MD, PhD
Department of Surgery
Johns Hopkins University School
  of Medicine
Department of Health Policy and
  Management
Johns Hopkins Bloomberg
  School of Public Health
Baltimore, Maryland

Robert D. Herbert, PhD
Neuroscience Research Australia
  (NeuRA)
School of Medical Sciences
Faculty of Medicine
University of New South Wales

Sydney, New South Wales,
  Australia

Terry Hyslop, PhD
Department of Biostatistics and
  Bioinformatics
Duke University
Durham, North Carolina
Statistical Editor, *JAMA Surgery*

John P. A. Ioannidis, MD, DSc
Departments of Medicine and
  Health Research and Policy
Meta-Research Innovation
  Center at Stanford
Stanford University School of
  Medicine
Palo Alto, California

Telba Z. Irony, PhD
Office of Biostatistics and
  Epidemiology
Center for Biologics Evaluation
  and Research
US Food and Drug
  Administration
Silver Spring, Maryland

Kamal M. F. Itani, MD
Veterans Affairs Boston
  Healthcare System

Boston University
Harvard Medical School
Boston, Massachusetts

Amy H. Kaji, MD, PhD
Department of Emergency
    Medicine
Harbor-UCLA Medical Center
David Geffen School of Medicine
    at UCLA
Torrance, California,
Los Angeles Biomedical Research
    Institute
Los Angeles, California
Statistical Editor, *JAMA Surgery*

Sekar Kathiresan, MD
Center for Genomic Medicine
Massachusetts General Hospital
Harvard Medical School
Boston, Massachusetts
Cardiovascular Disease Initiative
Broad Institute
Cambridge, Massachusetts

Amit V. Khera, MD
Center for Genomic Medicine
Massachusetts General Hospital
Harvard Medical School
Boston, Massachusetts,
Cardiovascular Disease Initiative

Broad Institute
Cambridge, Massachusetts

Melina R. Kibbe, MD
Department of Surgery
University of North Carolina at
    Chapel Hill
Chapel Hill, North Carolina
Editor, *JAMA Surgery*

Helena Chmura Kraemer, PhD
Department of Psychiatry and
    Behavioral Sciences
Stanford University (Emerita)
Palo Alto, California
Statistical Editor, *JAMA Psychiatry*

**Demetrios N. Kyriacou,
MD, PhD**
Departments of Emergency
    Medicine and Preventive
    Medicine
Northwestern University
    Feinberg School of Medicine
Chicago, Illinois
Senior Editor, *JAMA*

Hopin Lee, PhD
Centre for Statistics in Medicine
Nuffield Department of
    Orthopaedics

Rheumatology and
  Musculoskeletal Sciences
University of Oxford
Oxford, United Kingdom
School of Medicine and Public
  Health
University of Newcastle
Newcastel, New South Wales,
  Australia

Roger J. Lewis, MD, PhD
Department of Emergency
  Medicine
Harbor-UCLA Medical Center
Department of Emergency
  Medicine
David Geffen School of Medicine
  at UCLA
Torrance, California,
Los Angeles Biomedical Research
  Institute
Los Angeles, California,
Berry Consultants, LLC
Austin, Texas

Peng Li, PhD
Office of Energetics and Nutrition
  Obesity Research Center
Department of Biostatistics
School of Public Health
University of Alabama at
  Birmingham
Birmingham, Alabama

Alex John London, PhD
Department of Philosophy
Carnegie Mellon University
Pittsburgh, Pennsylvania

Yan Ma, PhD
Department of Epidemiology
  and Biostatistics
Milken Institute School of Public
  Health
The George Washington University
Washington, District of
  Columbia

Matthew L. Maciejewski, PhD
Center for Health Services
  Research in Primary Care
Durham Veterans Affairs
  Medical Center
Durham Center of Innovation
  to Accelerate Discovery and
  Practice Transformation
  (ADAPT)
Durham Veterans Affairs Health
  Care System
Department of Population
  Health Sciences
Division of General Internal

Medicine
Department of Medicine
Duke University School of
    Medicine
Durham, North Carolina

**Nader N. Massarweh,
MD, MPH**
Veterans Affairs Health
    Services Research &
    Development
Center for Innovations in Quality,
    Effectiveness and Safety
Division of Surgical Oncology
Michael E. DeBakey Department
    of Surgery
Baylor College of Medicine
Houston, Texas

James H. McAuley, PhD
Neuroscience Research Australia
    (NeuRA)
School of Medical Sciences
Faculty of Medicine
University of New South Wales
Sydney New South Wales,
    Australia

Anna E. McGlothlin, PhD
Berry Consultants, LLC
Austin, Texas

Ryan P. Merkow, MD, MS
Surgical Outcomes and Quality
    Improvement Center
Department of Surgery and
    Center for Healthcare Studies
Feinberg School of Medicine
Northwestern University
Chicago, Illinois

William J. Meurer, MD, MS
Department of Emergency
    Medicine
Department of Neurology
University of Michigan,
    Ann Arbor
Ann Arbor, Michigan

Chaya S. Moskowitz, PhD
Department of Epidemiology
    and Biostatistics
Memorial Sloan Kettering
    Cancer Center
New York, New York

**Avery B. Nathens, MD,
MPH, PhD**
Division of Surgery
Sunnybrook Health Sciences
    Center
University of Toronto
Toronto, Ontario, Canada

American College of Surgeons
Chicago, Illinois

Craig D. Newgard, MD, MPH
Center for Policy and Research
   in Emergency Medicine
Department of Emergency
   Medicine
Oregon Health and Science
   University
Portland, Oregon

Edward C. Norton, PhD
Department of Health
   Management and Policy
Department of Economics
University of Michigan,
   Ann Arbor
Ann Arbor, Michigan,
National Bureau of Economic
   Research
Cambridge, Massachusetts

**Timothy M. Pawlik, MD,
MPH, PhD**
Department of Surgery
Wexner Medical Center
Ohio State University
Columbus, Ohio
Deputy Editor, *JAMA Surgery*

Michael J. Pencina, PhD
Duke Clinical Research Institute
Department of Biostatistics and
   Bioinformatics
Duke University
Durham, North Carolina

Melanie Quintana, PhD
Berry Consultants, LLC
Austin, Texas

Alfred W. Rademaker, PhD
Department of Preventive
   Medicine
Feinberg School of Medicine
Northwestern University
Chicago, Illinois
Statistical Editor, *JAMA Surgery*

Mehul V. Raval, MD, MS
Division of Pediatric Surgery
Department of Surgery
Emory University School of
   Medicine
Children's Healthcare of Atlanta
Atlanta, Georgia

Andrew M. Ryan, PhD
The Center for Healthcare
   Outcomes and Policy
Institute for Healthcare Policy

and Innovation
Department of Health Policy &
  Management
School of Public Health
University of Michigan,
  Ann Arbor
Ann Arbor, Michigan

Gillian D. Sanders, PhD
Department of Population
  Health Sciences
Duke University School of
  Medicine
Duke Clinical Research Institute
Duke-Margolis Center for Health
  Policy
Duke University
Durham, North Carolina

Jeffrey L. Saver, MD
Department of Neurology
Ronald Reagan—UCLA Medical
  Center
David Geffen School of Medicine
University of California
Los Angeles, California

Benjamin R. Saville, PhD
Berry Consultants, LLC
Austin, Texas
Department of Biostatistics

Vanderbilt University School of
  Medicine
Nashville, Tennessee

Andrew J. Schoenfeld, MD, MSc
Center for Surgery and Public
  Health
Department of Orthopaedic
  Surgery
Brigham and Women's Hospital
Harvard Medical School
Boston, Massachusetts

Stephen J. Senn, PhD
Luxembourg Institute of Health
Strassen, Luxembourg
Medical Statistics Group
ScHARR
The University of Sheffield
Sheffield, United Kingdom

Stylianos Serghiou, MD
Department of Health Research
  and Policy
Stanford University School of
  Medicine
Meta-research Innovation Center
  at Stanford
Palo Alto, California

Julie A. Sosa, MD
Department of Surgery

Department of Medicine
Duke University Medical Center
Duke Cancer Institute
Duke Clinical Research Institute
Durham, North Carolina

Harold C. Sox, MD
Patient-Centered Outcomes
  Research Institute
Washington, DC
Geisel School of Medicine at
  Dartmouth
Hanover, New Hampshire

Lynne Stokes, PhD
Department of Statistical Science
Southern Methodist University
Dallas, Texas

Elizabeth A. Stuart, PhD
Departments of Mental Health,
  Biostatistics, and Health Policy
  and Management
Bloomberg School of Public
  Health
Johns Hopkins University
Baltimore, Maryland

**Jonah J. Stulberg, MD,
PhD, MPH**
Division of Gastrointestinal

Surgery
Department of Surgery
Surgical Outcomes and Quality
  Improvement Center
Northwestern University
Feinberg School of Medicine
Chicago, Illinois

Dana A. Telem, MD, MPH
Department of Surgery
Center for Healthcare Outcomes
  and Policy
University of Michigan,
  Ann Arbor
Ann Arbor, Michigan

Juliana Tolles, MD, MHS
Department of Emergency
  Medicine
Harbor-UCLA Medical Center
Los Angeles Biomedical Research
  Institute
Torrance, California,
David Geffen School of Medicine
  at UCLA
Los Angeles, California

Gilbert R. Upchurch Jr, MD
Division of Vascular Surgery
University of Virginia,

Charlottesville
Charlottesville, Virginia

Tyler J. VanderWeele, PhD
Department of Biostatistics
Department of Epidemiology
Harvard T.H. Chan School of
  Public Health
Boston, Massachusetts

Kert Viele, PhD
Berry Consultants, LLC
Austin, Texas

**Kabir Yadav, MDCM,
MS, MSHS**
Department of Emergency Medicine
Harbor-UCLA Medical Center
Los Angeles Biomedical Research
  Institute
Torrance, California

Song Zhang, PhD
Department of Clinical Sciences
UT Southwestern Medical
  Center at Dallas
Dallas, Texas

译者名单

Translators

主　译

　　　　雷　翀　　空军军医大学西京医院麻醉与围术期医学科

译　者　（按姓氏笔画排序）

　　　　王丽妮　　空军军医大学西京医院麻醉与围术期医学科

　　　　龙宇琴　　苏州大学附属第一医院麻醉科

　　　　苏斌虓　　苏州大学第一附属医院麻醉与围术期医学科

　　　　李　晨　　空军军医大学卫生统计学教研室

　　　　张君宝　　空军军医大学西京医院麻醉与围术期医学科

　　　　赵　静　　空军军医大学西京医院麻醉与围术期医学科

　　　　胡　婕　　解放军总医院第一医学中心重症医学科

　　　　聂　煌　　空军军医大学西京医院麻醉与围术期医学科

　　　　龚海蓉　　空军军医大学西京医院麻醉与围术期医学科

　　　　彭　科　　苏州大学附属第一医院麻醉科

　　　　路志红　　空军军医大学西京医院麻醉与围术期医学科

序   Preface

    循证医学（EBM）运动可能是由 1991 年第一篇医学文献中使用该术语的文章正式发起的 [1,2]，但其前身可以追溯到相当久远之前 —— 主张对最高质量相关证据进行系统总结，为我们的临床照护提供信息 [3-5]。有了这个前提，临床医生应该对相对可信和相对更不可信的信息有一些了解。随着该原则被广泛接受及医生对证据标准的熟悉度逐步增加，必然导致医学教育的重大变化。整个北美和许多其他国家，都要求本科和研究生的医学培训必须注重准确解读医学文献的技能。

    随着循证医学的开展，*JAMA* 成了发展和传播临床实践新方法的倡导者 [4-6]。《*JAMA* 的医学文献使用者指南》（*JAMA's Users' Guides to the Medical Literature*）为循证医学提供了主要的教育资料，并成为一线临床医生和医学教育者在理解和使用文献指导临床实践时的必读书目。该系列为所有后续循证医学教育资源提供了核心材料。

    虽然使用者指南在循证医学教育中发挥了关键作用，但与其他资源一样，它们也有需要补充材料的局限性。使用者指南的范围都很广，涉及临床医生应该如何阅读关于治疗选择、评估伤害索赔、确定预后、评估诊断测试等方面的原创文章和系统综述。*JAMA* 主动创新并再次明智地认识到局限性：这些文章并没有重点讨论临床医生使用医学文献指导临床实践时，其能理解的最理想的方法学和统计学问题。

    这一点尤其重要，因为统计学和方法学的世界并未停滞不前。临床医生在完成培训后可能并不熟悉所介绍的研究方法。

认识到未被满足的临床医生需求，*JAMA* 推出了统计和方法指南系列，关于统计和研究方法提供了更详细和具体的讨论。该系列非常成功，迄今已发表超过 55 篇文章。

这些文章涉及理解研究文献中的关键主题。在干预性研究范畴内，涉及的问题包括试验方法和设计，纳入、治疗分配和伦理，结局测量、分析和结果的解读，以及结果的应用。观察性研究相关的问题包括研究方法和设计，评估风险因素和暴露，结局测量、分析及结果解读，以及结果应用。该系列的另外一组文章（13 篇）提供了外科数据库的实用指导。

本书与临床医生高度相关。首先，本书介绍了统计和分析方法，以及在 *JAMA* 和 *JAMA Network* 期刊发表的研究中使用的方法。这些研究使用了特定的统计检验或涉及被讨论的方法，因此提供了相关实例 —— 所有循证医学教育资料的关键。此外，这些文章涉及临床医生在医学文献中反复遇到的概念。

《*JAMA* 统计与方法指南》的另一优点是其易于理解。文章语言简洁，使用临床医生容易理解的描述，避免了复杂的数学或晦涩的专业术语，尽可能用图形的方式进行展示。将方法学相关文章与已发表的研究报告联系起来，进一步提高了被讨论的统计和方法概念的易懂性和实用性。

虽然我是一个方法学家，但与所有科学家一样，我的专业范围也是有限的，在完成培训后，对于不断发展和扩展的领域，我也知之甚少。因此，本系列中有一些文章是我非常喜欢的，就是那些尽管我的理解有限，但通过清晰的解释可以帮助我掌握新概念的文章。例如，神经网络在 20 世纪 80 年代就已经出现了，但直到随着机器学习的进步，特别是在医学成像方面的应用，它才开始流行起来。一篇关于卷积神经网络应用于医学成像的文章打开了这个"黑盒子"，为该方法的基本原理提供了明确、可靠的解释。该文章还提供了一个非常有用的视频。

虽然我参与的干预性研究几乎都是随机试验，但作为临床流行病学家，我也熟悉标准的观察性队列和病例对照研究，但对于不常见和更复杂的观察性研究设计，如阶梯设计临床试验，就不太熟悉了。这种设计使一项旨在减少心肌梗死后并发症的质量改善干预研究变得可行，而这在传统的随机试验中是不可能成功的。本书中关于阶梯设计临床试验的文章清楚地解释了这一方法的优点和局限性。作为一名方法学家，我很高兴地了解到，即使初始的分析提示有益，但通过阶梯设计，复杂的分析可能会得出不同的结果。当干预正在进行时，临床照护本身也在改进，而最佳调整分析表明，正是这种医疗实践的长期改进改善了预后，而不是干预。

如今，*JAMA* 已经将这系列的文章汇集成一本书，这本书也被收录在《*JAMA* 期刊证据在线》（*JAMA evidence online*）中 [7]，这是一项明智而有效的举措。对有兴趣深入理解临床实践文章的临床医生而言，本书是一个获取度高、内容丰富的信息源。

Gordon Guyatt, MD, MSc
McMaster University

参考文献

[1] Department of Clinical Epidemiology & Biostatistics, McMaster University. How to read clinical journals,I: why to read them and how to start reading them critically. Can Med Assoc J, 1981,124(5):555–558.

[2] Evidence-Based Medicine Working Group. Evidence-based medicine: a new approach to teaching the practice of medicine. JAMA, 1992,268(17): 2420–2425.

[3] Guyatt G. Evidence-based medicine. ACP J Club (Ann Intern Med), 1991,

114 (suppl 2):A–16.

[4] Evidence-based medicine—an oral history website[2014–08–17]. http:// ebm.jamanetwork. com.

[5] Smith R, Rennie D. Evidence-based medicine—an oral history. JAMA, 2014,311(4):365–367.

[6] Guyatt GH, Rennie D. Users' Guides to the Medical Literature. JAMA, 1993, 270(17):2096–2097.

[7] JAMAevidence website[2019–04–04]. https://jamaevidence.mhmedical.com/.

前 言 Foreword

科学出版物数量多、品种丰富，且正在迅速发展。然而，基础研究方法的质量差异巨大，且很多研究的设计和分析质量不佳。传统期刊的编辑投入了大量精力确保已发表的研究得到正确解读，而这些期刊的读者如果能够理解基础研究方法的优、缺点，就能更好地将研究结果应用到他们的临床实践中。随着预印本服务器的日益普及，临床医生可能会阅读尚未经过严格同行评审的科学报告，这需要独立评估临床研究设计、分析和解读的能力。现在，临床医生比以往任何时候都需要了解研究方法，以判断他们所阅读的内容是否对他们所治疗的患者有效和适用。

整体而言，统计学在医学院并不是非常受欢迎的课程，因此许多临床医生不能很好地理解传统研究设计和统计分析。医学统计课程强调数学及诸多的假设和规则，临床医生无法产生共鸣，因为他们通常是因热爱生物科学和乐于帮助他人才选择医学院，而不是对数学感兴趣。此外，新的统计方法在临床研究中越来越重要，但临床医生可能之前从未接触过这些方法。

本书正是为了帮助临床医生克服这些挑战而产生。用简洁的语言描述研究方法，不依赖方程式，也不事先假设读者对该统计学领域有所理解。我们将统计学和方法学进行了区分：统计学是描述数据集合和相关不确定性的数学方法，而方法学指的是研究设计或其他研究如何组织和实施等相关内容。书中的每篇文章都解释某一个统计学或方法学上的概念，或某一个统计学分析的结果，应该如何应用或解释 *JAMA* 或 *JAMA Network*

期刊上发表的研究文章，以及数据和用于评价其方法相关的局限性。这些指导的目的是让临床医生更好地理解研究结果，以便他们有能力评估研究结果是否足够可靠，从而将其应用于临床实践。

本书的主要组成部分为干预性研究和观察性研究。每部分包括4个大章节。干预性研究包括：①试验方法和设计；②纳入、治疗分配和伦理；③结局测量、分析和结果解读；④结果应用。观察性研究包括：①研究方法和设计；②评估风险因素和暴露；③结局测量、分析和结果解读；④结果应用。第3部分提供了对大型外科数据库研究结果的解读，以帮助临床医生更好地理解这些类型的研究。

感谢本书的作者们，他们代表了临床研究、方法学和统计学方面的引领者。《JAMA统计和方法指南》并不是对医学研究中所有可能使用的方法的全面综述。相反，基于最近发表的文章的主题，本书强调的方法都是那些常用方法。对于临床医生而言，要学习不断增加的医学文献，这些主题将是他们可能看到和必须了解的，以明确研究结果与临床实践的相关性。

Edward H. Livingston, MD

Roger J. Lewis, MD, PhD

本书的组织结构

干预性研究	研究方法和设计	纳入、治疗分配和伦理	测量结局、分析及解读结果		应用结果
	· 非劣效性试验	· 临床研究中的随机化	· 时间事件分析	· 多重比较方法	· 决策曲线分析
	· 剂量探索试验	· 研究中的均势	· 复合结局测量中的"效用"	· 多重比较临床试验中避免假阳性结果的把关策略	· 评估卫生保健政策变化的方法——双重差分方法
	· 实效性试验		· 缺失数据	· 多重插补	
	· 整群随机试验		· 意向治疗原则	· 提前终止临床试验的解读	
	· 阶梯临床试验		· 使用混合模型分析重复测量数据	· 贝叶斯分析	
	· 假设检验的样本量计算		· logistic 回归		
	· 最小临床重要差异		· logistic 回归诊断		
			· 需治数		

本书的组织结构

续表

	研究方法和设计	评估风险因素和暴露	测量结局，分析及解读结果	应用结果
观察性研究	• 病例对照研究 • meta分析是可信和有用的 • 孟德尔随机化 • 使用E值评估观察性研究中未测混杂的潜在效应	• 临床研究中的指示性混杂 • 中介分析	• 比值比——当前最佳实践和使用 • 边际效应——量化logistic回归模型中风险因素变化的效应 • 校正协变量 • 多中心随机临床研究的治疗效应 • 倾向性评分 • 使用自由作特征曲线评估机器诊断癌症的准确性 • 随机效应meta分析 • 层次贝叶斯模型	• 评估风险预测模型的区分度 • 成本－效益分析概述 • 在成本和成本－效益分析中选择时间范围 • 医疗图像分析中的深度学习
数据库实用指导	• 13篇文章			

目 录　　　　　　　　　　　　　　　**Contents**

非劣效性试验：
新疗法是否和其他治疗方法一样有效？

Amy H. Kaji, Roger J. Lewis

本章描述了进行非劣效性试验的原因，以及如何分析和解释该试验的结果。

有时候我们会将一种新治疗与标准治疗进行比较，其目的并不是找到一种更有效的方法，而是找到一种与标准治疗疗效相似的新疗法，同时具有其他一些优势，如成本更低、副作用更少，或更加便捷。因其具备的这些优势，这种几乎与标准治疗一样有效的新治疗方法，在实践中对某些特定的患者来说可能是首选。非劣效性试验的目的是严格评估一种新的治疗方案，通过与公认有效的治疗方案进行对比，来证明该治疗方案几乎与标准治疗方案的疗效一致（即不存在劣势）。

在 *JAMA* 上发表的一篇文章中，Salminen 等叙述了一个多中心非劣效性试验的结果。该试验包含 530 例经计算机断层扫描证实的急性阑尾炎成年患者，将其随机分成早期阑尾切除术组（即标准治疗）和仅使用抗生素治疗组（即潜在负担较少的试验性治疗）[1]。

使用方法

为什么要进行非劣效性试验？

在传统的临床试验中，通常会将一种新的治疗方法与标准治疗或安慰剂进行比较，从而证明这种新治疗具有更好的疗效。这类试验的原假设是这两种治疗方案具有相同的治疗效果。如果拒绝这一假设，说明这两种治疗的疗效是有差别的，即出现统计学上差异性显著的 P 值，或者其双侧置信区间可以排除治疗没有效果。当新治疗方法既有优势也有劣势时，传统的试验旨在证明新治疗的优越性，这种试验方案也被称为优效性试验。优效性试验能辨别出新治疗与对照组（即现有治疗）相比是否有益。双侧 95% 的置信区间可用于显示与观察数据一致的治疗效果的上、下限。如果置信区间不提示没有效果（如风险比为 1 或风险差为 0），原假设被拒绝，则表明新疗法与对照组不同 [2]。这相当于具有统计学显著差异的 P 值。

虽然新疗法的优势或劣势可以通过优效性试验来证明，但不能准确地做出这样的推断：在优效性试验中没有显著差异，就表明这些治疗方法具有类似的效果；也就是说，此时的没有差异并不是没有区别的一个可靠证据。这需要一个对照的非劣效性试验来确定，即一种新的干预措施，以判断它是否能够提供其他优势，如降低毒性或费用，同时并不会降低治疗的有效率 [3-6]。在非劣效性试验中，通常使用已知的有效治疗作为对照组，因为去证明一种新的治疗方法优于假治疗组或安慰剂组，几乎是没有任何意义的。

非劣效性试验，其目的是为了证明被评估的干预措施在假定的可接受的非劣效性范围内达到既定的治疗效果（图1.1）。这个范围的大小取决于临床重要性差异、预期事件的发生率，以及可能的监管要求。非劣效界值的其他决定因素包括标准治疗与安慰剂比较的已知效果，疾病的严重程度，标准化治疗的毒性、不方便性及花费，以及主要的研究结局。

如果所研究的指标是严重的疾病或主要结局是死亡，那么使用较小的非劣效性范围可能是合适的 [3-6]。

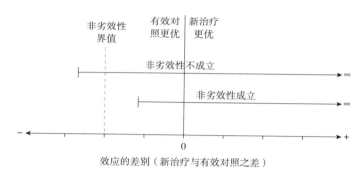

效应的差别（新治疗与有效对照之差）

图 1.1　通过新治疗和有效对照治疗的相对有效性的单侧置信区间，总结的非劣效性试验的两个不同结果
　　在上例中，置信区间的下限位于非劣效性界值的左边，表明结果与非劣效性界值所允许的更大劣势（更差的效能）相一致。因此，新的治疗方法可能是劣势的，非劣效性没有得到证明。在下例中，置信区间的下限位于非劣效性界值的右侧，证明新治疗相对于有效对照治疗的非劣效性。试验的总体结果是由单侧置信区间的下限来决定的，而不是治疗效果的点估计，因此图中没有点估计结果。

　　非劣效性试验要得到可靠的证明，所需的样本大小取决于非劣效性区间的选择和假设的两种治疗比较的相对效应 [3-6]。与有效对照组相比的非劣效性试验，通常需要比优效性试验更大的样本量，这是因为在非劣效性试验中使用的界值通常小于优效性试验中寻求的差异范围。同样重要的是，相对于有效对照治疗的试验治疗的假设效果。假设的效果是：实验治疗比对照治疗的效果差，但略小于非劣效性界值，或者这两种治疗效果相同，或者是试验组治疗甚至更加有效。为了达到同样的检验效能，即显示非劣效性，这 3 个原假设将分别需要更大的样本量、中等样本量、较少的样本量。因为，它们逐渐增加了假设的试验组治疗效果的良好性。

由于非劣效性试验仅仅旨在证明非劣效性，从而区分非劣效性和优效性，因此使用单侧的置信区间（图1.1）或假设检验对其进行分析。通常，为两种治疗之间的差异构建一个单侧95%或97.5%的置信区间（从 $-L$ 到 ∞；负值代表了试验治疗的劣效性），并将下限"$-L$"与非劣效性界值进行比较。如果置信区间的下限值高于或位于非劣效性界值的右侧，则证明了其非劣效性[3-6]。

非劣效性试验的局限性是什么？

通常来说，阴性结果的非劣效性试验不能证明试验治疗的劣势，就如同优效性试验的阴性结果不能证明两种治疗效果相同。

非劣效性试验与等效性试验相似，因为两者都是为了证明试验措施与标准治疗在预先指定的范围内治疗效果相似。但是，非劣效性试验只是证明试验治疗并不比标准疗法差，而等效性试验是证明试验治疗既不比标准治疗差，也不比标准治疗好[3]。

这个实例为什么使用非劣效性试验？

自从McBurney证实阑尾切除术可降低盆腔感染的发生率以来，急性阑尾炎的标准治疗方法就是手术。阑尾切除术需要全身麻醉，这会增加医疗费用，并与术后并发症有关，如伤口感染和粘连。因此，许多患者和医生可能更倾向于采用具有类似疗效的微创治疗。在最近的Cochrane研究中包括了3项随机试验，分析了是否可以单独使用抗生素成功治愈阑尾炎，而不需要手术治疗[7]。由于阑尾切除术被视为标准治疗，因此作为有效对照组与抗生素治疗组进行比较。

为了设计这个临床试验，Salminen 等[1]假设手术治疗的成功率为 99%，并根据临床情况预先假设非劣效性界值为 –24%。如果单独使用抗生素治疗的成功率不低于手术治疗成功率的 24%，那么仅使用抗生素的治疗方案将在临床意义上具有非劣效性。正如本研究所示，非劣效性界值的选择往往是主观的，而不是基于特定的标准。

如何解读研究结果？

结果表明，随机分配至手术治疗组的患者（273 例），除 1 例患者外，其余患者均成功行阑尾切除术，治疗成功率为 99.6%。在抗生素治疗组中，256 例可供随访的患者中有 186 例成功治愈，治疗成功率为 72.7%；在这 256 例患者中有 70 例患者在 1 年内接受了手术。因此，仅使用抗生素治疗的成功率与手术相比，他们差异的点估计值为 –27.0%，单侧 95% 置信区间是 –31.6% 到无穷大（∞）。由于该区间包括的疗效值比非劣效性界值（–24%）要差，因此不能证实抗生素治疗的非劣效性。

解读非劣效性研究时的注意事项

使用有效对照组的非劣效性研究，其样本量通常比安慰剂对照试验的大，部分原因是非劣效性界值通常选取得较小。非劣效性试验所需的样本量在很大程度上取决于非劣效性界值和新治疗的假设效果，这一假设效果必须清楚地陈述出来且具有现实意义。

优效性试验的主要分析应该基于意向性治疗（ITT）原则，因为考虑到不能完全遵守试验方案的情况，它通常是偏向保守的。但是，如果是由于患者依从性差而导致两种治疗方法同样无效的情况下，使用意向性治疗分析非劣效性试验可能会使本来的劣效性治疗具有非劣效性。因此，在分析非劣效性试验时，应同时进行意向性治疗分析和符合方案集的分析。当这两种分析方法都显示出非劣效性时，结果是最有意义的。

非劣效性试验不能区分某个非劣效性的新治疗方法是否是优效性的，也不能证明它们的等效性。

致　谢

这篇文章首次发表在 *JAMA* 上时，声明了以下情况。

利益冲突声明：没有报道。

参考文献

[1] Salminen P, Paajanen H, Rautio T, et al. Antibiotic therapy vs appendectomy for treatment of uncomplicated acute appendicitis: the APPAC randomized clinical trial. JAMA, 2015, 313(23): 2340–2348. DOI:10.1001/jama.2015.6154.

[2] Young KD, Lewis RJ. What is confidence? I: the use and interpretation of confidence intervals. Ann Emerg Med, 1997, 30(3): 307–310. Medline: 9287892.

[3] Kaji AH, Lewis RJ. Are we looking for superiority, equivalence, or noninferiority? Ann Emerg Med, 2010, 55(5): 408–411. Medline: 20172627

[4] Mulla SM, Scott IA, Jackevicius CA, et al. How to use a non-inferiority trial: Users' Guides to the Medical Literature. JAMA, 2012, 308: 2605–2611. Medline: 23268519.

[5] Tamayo-Sarver JH, Albert JM, Tamayo-Sarver M, et al. Advanced statistics: how to determine whether your intervention is different, at least as effective as, or equivalent. Acad Emerg Med, 2005, 12(6): 536–542. Medline: 15930406.

[6] Piaggio G, Elbourne DR, Altman DG, et al; CONSORT Group. Reporting of noninferiority and equivalence randomized trials: an extension of the CONSORT statement. JAMA, 2006, 295(10): 1152–1160. Medline: 16522836.

[7] Wilms IM, de Hoog DE, de Visser DC, et al. Appendectomy vs antibiotic treatment for acute appendicitis. Cochrane Database Syst Rev, 2011(11): CD008359. Medline: 22071846.

（龙宇琴　译，彭科　审）

剂量探索试验：
优化药物研发过程中的二期数据

Kert Viele, Jason T. Connor

本章讨论了剂量－反应模型用于二期研究，以明确新药在进一步研发中可能使用的剂量。

药物研发的临床试验通常分为 3 类或 3 期。一期是为了探索药物应用于临床中可能的剂量范围，通常为明确其最大的耐受剂量。二期是为了确定药物可能有效且相对安全的剂量。三期通过使用具有临床意义的终点事件，来证明前期在二期试验中发现的有益效应，并且进一步明确其安全性。

剂量探索试验是为了明确药物最合理的剂量或后续研究中所使用的剂量，是二期试验的关键部分，能够回答药物继续研发的必要性和应使用的剂量等问题。如果选择了过高的剂量，在后续的三期验证性研究中的负面影响可能会危及整个研发计划。如果选择了过低的剂量，治疗效果就可能不足以产生阳性结果，也就无法获得监管机构的批准。一项设计合理的剂量探索试验能够明确药物的最佳剂量，并且有助于决策是否推进三期研究。

关于后续研究所选择的剂量，需要先明确剂量与有效性、安全性之间的关系。可以通过设立一系列配对比较，对比各剂量组与安慰剂组或其他剂量组的数据来评估这些关系。由于这种方法的统计对比数量多但各剂量组的患者数量相对较少，所以很容易产生假阴性和假阳性结果。我们可以将接受多种有效剂量的患者数据合并成一个治疗组来与安慰剂组进行比较，以降低这些风险。但前提是能够可靠预测可能有效的剂量。

一般来说，剂量 – 反应关系最好通过剂量 – 反应模型来检验，剂量 – 反应模型对潜在的剂量 – 反应关系可做出灵活、合理的假设，并且整合试验中使用的所有剂量的信息。这样可以减少假阴性和假阳性结果，将所有数据纳入各剂量的有效性和安全性分析，比单独评估各剂量更加准确。

发表在 *JAMA* 上的一个实例中，Gheorghiade 等 [1] 报道了一项对慢性心力衰竭恶化患者的研究，涉及维利西呱4 种不同目标剂量的随机安慰剂对照、剂量探索临床试验（SOCRATES-REDUCED 试验），主要结局指标为对数转化的 N– 端 B 型钠尿肽前体水平的下降。分析剂量反应的主要方法是将 3 个最高目标剂量组的患者数据整合起来（合并）与安慰剂组进行比较，其结果为阴性（*P*=0.15）。然而，在探索性的二次分析中使用了基于线性回归的另一剂量 – 反应模型后得出了阳性结果（*P*=0.02）。

使用方法

为什么要使用剂量 – 反应模型？

剂量 – 反应模型假设了剂量与有效性或不良反应之间的总体关系 [2]。理想情况下，可将所有剂量组的患者数据应用于剂量 – 反应曲线，从而将统计效能最大化，并且降低各剂量组效应评估的不确定性。当采用足够有弹性的总体关系时，剂量 – 反应模型可以正确识别效应强或弱的剂量（避免因为合并而做出的各剂量间效应相似的假设），同时消除了效应强或弱（由于独立分析各剂量所致）的假性结论。模型可以计算各剂量（甚至试验范围外的剂量）效应的估计值和置信区间。

剂量－反应模型最初用于明确药物有无疗效，如果有，则进一步评估特定剂量的效应，以优化后续的三期试验设计。与监管机构制定二元决策（如批准或不批准某一药物）的验证性试验不同，二期试验目的是为下一阶段的药物研发提供信息。因此，检验疗效的强弱比检验疗效的有无更重要。二期试验的剂量测定研究还可以通过计算预测概率来估计后续三期试验成功的可能性[3]。

剂量－反应模型中的假设可以是确定的，也可以是灵活的。根据不同临床场景现有的知识，严谨准确的假设可以通过结合已知的临床信息来增加试验设计的效能。灵活变通的假设会减弱试验的统计特性和结果的可解读性。例如，在 SOCRATES-REDUCED 试验中，主要分析针对的是 3 种最高剂量方案的合并数据[1]。当能够可靠预测剂量范围的有效区间时，这种方法是最有效的。SOCRATES-REDUCED 试验中的探索性二次分析基于线性回归模型。当试验评估的剂量范围可能存在线性的剂量－反应关系时，这种方法是最有效的。

常见的剂量－反应模型是 E_{max} 模型[4]，其假设剂量反应为 "S" 形曲线（例如，在低剂量时曲线是平的，中剂量时升高，高剂量时又变平的单调上升曲线）。由于平台的高度、药效增强的剂量位置及增加率都可以通过数据获取，因此该模型是灵活可变的。除 E_{max} 模型外，还可选择平滑模型，如正态动态线性模型[5]。这些模型采用原始数据生成平滑的曲线，消除了随机的高点和低点，但保持了整体形状。正态动态线性模型对于可能呈现为倒 "U" 形的剂量反应尤其有用，且可能适用于结局指标兼顾了安全性和有效性的剂量反应（低剂量可能无效，高剂量可能不安全，因此剂量反应为倒 "U"

形，中剂量最佳）。

剂量 – 反应模型的局限性是什么？

所有的剂量 – 反应模型都需要对其曲线可能的形状进行假设，尽管有时（如合并时）这些假设只是隐含的。当假设错误时，从模型中得到的推论可能是不正确的。在SOCRATES-REDUCED 试验中，研究数据并不支持 3 种最高剂量间效应相似的主要分析的隐含假设。同样，探索性二次分析中使用的线性模型假设了在每个连续的剂量配对中，从一种剂量到下一种剂量所增加的效益是相同的。这似乎与试验中得到的数据并不完全一致。

为什么作者在本研究中使用了剂量 – 反应模型？

作者使用剂量 – 反应模型来使主要分析假设检验的效能最大化。如果 3 个最高剂量都有相似的效果，那么从这些剂量中合并的数据将导致主要的"治疗组 *vs.* 安慰剂组"的假设检验中，治疗组获得更大的样本量，并且获得发现效应更强的检验效能。在使用线性剂量 – 反应模型的探索性二次分析中，作者采用了一种使高剂量比低剂量更显著有效的模型。

应该如何解读本研究中剂量 – 反应的结果？

Gheorghiade 等 [1] 报告中的图 2 展示了关键的剂量 – 反应关系，并且表明 10mg 的目标剂量是最有效或可能唯一有效的剂量。然而，主要分析无差异，且只有主要分析结果显著（$P<0.05$）时，方案才会要求进行统计的次要分析。因此，尽管 10mg 似乎是三期研究中最有希望的剂量，但一定要认识到剂量 – 范围的结果是具有尝试性的。我们仍不确定应如何最好地评估 10mg 剂量的效果。主要分析没有单独评估 10mg 的效果，而且对各剂量单独进行分析会导致高变异

和假阳性结果，因为对比的次数太多了。在线性假设下，探索性的线性模型评估了 10mg 剂量效应。这一分析及其结果只能是探索性的。

解读基于剂量 – 反应模型的结果时的注意事项

对试验中观察到的所有数据，进行基于剂量 – 反应模型的评估通常是有用的，这使我们需要能够直观地确认所选的剂量 – 反应模型是否描述了所观察数据的整体形态。

致 谢

这篇文章首次发表于 *JAMA* 时声明了以下情况。

利益冲突声明：无利益冲突。

参考文献

[1] Gheorghiade M, Greene SJ, Butler J, et al. Effect of vericiguat, a soluble guanylate cyclase stimulator, on natriuretic peptide levels in patients with worsening chronic heart failure and reduced ejection fraction: the SOCRATES-REDUCED randomized trial. JAMA, 2015, 314(21): 2251–2262. DOI:10.1001/jama.2015.15734. Medline: 26547357.

[2] Bretz F, Hsu J, Pinheiro J, et al. Dose finding: a challenge in statistics. Biom J, 2008, 50(4): 480–504. Medline: 18663758.

[3] Saville BR, Connor JT, Ayers GD, et al. The utility of Bayesian predictive probabilities for interim monitoring of clinical trials. Clin Trials, 2014, 11(4): 485–493. Medline: 24872363.

[4] Dragalin V, Hsuan F, Padmanabhan SK. Adaptive designs for dose-finding studies based on sigmoid Emax model. J Biopharm Stat. 2007, 17(6): 1051–1070. Medline: 18027216.

[5] Krams M, Lees KR, Hacke W, Grieve AP, Orgogozo JM, Ford GA; ASTIN Study Investigators. Acute Stroke Therapy by Inhibition of Neutrophils (ASTIN): an adaptive dose-response study of UK-279,276 in acute ischemic stroke. Stroke, 2003, 34(11): 2543–2548. Medline: 14563972.

（张君宝 译，路志红 审）

实效性试验：
"真实世界"问题的实用性答案

Harold C. Sox, Roger J. Lewis

本章比较了实用性随机对照试验和解释性试验，前者关注患者、医生和政策制定者在日常生活中面临的重要挑战，后者试图验证假设。

"实效性"临床试验的概念在 50 年前首次被提出，作为一种研究设计理念，它强调回答决策者最感兴趣的问题[1]。决策者，不管是患者、医生还是政策制定者，都需要知道在临床实践中，他们能从可用的诊断或治疗选择中得到什么。这种对解决真实世界有效性问题的关注，影响了关于试验设计、患者群体、干预、结局及分析的选择。Gottenberg 等[2]报道了设计回答"如果治疗风湿性关节炎的生物制剂对个别患者不再有效，临床医生应该推荐具有相同作用机制的另一种药物，还是改用具有不同作用机制的生物制剂？"这一问题试验的结果。由于作者在试验设计中加入了一些实用性元素，这个研究体现了临床医生决定试验结果是否可以应用于他们患者时需要考虑的问题。

使用方法

为什么实施实效性试验？

实效性试验旨在最大限度地将试验结果应用于临床实践

中常见的患者（外部有效性），以帮助典型临床医生和典型患者在典型的临床医疗环境中做出艰难的决定。实效性试验最重要的特点是患者、临床医生、临床实践及临床场景的选择，是为了将试验结果最大限度应用于日常临床实践。试验流程和要求不能给患者带来收集大量数据的不便，应该允许药物（在研究目的所规定的限制范围内）和剂量选择尽可能减少常规临床实践的限制，提供加入共同干预措施的自由，不采取任何其他措施以保证最大化遵守研究方案。

实效性试验策略与解释性试验相反，后者的目标是检验干预产生某一临床结局的假说。解释性试验试图最大化发现干预（而不是其他因素）导致研究结局的概率（内部有效性）。解释性试验通过让专家实施干预，将干预用于最有可能对其发生反应的患者，以及在干预后提供专业医疗照护的医疗环境中给予干预等方法，使干预效果最大化。解释性试验试图规避所有影响临床结局的外来因素，因而排除不能遵守方案的患者，并采取措施以使患者和临床医生最大限度地遵守研究方案。解释性试验避免可能影响研究结局的下游事件。若这些事件在不同的研究组发生率不同，归因于干预的效应可能大于或小于其真实效应。为了避免这一问题，解释性试验可能会选择一个相对短的随访期。解释性试验以外部有效性为代价追求内部有效性，而实效性试验在注重外部有效性的同时尽可能维持内部有效性。

描述该方法

Tunis 等[3] 认为，"实效性临床试验的特征是该方法①选择临床相关的其他干预进行比较；②包含多样化的研究参与者人群；③从不同的临床实践场景招募参与者；④收集健康结局数据的范围很广。"选择符合条件的患者时可以通过推定诊断而不是确诊诊断来确定,因为他们通常在诊断不确定时就已经开始接受治疗[3]。实效性试验可能比较药物类别,允许临床医生在同一类别中选择药物、剂量及任何共同的干预措施,自由地模拟日常临床实践场景。此外,测量的结局更可能是患者报告的、全局的、主观的和以患者为中心的(如自我报告的生活质量测量),而不是解释性试验中常用的以疾病为中心的终点(如实验室检查或影像结果)。

两种方法的研究设计都需要处理临床试验中的成本问题。解释性试验通过尽可能缩短试验周期控制成本,与研究者招募足够的患者来回答研究问题的能力相一致。这些试验偏好招募可能会经历研究终点,且不会因不感兴趣或除目标条件外其他原因导致死亡而提前离开试验的患者。解释性试验的研究者偏好纳入有很大可能将在近期经历结局的参与者。相反,实效性试验通过利用现有的数据源来控制成本,如使用疾病登记识别潜在的参与者和使用电子健康记录中的数据确定研究结局。

虽然出于教学的原因,这些概念加强了实效性试验和解释性试验之间的对比,但在现实中,许多试验同时具有这两种设计的特点,部分原因是为了在内部有效性和外部有效性之间找到合理的平衡[4,5]。

实效性试验的局限性是什么?

实效性试验的主要局限性是选择开展对患者和临床医生要求很少精简研究的直接后果。数据收集少,用于确定对其中一项干预反应性特别好的患者亚群的临床变量少。使用电子健康记录作为数据来源可能节约成本,但通常意味着不一致的数据收集和数据缺失。依赖典型的临床医生而不是专家来治疗目标疾病患者可能会导致实践和相关临床发现文献的变异性增加。这些缺点产生的变异可能会降低统计学准确度和明确回答研究问题的能力。

在本例中为什么实施实效性试验？

Gottenberg 等[2] 指出，他们研究的主要优势是实效性，但作者没有解释他们的研究设计策略。当他们声明该研究证实了来自不同类别的药物在"符合临床医生日常实践中面临的治疗问题"的环境下的优越性时，他们暗示了一种实效性的动机。研究者指出，他们研究主要的局限性在于不能对参与者设盲使他们不知道接受的药物是什么。当主要研究结局由患者报告时，该结局可能因患者知道接受的干预而受影响，因此盲法尤为重要。

应该如何解读结果？

Gottenberg 等[2] 的研究显示，从患者角度，在风湿专科门诊将一类药物换成另一类药物，改善了风湿病由临床医生治疗的结局。研究结果的外部有效性有限。结果可能应用于另一个风湿病门诊，但是否能应用于其他临床场景尚不明确。本研究主要的实效性特征——允许风湿病临床医生在同一种类的几个药物中选择——提示应用主要结果应限于该药物种类而不是任何个体药物。例如，它并没有表明，无论临床医生决定使用哪种药物，疗效都是相同的。试验的实效性也体现在临床医生清楚主要治疗是什么，也可以如临床实践中发生的那样自由选择互补的共同干预措施。

该研究的一些特征不是实效性的，而其他一些特征使我们对内部有效性存在顾虑。研究者从风湿病专科门诊招募参与者。尽管文章没有指明研究期间治疗患者风湿性关节炎的临床医生，但临床医生很可能是参与实践的风湿病医生。尽管结果应用于专科门诊的患者，但是否可以用于被全科医生治疗的患者（有或没有专家咨询）尚不清楚。作者也没有指明随访的强度，这是典型的风湿性关节炎患者接受生物制剂还是研究方案指定了更密集的随访？主要结局测量是基于红细胞沉降率和受累关节计数的评分。作者也没有指出评估主要结局的人员。将这一任务交给主治医生与实效性设计相符，但结局评估中可能会存在偏倚，因为这种情况下测量结局的人员是了解治疗分组的。

术语"解释性"和"实效性"标志着研究设计的结束。一般而言，正如 Thorpe 和文章的合著者在 PRECIS（实用性－解释性连续性指标汇总）一文中所指出的那样[5]，研究的一些特征是实效性的，其他一些特征是解释性的。正如 Gottenberg 等研究显示的那样，这也是可以预见的，因为内部有效性和外部有效性通常需要以牺牲对方为代价。不管作者是否标记他们的研究是实效性或解释性，读者都应该密切注意最大限度适用于他们患者和他们实践类型的研究特征。

致　谢

这篇文章首次发表在 *JAMA* 上时，声明了以下情况。

利益冲突的声明：没有报道。

免责声明：Sox 医生是患者中心结局研究所（PCORI）的雇员，但本文不代表 PCORI 的政策。

参考文献

[1] Schwartz D, Lellouch J. Explanatory and pragmatic attitudes in therapeutical trials. J Chronic Dis, 1967, 20(8): 637–648. Medline: 4860352.

[2] Gottenberg J-E, Brocq O, Perdriger A, et al. Non-TNF-targeted biologic vs a second anti-TNF drug to treat rheumatoid arthritis in patients with insufficient response to a first anti-TNF drug. JAMA, 2016, 316(11): 1172–1180. DOI:10.1001/jama.2016.13512.

[3] Tunis SR, Stryer DB, Clancy CM. Practical clinical trials: increasing the value of clinical research for decision making in clinical and health policy. JAMA, 2003, 290(12): 1624–1632. Medline: 14506122.

[4] Zwarenstein M, Treweek S, Gagnier JJ, et al. CONSORT group; Pragmatic Trials in Healthcare (Practihc) group. Improving the reporting of pragmatic trials: an extension of the CONSORT statement. BMJ, 2008,337: a2390. DOI:10.1136/bmj.a2390. Medline: 19001484.

[5] Thorpe KE, Zwarenstein M, Oxman AD, et al. A Pragmatic-Explanatory Continuum Indicator Summary (PRECIS): a tool to help trial designers. J Clin Epidemiol, 2009, 62(5): 464–475. Medline: 19348971.

（雷翀　译）

4

整群随机试验：
评估用于群组的治疗

William J. Meurer, Roger J. Lewis

本章讨论了临床试验中使用整群随机化的原因，并分析和解读了该试验的结果。

有时一种新疗法最好应用于整个患者群体，而非个别患者。例如，当新方法需要医疗团队的多个成员进行诊疗时，或者当新技术应用于诊疗环境时（如在新患者入住前清洁病房的方法）。这避免了医务人员在必须记录患者是接受新疗法还是旧疗法时发生混乱。

当治疗涉及医疗实践、医院病区甚至医疗系统等层面的改变时，评估这种疗效的一种方法是进行整群随机试验，将受试者随机分组或分群，这样同一个组内的所有成员都会被分配至试验干预组或对照组[1,2]。这与大家更熟悉的随机临床试验（RCT）不同，在随机临床试验中随机化是在个体参与者水平实施的，并且分配至各受试者的治疗基本上相互独立。在整群随机试验中，群体按组进行随机，然而在传统的随机临床试验中，受试者按个体进行随机。但是在这两种试验中，每个受试者的目标结局指标都是单独记录的。

尽管在临床试验中，有理论或实践上的理由使用整群随机化，但如何分析、解读此试验的结果是一种挑战：与来自不同群体的受试者相比，来自同一个群体的受试者（例如，接受相同疗法或同一医院病区内的患者）彼此更为相似[2]。这一非常普遍的事实违反了大部分统计检验的常见假设，即个体观察对象是相互独立的。为了获得有效结果，分析整群随机试验所使用的统计方法时，我们必须考虑相同群体中的受试者间比不同群体的受试者间具有更大的相似性[2-4]。

在 *JAMA* 的一篇文章中，Curley 等[5]报道了 RESTORE 试验的结果。该试验是一项整群随机临床试验，用以评估与常规治疗相比，在重症监护下由护士对接受机械通气的急性呼吸衰竭儿童实施的目标导向性镇静方案的效果。该研究主要假设为在重症监护室（ICU）使用目标导向性镇静方案的干预组患者机械通气时间更短。31 个儿科监护室以"群组"的方式被随机分配至进行目标导向性镇静方案或接受常规疗法。

使用方法

为什么使用整群随机化？

当难以或无法将试验和对照治疗分配并正确实施于个体受试者时，就应该使用整群随机化[1,2]。典型情况包括影响工作流程或改变医疗服务架构的、必须由多个团队成员实施干预的研究。正如 RESTORE 试验，由于医务人员无法轻易忘记治疗患者的新方式，所以涉及培训多学科医疗团队的干预难以使用个体水平的随机化。

整群随机化常用于减少试验中两组间的混合或沾染，这种情况可发生于因研究者习惯于试验组方法或认为其更佳，在开始治疗对照组患者时可能会使用一些试验组方法[1,2]。例如，一项伤害预防试验，测试在教室内向学生推荐头盔对随后头部受伤发生率的影响。如果进行常规的随机临床试验，每个教室内有一半的学生接受佩戴头盔，另一半中的部分学生就很可能告知他们的家长正在进行的干预，随后这些学生可能也会开始佩戴头盔。沾染是一种治疗组间的交叉形式，并且通常会降低使用常规的意向性分析所观察到的治疗疗效[6]。整群随机化也可用于减少潜在的选择偏倚。医生在所治疗的患者中选择个别患者同意随机化时会倾向于招募那些具有某些特定特征的患者（如更轻或更重的患病程度），从而降低了试验的外部有效性。在临床实践水平进行治疗组分配，将所分配的治疗应用于所有该实践水平的受试患者，可减少此问题。

使用整群随机设计也可具有切实可行的优势。例如，如果认为两种或两种以上的疗法符合治疗标准，且其引发的风险可控，则可简化同意流程，甚至合并一般医疗同意书和研究同意书，从而减小参与的障碍，并确保试验纳入真正具有代表性的患者群体[1,7]。

整群随机化的局限性是什么？

任何时候整合数据，统计分析都必须使用能说明群组成员间相似性的技术[2,3]。适用于群组数据分析的更常见的回归模型的扩展包括广义估计方程（如RESTORE试验所使用的）、混合线性模型和分层模型。虽然要正确使用这些方法是比较复杂的，但读者应警惕"选择这一分析方法是为了说明各群体间的相似性或相关性"的说法。组内相关系数（intracluster correlation coefficient，ICC）被用于量化群体内的相似性，范围0~1，通常为0.02~0.1[4]。该系数为0时表示就所测量的特性而言，群组中每个成员间的相似度并不比他们与整个人群的相似度高，因此每个额外个体贡献新信息的量相同。相反，该系数为 1 时表示群体内的每个成员彼此间完全相同，因此第一个参与者之后的所有人都不会再提供额外的新信息。ICC 越大，表示群组内的结果相似度越高，将减少试验的有效样本量，降低疗效评估的准确性和试验的效能 [2]。如果 ICC 高，有效样本量更接近于群组数量；如果 ICC 低，有效样本量则更接近于试验中的个体总数。

由于治疗的性质，且在某一区域所有患者都接受相同治疗，因此在整群随机试验中通常不可能保持治疗分配的盲法。众所周知，评估非盲干预的试验其偏倚风险更高。

为什么作者在该研究中使用整群随机化？

RESTORE 试验研究者进行了由护士实施的目标导向性镇静方案，其需要改变各重症监护室的多个医务人员的行为，因此他们采用了整群随机化。试验干预的主要构成是将镇静药物的获益、风险及使用方式告知重症监护室人员。由于已告知所有重症监护室医务人员目标导向性镇静方案的科学和药理学基础，所以如果在个体水平随机分配患者，被随机分配至标准治疗的患者很可能会接受介于先前标准方案和新方案之间的治疗。

在该研究中应该如何解读整群随机化结果？

在任何临床试验中，随机化并不一定能有效创建相似的患者群组。在 RESTORE 试验中，干预组间所观察到的一些差异可能部分解释了阴性的主要结局指标。具体来说，干预组年幼儿童占比大，故更难镇静 [8]。RESTORE 试验研究者采用区组随机化，以确保群组间儿科重症监护室体量的平衡，试验中还采用了一些方法来同时平衡群组间的诸多因素 [9]。尽管 RESTORE 试验的主要结局指标为阴性，但作者所展示的一些次要指标有望提升医生对患者舒适度的认识。但这些指标评估是非盲的，因此可能存在偏倚。

解读整群随机试验结果时的注意事项

当评估整群随机试验时，首要考虑的是群组的使用是否合理。在处理措施的分配和给予中，是否有可能使用个体水平的随机化并保持准确，沾染的可能性有多大？在尽量缩小两治疗组间的基线差异方面，整群随机化不如个体水平的随机化有效。所以为了弥补此缺陷，试验设计就必须在科学与逻辑上合理[10]。

第二，应该考虑到偏倚的常见来源。例如，患者知道治疗分配情况和结果指标评估的非盲性。尽管不是整群随机试验特有的，但这些偏倚往往影响更大。

第三，在试验的设计、分析和解读中，对群组内的相关性是否做了合理说明很重要[1,10]。在设计中，应考虑可能的ICC以确保样本量足够。分析应该基于能说明群组的统计学方法，例如广义估计方程。

最后，应考虑解释两治疗组纳入足够数量、规模和群组相似性的程度，以及是否有群组失访。

致　谢

这篇文章首次发表于 *JAMA* 时，声明了以下情况。

利益冲突声明：无利益冲突。

参考文献

[1. Campbell MK, Elbourne DR, Altman DG; CONSORT group. CONSORT statement: extension to cluster randomised trials. BMJ, 2004, 328(7441): 702–708. Medline: 15031246.

[2] Wears RL. Advanced statistics: statistical methods for analyzing cluster and

cluster-randomized data. Acad Emerg Med, 2002, 9(4): 330–341. Medline: 11927463.

[3] Dawid AP. Conditional independence in statistical theory. J R Stat Soc Series B, 1979, 41: 1–31.

[4] Killip S, Mahfoud Z, Pearce K. What is an intracluster correlation coefficient? Ann Fam Med, 2004, 2(3): 204–208. Medline: 15209195.

[5] Curley MA, Wypij D, Watson RS, et al. Protocolized sedation vs usual care in pediatric patients mechanically ventilated for acute respiratory failure. JAMA, 2015, 313(4): 379–389. Medline: 25602358.

[6] Detry MA, Lewis RJ. The intention-to-treat principle. JAMA, 2014, 312(1): 85–86. Medline: 25058221.

[7] Huang SS, Septimus E, Kleinman K, et al. Targeted versus universal decolonization to prevent ICU infection. N Engl J Med, 2013, 368(24): 2255–2265. Medline: 23718152.

[8] Anand KJ, Willson DF, Berger J, et al. Tolerance and withdrawal from prolonged opioid use in critically ill children. Pediatrics, 2010, 125(5): e1208–e1225. Medline: 20403936.

[9] Scott PA, Meurer WJ, Frederiksen SM, et al. A multilevel intervention to increase community hospital use of alteplase for acute stroke (INSTINCT). Lancet Neurol, 2013, 12(2): 139–148. Medline: 23260188.

[10] Ivers NM, Taljaard M, Dixon S, et al. Impact of CONSORT extension for cluster randomised trials on quality of reporting and study methodology. BMJ, 2011, 343: d5886. Medline: 21948873.

（张君宝　译，路志红　审）

阶梯楔形临床试验：
滚动部署评估

Susan S. Ellenberg

本章讨论了整群随机试验设计的阶梯设计方法，在这一方法中按照接受试验方案的顺序对群组进行随机分配。

整群随机试验是将受试者个体按群组随机至试验干预和对照干预的研究方法，群组可以按所在医院、家庭或地理区域等来组合[1]。阶梯设计是一种将群组按接受试验方案的顺序进行随机分配的整群设计。所有的群组都从接受对照干预开始研究（假设没有出现意外的、难以接受的安全问题），最后都以试验干预结束。

使用方法

为什么使用阶梯楔形临床试验设计？

整群随机试验出现已经有数十年，甚至数百年了[2]，但这一设计的统计学基础最近才被研究清楚[3,4]。整群设计的主要出发点是，要研究只能在一群受试者中给予的治疗措施（如在课堂上研究教学方法），或者要避免在给予各干预时发生沾染（例如，行为学干预可以向个人实施，但有的情况下被随机至不同干预的受试者个体相互联系紧密，可能会知道并采用另一种干预）[1]。群组通常前瞻性设定好，随后随机至试验或对照干预组。但是也有例外，例如，在 2014—2015 年埃博拉疫情暴发期间进行的环带接种试验，在此试验中群组是按新识别的病例来定义的 [5]。

若某种情况下必须或亟须实施整群随机试验，但受资源限制只能逐步实施试验方案，则最适合采用阶梯设计来确定不同群组接受试验干预的早晚。阶梯设计与交叉设计具有相同的优势，因为在群组接受试验干预和对照干预的间隔期该群组内个体间的结局指标是相仿的。在进行治疗方法比较时，这可以控制群组的独特特征。阶梯设计很好的一点是所有群组的所有受试者最终接受的都是试验干预，从而确保了所有受试者都有机会可能从干预中获益。在治疗方案的效果比较确定时，这会对受试者有利。当资源有限，无法从一开始就广泛应用治疗方案的时候，通过随机法来确定哪些群组先得到治疗，这可能会更让受试者感到更公平。

阶梯楔形临床试验设计的描述

设计阶梯楔形试验时的重要注意事项有群组的数量、"阶梯"的数量（从对照向试验干预转换的时间点）、每一步接受干预的时间，以及每一步接受干预的群组间预后特征的均衡。随着群组和步骤的数量增加，要达到设定的效能所需的样本量（受试者总数）减少。对于某一数量的群组，当每个群组都有自己的步骤时能达到的效能最大，但通常会将若干群组随机至同时进行干预措施的转换，以缩短试验时长 [6]。随着群组数目增加，偏倚的风险下降，因为更多的群组会提高群组间达到同样预后的可能性，而且随着试验时长的缩短，也降低了时间趋势效应。

阶梯设计的局限性

与所有整群随机设计一样，阶梯设计需要的样本量更大，常常比将受试者个体随机至试验或对照干预组的随机试验要大得多。由于要考虑同一群组内受试者个体的相似性，效率常会下降，也就是说，同一群组内受试者个体的相似性超过他们与整个受试人群的相似性。结果使群组内每个受试者为研究结果所能提供的信息，比随机单个受试者的研究要少。例如，假设一项试验的结局指标是 1 年期生存率，在 1 个群组内所有受试者的预后都很好，每个人都确定能存活至少 1 年。则不管是有 100 名受试者还是 1 名受试者，该群组所能提供的信息都一样。当受试者按个人进行随机的时候，影响结局指标的因素在各个参与单位内部是均衡的，在按地点进行了合理分层的分析中，单位间预后因素的差异不会影响到对比。即便群组随机是为了均衡预后因素，但若群组数量少的话（如 10~20 个），是无法确保能达到均衡的，这在很多整群随机试验中都很常见。可按与预后相关的特征进行分层随机（如群组受试者的平均社会经济状态），但这通常很难准确进行。除非群组的数量非常大，否则按 1 或 2 个以上变量进行分层是不可行的。

阶梯设计的另一个局限性是可能受时间趋势的混淆。当临床医疗在短时间内发生变化时，对比早期和晚期的预后指标可能会受背景因素变化的影响，因为不论干预措施如何，这些背景因素均会影响预后指标。另一种可能影响阶梯楔形试验的时间依赖现象是，对干预措施的经验积累。如果经验的增长会影响干预措施成功的可能性，则试验中较早随机群组中的受试者更可能获益。群组内的先后对比在均衡群组内受试者已知和未知特性上具有优势，必须权衡这一优势与时间依赖因素对试验的影响。为了解决时间依赖性，在分析中必须考虑时间因素。

如何使用阶梯设计？

Huffman 等 [7] 报道了 QUIK 试验，研究了能够减少心肌梗死后并发症的质量改进干预措施。他们使用了阶梯设计而非标准的整群随机设计，因为阶梯设计让所有参与的医院在研究中都能接受到试验干预，而且通过在不同阶段比较群组内的转归指标，能控制受试者特征的可能差异 [8]。作者并未追求实施受试者个体随机，即使这种设计也能控制群组特性和时间趋势。质量改进干预措施的个体随机化在单个参与的医院内可能不可行，因为无法将干预措施单独给予患者个人。在本研究中纳入 63 家医院，每 12 或 13 家医院为一组进行随机，在 4 个随机点的其中 1 个开始干预。4 个步骤每个都耗时 4 个月。在根据医院内群组和时间趋势进行了调整之后，两个治疗组之间受试者的预后特征是相同的。

如何解读阶梯楔形临床试验？

Huffman 等未能发现质量改进干预措施的显著益处。尽管未经调整的分析显示该措施有益，但根据时间趋势调整后的统计分析中这一益处明显下降了。在本研究中，医疗质量可能在研究的进展过程中得到了改善，但此改善与研究干预无关，这凸显了在分析阶梯试验数据时考虑时间趋势的重要性（如他们文章中图 2A 和 2B 所示 [7]）。

阶梯楔形试验中，在获得患者知情同意方面可能会遇到困难 [9]。整群随机试验中获取受试者知情同意往往较困难，因为某一群组中接受治疗的个人可能无法避免暴露于分配给该群组的干预措施。在 QUIK 试验中，获取的不是对所分配干预措施的知情同意，而是对 30d 随访的知情同意。研究者指出，这一要求可能带来了选择偏倚，因为有些受试者拒绝接受随访。

当研究中最终要为所有单位都实施干预，而同时要能客观评估干预效果时，阶梯楔形临床试验为这种情况下的干预措施评估提供了一种方法。

致　谢

这篇文章首次发表于 *JAMA* 时，声明了以下情况。

利益冲突声明：无利益冲突。

参考文献

[1] Meurer WJ, Lewis RJ. Cluster randomized trials: evaluating treatments applied to groups. JAMA, 2015, 313(20): 2068–2069. Medline: 26010636.

[2] Moberg J, Kramer M. A brief history of the cluster randomised trial design. J R Soc Med, 2015, 108(5): 192–198. Medline: 26022551.

[3] Cornfield J. Randomization by group: a formal analysis. Am J Epidemiol, 1978, 108(2): 100–102. Medline: 707470.

[4] Donner A, Birkett N, Buck C. Randomization by cluster: sample size requirements and analysis. Am J Epidemiol, 1981, 114(6): 906–914. Medline: 7315838.

[5] Henao-Restrepo AM, Camacho A, Longini IM, et al. Efficacy and effectiveness of an rVSV-vectored vaccine in preventing Ebola virus disease: final results from the Guinea ring vaccination, open-label, cluster-randomised trial (Ebola Ça Suffit!). Lancet, 2017, 389(10068): 505–518. Medline: 28017403.

[6] Baio G, Copas A, Ambler G, et al. Sample size calculation for a stepped wedge trial. Trials, 2015, 16: 354. Medline: 26282553.

[7] Huffman MD, Mohanan PP, Devarajan R, et al. Effect of a quality improvement intervention on clinical outcomes in patients in India with acute myocardial infarction: the ACS QUIK randomized clinical trial.

JAMA, 2018, 319(6): 567–578. DOI:10.1001/jama.2017.21906.

[8] Huffman MD, Mohanan PP, Devarajan R, et al. Acute coronary syndrome quality improvement in Kerala (ACS QUIK): rationale and design for a cluster-randomized stepped-wedge trial. Am Heart J, 2017, 185: 154–160. Medline: 28267469.

[9] Taljaard M, Hemming K, Shah L, et al. Inadequacy of ethical conduct and reporting of stepped wedge cluster randomized trials: results from a systematic review. Clin Trials, 2017, 14(4): 333–341. Medline: 28393537.

（路志红　译）

假设检验的样本量计算

Lynne Stokes

本章解释了在解读试验结果时考虑样本量的重要性，效能分析如何帮助计算合适的样本量，以及这一方法的隐患。

Koegelenberg 等 [1] 报道了一项随机临床试验的结果，该研究观察了尼古丁贴片联合伐尼克兰是否比单独使用伐尼克兰戒烟成功率更高。主要结果是阳性的，接受联合治疗的患者比单独伐尼克兰治疗者更有可能连续 12 周戒烟。戒烟率的绝对差值估计为 14%，在 α =0.05 的水平有统计学显著性。

这些发现与既往两项针对同样问题的研究报道的结果不同 [2,3]，后两者未发现治疗组间有差异。如何解释这一不同？作者的解释是既往研究"可能效能不足"，意味着既往研究的样本量可能太小，不足以发现治疗措施间的差异。

使用该方法

为什么使用效能分析？

研究中的样本量应当足够大，这样差异是偶然发生的可能性比较小；但也不应该非必要性增大，以免浪费资源，也避免让受试者不必要地暴露于干预措施相关的风险中。所有研究，特别是研究样本量很小的时候，所观察到的率的差异都可能是偶然的，不能被认为是有统计学显著性。

在设计研究方法时，研究者会进行效能分析以计算样本量。假设检验的效能是指，在治疗措施间确实存在差异时能够获得统计显著性结果的把握度。例如，假设如Koegelenberg 等所做的那样，单独使用伐尼克兰治疗者的戒烟率为 45%，而联合治疗组高 14%，即 59%。在这种情况下，效能就是试验能发现在某一 α 值水平，率的差异足以产生统计学显著性的把握度（α 值为犯 Ⅰ 类错误的概率，也就是实际上原假设为真时而被拒绝的概率）。

效能也可以被认为是弥补 Ⅱ 类错误的把握度。假如对于率差为 d 我们能接受的 Ⅱ 类错误为 20%，则表示当组间率的差异为 d 时，我们无法发现组间差异的概率为 20%。对此的补余值为 0.8=1−0.2，也就是统计效能，意思是当存在的差异为 d 时，我们的统计检验有 80% 的概率能发现这一差异。

图 6.1 所示为该试验样本量和效能的关系。顶部浅蓝色线表示显著性水准 α 设为 0.05 时针对前述参数设定 [率的基线值为 45%，最小可测差异（MDD）为 14%] 的效能。这种情况下，作者的目标样本量 398 例（每组 199 例），能够产生 80% 的效能。这些值（45%、14%、0.05、80%）必须在研究计划阶段就确定，以便进行样本量的计算。显著性水准和效能是"经验法则"性的选择，往往并不基于研究的具体细节。若研究者想要降低犯 Ⅰ 类错误的可能性（α =0.05），或增加发现特定差异的把握度（效能 =80%），则可对这些值进行调整。调整后所需样本量会变大。

选择基线值和 MDD 需要研究者具有专业知识。率的基线值通常可从文献中查到，因为这一率往往基于已经被研究过的疗法。MDD 的选择比较主观。它应当是有临床意义的率差，或科学上来讲重要的率差，或二者兼有，还应该可以被

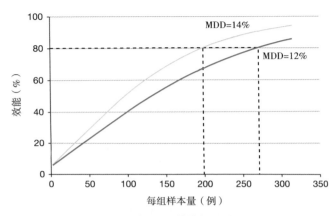

图 6.1 发现差异的效能和样本量

率的基线值为 45%，最小可测差异（MDD）为 14%，则 398 例（每组 199 例）的目标样本量可在 0.05 的 α 值水平产生 80% 的效能。当 MDD 为 12% 时，要产生 80% 的效能所需样本量为 542 例（每组 271 例）。

发现。例如，若伐尼克兰与尼古丁贴片联合治疗能将戒烟率提升 0.1%，这一差异并无实际益处，需要极大的样本量，而且对 MDD 而言这一差值太小了。若 MDD 设为 50%，则新疗法必须达到 95% 有效（45%+50%）才能有较高概率能发现这一差异，所以这一值对 MDD 而言太大了。作者折中了他们所判断的临床重要差异（12%）和科学上有意义的差异值（16%），选择了 MDD=14%。一项比较伐尼克兰和伐尼克兰联合尼古丁口香糖的研究中观察到的差值为 16% [4]。因此，若能确认相关治疗措施的率差略小于 16%，这被认为有重要的科学意义。

效能分析的局限性是什么？

计算样本量需要在试验开始前对率的基线值和 MDD 进行预估，这些值可能未必可得。样本量尤其容易受 MDD 的影响。图 6.1 中深蓝色的曲线可说明这一点，其显示了本研究中若 MDD 设为 12% 时所需的样本量。要达到 80% 的效能，则需样本量 542 例（每组 271 例）。

若数据分析未按计划进行，这一效能分析的方法还可能得出错误的样本量。例如，如果戒烟受年龄等其他协变量影响，而且组间这一变量不均衡，则需使用其他分析，如考虑协变量差异的 logistic 回归模型。就达到同样的效能而言，对于一项分析合适的样本量可能对另一种分析就偏小或偏大了。

在本研究中作者为何使用效能分析？

对于所有研究而言，研究受试者的数量都会受资源的限制。但是，作者们知道之前比较此类治疗措施的研究并未发现吸烟率的显著差异。如果样本量太小的话，即使存在差异也可能发现不了。作者们想要确保样本量足够发现尽管小但是有临床重要性的差异，所以他们认真计算了样本量。

在本研究中应该如何解读这一方法的结果？

在没有发现统计学显著性效应时，效能分析有助于解读研究结果。但是，Koegelenberg 等 [1] 的结果是有统计学显著性的，没有必要对缺乏显著性进行解读。假如没有发现戒烟率有统计学差异，作者们可以指出"该研究效能足以发现戒烟率 14% 的差异，因此，任何未被发现的差异都有可能没有什么临床益处"。

解读效能分析结果时的注意事项

基于效能分析的样本量计算，需要研究者在研究开始前确定相应参数。有些参数是由假设和预计而来的（如率的基线值），这可能并不准确。其他一些参数可能反映的是研究者的临床判断（如 MDD），读者可能会对其有异议。若未发现统计学显著效应，则读者应对这两方面进行评价。

读者还应注意，若用于效能分析的指标之外的结局指标缺乏显著性改变，不应将其解读为可确认没有差异存在，因为效能分析是仅针对部分参数的。例如，本研究中未发现大部分不良反应发生率存在显著差异，而效能分析并未应用于这些发生率。因此，样本量不足以将这些结果解读为这些结局指标不存在有意义的差异。

致　谢

这篇文章首次发表于 *JAMA* 时，声明了以下情况。

利益冲突声明：无利益冲突。

参考文献

[1] Koegelenberg CFN, Noor F, Bateman ED, et al. Efficacy of varenicline combined with nicotine replacement therapy vs varenicline alone for smoking cessation: a randomized clinical trial. JAMA, 2014, 312: 155–161. DOI:10.1001/jama.2014.7195.

[2] Hajek P, Smith KM, Dhanji AR, et al. Is a combination of varenicline and nicotine patch more effective in helping smokers quit than varenicline alone? A randomised controlled trial. BMC Med, 2013, 11: 140. Medline: 23718718.

[3] Ebbert JO, Burke MV, Hays JT, et al. Combination treatment with varenicline and nicotine replacement therapy. Nicotine Tob Res, 2009, 11(5): 572–576. Medline: 19351781.

[4] Besada NA, Guerrero AC, Fernandez MI, et al. Clinical experience from a smokers clinic combining varenicline and nicotine gum. Eur Respir J, 2010, 36(suppl 54): 462s.

（路志红　译）

最小临床重要性差值：明确什么是真正对患者重要的

Anna E. McGlothlin, Roger J. Lewis

本章解释了最小临床重要性差值的概念，它是指临床医生定义对患者有价值的最小受益，以帮助判断一种疗法从患者角度而言是否足以改善主观结局指标。

当评估能改善主观预后治疗方法的临床效应时，必须确定哪种程度的改善对患者而言是重要的[1]。对患者来说有价值的最小受益程度被称为最小临床重要性差值（MCID）。MCID 是一种以患者为中心的概念，兼顾了改善的幅度和患者对这一改善的价值评估。以患者为中心的 MCID 对涉及患者自评结局指标的研究很重要[2]，因为对于那些实际选择治疗方法的临床医生来说，研究中所观察到的改变的临床重要性可能并不明显。MCID 定义了对患者有意义的结局指标改变的最小值[1]。

例如，Hinman 等[3] 报道了一项临床试验的结果，该试验评估了对于慢性膝关节疼痛的患者，针刺（针、激光、假激光）与无针刺相比，是否能改善疼痛或整体功能转归指标。疼痛采用数字分级量表评估，功能状态采取西安大略大学与麦克马斯特大学骨关节炎指数（WOMAC）评分来评估。两项终点指标的 MCID 都根据这些评分系统的既往数据来确定。疼痛的 MCID 根据专家共识或德尔菲法（Delphi）[4] 来确定，功能指标的 MCID 采用"锚定"方法确定，根据患者自身对治疗反应性的量化评估来得出 [5]。

使用该方法

为什么使用最小临床重要性差值？

对数字量表上的变化值进行恰当的临床解读不仅要考虑统计学显著性，还要考虑所观察到的变化是否对患者有意义。数字量表上同样的变化在不同患者人群中（如不同年龄、疾病严重程度、损伤类型）可能有不同的临床重要性。此外，统计显著性与样本量有关。若样本足够大，则组间差异很小时就可能会有统计学显著性，但此种差异并无临床意义 [6]。

在确定研究要纳入多少患者时，样本量的计算通常反映了想要可靠地发现治疗方法临床重要效应的意向性有多大，如 MCID。治疗效应越小，研究所需的受试者数目就越大 [7]。

MCID 可用基于专家共识、锚点和分布的方法来计算。专家共识法（也叫德尔菲法、专家调查法）召集专家组，由专家独立评估什么是有临床意义的变化。随后专家组成员交叉审阅其他人的评估意见，并随后对评估进行修正。这一过程反复数次，直至对 MCID 的数值达成共识。Hinman 等 [3] 使用的疼痛评估量表 MCID，是由 6 位风湿病专家组成的专家组通过德尔菲法确定的 [4]。

锚定法通过将结局指标数字量表的变化，与其他一些评估临床改善的主观和独立指标相结合来确定 MCID。例如，在治疗后患者可能会被提问是否感觉"一样""好一点"或"好很多"。随后将这些反应分类与研究中所用的数字评估量表联系起来，将数字转归指标量表与定性的、分类的评估"锚定"起来，后者很可能对患者更有意义。Hinman 等 [3] 的研究中，WOMAC 功能状态测量的 MCID 基于 WOMAC 评分的第 75 百分位数；若患者的改善等于或大于基于这一定义获得的 MCID，则其中 75% 的患者会将自己归类为存在获益[5]。

基于分布来定义 MCID 的方法不涉及专家意见或患者评估。这些方法有赖于转归评分分布的统计学特性，特别是患者间这些评分的变异有多大。这些方法确定了需要多大幅度的变化才能表现出，结局指标是由干预措施引起的，而非单纯偶然的变化。因为基于分布的方法不是由患者个人推导出的，因此不应该用于确定 MCID[6]。

估算 MCID 方法的局限性是什么？

共识法通过临床和相关领域内专家而非患者来定义 MCID。很多情况下，就确定什么对患者重要而言，寻求专家意见可能并非有效、可靠的方法。

锚定法受可选的锚点的限制，锚点是一种主观性的评估。例如，当锚点的选择是基于询问患者是否在治疗后改善时，患者的回应可能会受回忆偏倚的影响。患者目前的状态会影响对过去的回忆。锚点的有效性和可靠性对确定有效 MCID 非常关键。

锚定法可能受每种锚点内部评分的统计分布的影响。若数据存在严重偏离，如住院时长信息中，会因为个别患者临床过程很复杂而有个别数据偏离，则 MCID 的估算会受偏离值的影响。此外，锚定法往往依赖于仅根据一个患者亚群估计的 MCID（那些在某一种锚点内的患者）。假如被排除的患者与纳入的患者特征不同，没有考虑到在此组以外的患者的信息可能会导致错误估计 MCID。

由于分布法完全基于统计学推断，它只能识别最小的可被识别的效应，也就是说，某效应不可能被归因于随机测量错误。由于缺乏将数字评分与对患者重要的评估联系起来的锚点，这使分布法无法识别对患者重要的、有临床意义的结局指标。实际上，当采用分布法计算差异时，MCID 一词有时会被代以"最小可测改变"[6]。分布法不被推荐作为确定 MCID 的一线方法。

理想的情况是，确定 MCID 时，不同的患者亚群考虑不同的阈值。例如，与基线疼痛程度轻的患者相比，基线疼痛程度严重的患者需要更大的镇痛效应才能认为治疗获益。

在本研究中作者为何使用 MCID？

Hinman 等[3] 为每项终点指标确定了一个 MCID，以便确定研究所需的适宜的样本量，并有利于对最终预后数据的临床意义的解读。对于每项终点指标，所选的纳入患者数可提供的效能（即可能性）足以发现大于等于 MCID 的干预措施所引起的预后改变。

在本研究中应该如何解读 MCID 结果？

Hinman 等[3] 的研究中所观察到的治疗效果不太强，疼痛改善为 0.9~1.2 单位，而 MCID 为 1.8 单位；功能改善为 4.4~5.1 个 WOMAC 单位，而 MCID 为 6 单位。尽管组间存在统计学差异，但这些差异的临床重要性并不确定[3]。

解读基于 MCID 结果时的注意事项

Hinman 等[3] 的研究中，观察到的效应比预先定义的 MCID 小，但组间的差异仍然具有统计学显著性。这一现象并不少见，在 *JAMA* 最近发表的另一项迷走神经刺激治疗肥胖效应的研究中也存在[8]。在该研究中，由于研究的样本量选择是为了更大可能地发现与 MCID 相当的有益效应，导致即使干预的效应比 MCID 小，也很容易发现统计学差异。

Hinman 等 [3] 的研究中，比较了针刺治疗与对照组疼痛和功能评分均值变化的差异。另一种试验设计可以基于"响应者分析"，顾名思义，该分析比较每种治疗组内其变化值大于 MCID 的患者的比例。这种数据呈现能提供更多信息，因为它关注的是改善程度大于等于 MCID 的患者 [2]。当数据偏离很厉害时，以至于即使大部分患者的效应低于MCID，所计算的均值仍可能高于 MCID 时，这种方法会非常有用。

MCID 常被忽略的一个基本方面是，需要考虑干预措施在费用和并发症方面可能带来的改善。当为临床试验选择MCID 时，从患者的角度来定义有意义的改善需要考虑到临床医疗的各个方面，包括好的和不好的。

致　谢

这篇文章首次发表于 *JAMA* 时，声明了以下情况。

利益冲突声明：无利益冲突。

参考文献

[1] Jaeschke R, Singer J, Guyatt GH. Measurement of health status: ascertaining the minimal clinically important difference. Control Clin Trials, 1989, 10(4): 407–415. Medline: 2691207.

[2] Guidance for industry: patient-reported outcome measures: use in medical product development to support labeling claims. Food and Drug Administration [2014-08-27]. http://www.fda.gov/downloads/Drugs/Guidances/UCM193282.pdf.

[3] Hinman RS, McCrory P, Pirotta M, et al. Acupuncture for chronic knee pain: a randomized clinical trial. JAMA, 2014, 312(13): 1313–1322. DOI:10.1001/jama.2014.12660.

[4] Bellamy N, Carette S, Ford PM, et al. Osteoarthritis antirheumatic drug trials: III, setting the delta for clinical trials: results of a consensus development (Delphi) exercise. J Rheumatol, 1992, 19(3): 451–457. Medline: 1578462.

[5] Tubach F, Ravaud P, Baron G, et al. Evaluation of clinically relevant changes in patient reported outcomes in knee and hip osteoarthritis: the minimal clinically important improvement. Ann Rheum Dis, 2005, 64(1): 29–33. Medline: 15208174.

[6] Turner D, Schünemann HJ, Griffith LE, et al. The minimal detectable change cannot reliably replace the minimal important difference. J Clin Epidemiol, 2010, 63(1): 28–36. Medline: 19800198.

[7] Livingston EH, Elliot A, Hynan L, et al. Effect size estimation: a necessary component of statistical analysis. Arch Surg, 2009, 144(8): 706–712. Medline: 19687373.

[8] Ikramuddin S, Blackstone RP, Brancatisano A, et al. Effect of reversible intermittent intra-abdominal vagal nerve blockade on morbid obesity: the ReCharge randomized clinical trial. JAMA, 2014, 312(9): 915–922. Medline: 25182100.

（路志红　译）

临床研究中的随机化：区组和分层

Kristine Broglio

本章解释了在临床试验中区组随机化和分层随机化的原理。

要证明某一干预措施明确导致某一临床结局，最令人信服的方式是随机将患者分配入治疗组。随机化有助于确保一定比例的患者能够接受任意一种治疗，也能够确保被比较的治疗组内测量和未测量的患者特征相似[1,2]。在两个治疗组中简单、不受限制、平等的随机化相当于为每例患者公正地投掷一次硬币[2,3]。随着样本量的增加，这两组的分配将变得更加平衡。然而，当参加试验的患者相对较少时，这种平衡就被打破了。例如，在抛硬币的情况下，获得几个连续正面的情况通常比想象中更加容易[1,4]。如果在临床试验中随机抽取患者时，过多地将患者分配到了某一组，两组之间就会出现不平衡。

在小样本量的试验中，通过限制随机化的过程，可以最小化组间的不平衡。限制性随机化是指将简单随机化应用于特定患者。在 *JAMA* 上发表的两篇文章中使用了限制性随机化过程。Bilecen 等[5]使用区组随机化，这种限制性随机化方法，有助于确保分配进入每个治疗组的患者人数均衡[3]。Kim 等[6]同时使用了分层随机化和区组随机化方案。分层随机化是一种限制性随机化方法，有助于平衡治疗组之间一个或几个预先确定的预后特征[1]。

名词解释

什么是区组和分层随机化？

区组技术是指将一组研究参与者（区组）中的患者进行随机分配。区组内的治疗分配是确定的，但顺序是随机的，在每个区组内准确地实现所需的分配比例。在一个分配比例相同的两组比较试验中，区组大小为 6，每个区组中有 3 例患者将被分配至对照组，3 例患者将被分配至干预组，这 6 次分配的次序是随机的。例如，使用 A 和 B 的治疗标签，区组分配可能是：ABBABA、BABAA 和 AABABB。随着每个区组被填充，确保为试验各组提供所需的分配。

分层随机化需要识别在随机化时可测量的关键预后特征，此特征与主要结局密切相关。预后特征的种类确定了分层，分层随机的总层数为选定的预后特征和每个预后特征分类的乘积[1,7]。在每个分层中独立进行随机化。例如，如果随机化按性别（男和女）和年龄（<40 岁、40~59 岁、≥ 60 岁）进行分层，则总共有 6 个分层。每个分层中的随机化可以是简单随机化，也可以是区组随机化。

为什么区组和随机化分层很重要？

最有效的分配患者的方式是，通过将受试者平均分配以达到最大限度地发挥统计效能的目的。随着治疗效果估计的标准误减小，检测到治疗效果的统计效能就会增加。在一个两组比较的背景设定下，将更多的患者分配给某一组将减小该组的标准误，同时会使样本量减少，并增加另一组的标准误。因此，治疗效果的标准误或组间的差异在平均分配的情况下是最小的 [8]。区组随机化避免了这种不平衡的现象 [2]。这在计划期中分析的试验中是一个重要的、值得考虑的因素，因为期中分析可能使用小样本来进行，从而更可能造成组间患者分配的不平衡 [1,4,7]。

　　分层随机化确保了被选择的治疗组之间的平衡，使用可测量的预后特征来定义分层。由于分层随机化本质上是在每一分层都做了一个随机试验，试验分层可以在不同的患者群体被纳入时进行使用。或者说分层对于由分层特征定义的亚组的结果分析非常的重要 [3,7]。例如，当有人担心干预措施受到患者性别的影响时，可以根据性别来分层。男性和女性患者均被随机分配，干预的效果可以在整个人群中进行测试，并且在假定有足够样本的前提下，可以在男性和女性中分别进行测试。

区组随机化和分层随机化的局限性

　　区组随机化的主要局限性是，如果治疗组分配变得已知或可预测，则可能产生潜在的偏倚 [1,9]。例如，假设区组大小为 4，如果研究人员知道区组中的前 3 项分配内容，则调查员也能够确切地知道下一例患者的分配情况。合理地使用较大的区组、区组大小随机、采用盲法（如双盲分配），以及同一外观的安慰剂，可以预防偏倚。在分层随机化中，应该限制分层数，如 3 层或 4 层；且在纳入的参与者相对较少的试验中，应该使用更少的分层 [7,10]。分层并没有特殊的统计学缺点，但分层确实导致了更为复杂的随机化过程 [3]。在某些情况下，分层随机化并不可行，因为在获得治疗之前，如某些紧急情况下，确定患者的预后特征是不可行的。一种替代方法是，在主要分析中对关键特征预先进行统计学的调整；这些特征被认为会影响结果，可能无法通过随机化程序在各组之间完全平衡。分层的另一种替代方法是最小化[7]。最小化考虑了当前治疗组间主要预后特征的平衡性，如果存在不平衡的现象，对后续患者进行按需分配使治疗组间重新获得平衡[7]。例如，如果试验组女性的比例低于对照组，而下一个被随机化分组的患者是女性，那么按照最小化程序可能会将该患者分配至试验组。最小化过程可能比分层更为复杂，但是能够比分层更有效地容纳更多的因素[7]。

如何使用这些随机化方法？

Bilecen 等[5] 报告了一项样本量为 120 例的单中心随机化临床试验，研究与安慰剂相比，纤维蛋白原浓缩物是否可以在心脏手术中减少术中出血的风险。在本项研究中，患者按区组随机化方案随机化分组，区组大小为 4。区组随机化方案使整个随机化列表可以在单个患者登记之前生成。随机化方案在各区组的 4 位受试者中生成，随机选择 2 例受试者进入对照组，其余 2 例受试者分配至治疗组。当每例患者被随机分配后，患者会在随机化列表上接受下一个顺序分配。Bilecen 等的研究将患者随机平均分配至两个治疗组。由于区组数目较小，因此需要集中进行随机化，并进行了盲法设计，将研究人员预测随机化序列的概率降到最低。

Kim 等[6] 进行了一项多中心临床试验，评估接受根治性胃切除术的患者被给予羧麦芽糖铁或安慰剂后 12 周内血红蛋白的变化。对所有 454 例患者进行了随机化分组，采用了分层随机化和区组随机化。根据胃癌的临床分期在每个研究中心进行分层随机。采用这种随机化方案，在试验开始之前也可以生成随机化列表，但每个研究中心和临床分期的分层内都必须生成一个随机化列表。在本研究中，区组大小的序列随机生成，区组大小分别为 2、4、6。在每个区组内，有一半的患者随机分配至对照组，其余的患者随机分配至治疗组。当每例患者被随机纳入试验后，将根据其所在的研究中心及临床癌症分期接受随机化列表下一个序列的分配。使用随机化区组大小可以确保无法猜测到下一次随机化分配结果。这是一项 7 个中心参与的多中心试验，在每个中心进行随机化能够确保某一个中心停止试验或注册人数减少时不会影响治疗组的总体平衡。按临床癌症分期进行分层能够确保试验组和对照组在这个重要的预后特征上的平衡 [2,7]。每个中心中治疗组的人数相等，并且人数在癌症分期上是平衡的。Kim 等并没有报告癌症分期亚组的主要治疗结局，而这样做被认为是适当的。

随机化的方法是如何影响试验解读的？

在临床试验中，随机化过程的最终目的是建立类似的、无偏倚的治疗组进行对比。通过限制性随机化过程，如分层随机化和区组随机化，使受试者在重要的预后特征上得到了平衡，并且在纳入人数相对较少的随机化试验中十分有效 [3]。在 Bilecen 和 Kim 等的试验中，限制性随机化过程通过确保治疗组的平衡，最大限度地减少了研究结果偏倚的风险。

致　谢

这篇文章首次发表在 *JAMA* 上时，声明了以下情况。

利益冲突的声明：没有报道。

参考文献

[1] Pocock SJ. Allocation of patients to treatment in clinical trials. Biometrics, 1979, 35(1): 183–197. Medline: 497334.

[2] Lachin JM. Statistical properties of randomization in clinical trials. Control Clin Trials, 1988, 9(4): 289–311. Medline: 3060315.

[3] Lachin JM, Matts JP, Wei LJ. Randomization in clinical trials: conclusions and recommendations. Control Clin Trials, 1988, 9(4): 365–374. Medline: 3203526.

[4] Zelen M. The randomization and stratification of patients to clinical trials. J Chronic Dis, 1974, 27(7/8): 365–375. Medline: 4612056.

[5] Bilecen S, de Groot JAH, Kalkman CJ, et al. Effect of fibrinogen concentrate on intraoperative blood loss among patients with intraoperative bleeding during high-risk cardiac surgery: a randomized clinical trial. JAMA, 2017, 317(7): 738–747. Medline: 28241354.

[6] Kim Y-W, Bae J-M, Park Y-K, et al. FAIRY Study Group. Effect of intravenous ferric carboxymaltose on hemoglobin response among patients with acute isovolemic anemia following gastrectomy: the FAIRY Randomized Clinical Trial. JAMA, 2017, 317(20): 2097–2104. Medline: 28535237.

[7] Kernan WN, Viscoli CM, Makuch RW, et al. Stratified randomization for clinical trials. J Clin Epidemiol, 1999, 52(1): 19–26. Medline: 9973070.

[8] Hey SP, Kimmelman J. The questionable use of unequal allocation in confirmatory trials. Neurology, 2014, 82(1): 77–79. Medline: 24306005.

[9] Matts JP, Lachin JM. Properties of permuted-block randomization in clinical trials. Control Clin Trials, 1988, 9(4): 327–344. Medline: 3203524.

[10] Therneau TM. How many stratification factors are "too many" to use in a randomization plan? Control Clin Trials, 1993, 14(2): 98–108. Medline: 8500309.

（龙宇琴　译，彭科　审）

研究中的均势：
在人类研究中整合伦理与科学

Alex John London

本章回顾了均势的概念，也就是临床研究中对干预进行随机化的同时也尊重了人类受试者的权利。

均势原则指出，在对于诊断、预防或治疗选项不能确定，或者专家意见有争议的时候，按能产生新知识的模式（如随机化）将干预措施分配至受试者个人，从伦理上来讲是允许的[1,2]。均势原则调和了两项伦理要素之间的可能矛盾：确保对人类进行的研究能产生科学上合理且临床上相关的信息，同时适当地尊重和考虑了研究受试者的权利和利益[1]。

Lascarrou 等[3] 报道了一项随机试验的结果，该试验研究了"与 Macintosh 直接喉镜相比，在重症监护病房（ICU）常规使用视频喉镜进行经口气管插管是否可增加首次插管的成功率"。ICU 插管可能发生严重不良事件，一些临床医生支持视频喉镜的使用，认为它比直接喉镜更好。这些临床工作人员可能会认为将研究受试者随机分配至直接喉镜组是不符合伦理的，因为他们认为直接喉镜是较差的干预。但如果临床医生们对治疗方案不确定才能进行临床试验的话，这会让个人判断过多地影响伦理，会阻碍那些有价值的研究的实施，同时也无法让患者获益。因此，很重要的一点是，要理解有争议的专家医疗判断在建立均势中的作用，以及在 Lascarrou

等的试验中是如何应用这一原则的 [3]。

何为均势？

医学研究的两项特征让其在确保尊重和考虑到参与者的权利和利益方面会遇到一些挑战。首先，为了形成可靠的信息，研究在设计上通常会改变受试者接受治疗的方式。例如，研究者们常采用随机化和盲法来减少选择偏倚和治疗偏倚 [4]。对分配干预措施的方式和研究者与受试者是否知道谁接受哪种干预措施进行控制，这有助于更清晰地区分混杂效应和干预措施的效应。但随机化断绝了受试者所接受的和临床医生出于为患者个体提供可能的最佳医疗的伦理责任而推荐的措施之间的联系。在 Lascarrou 等的研究中，患者被随机至接受视频喉镜下或直接喉镜下插管，而不考虑进行治疗的医生的偏好。

其次，医学研究可能将人们暴露于风险和可能的治疗、预防，或诊断价值未知、不详或有医务人员反对的干预措施下。在该研究中，有的临床医生可能认为视频喉镜对于 ICU 经口气管插管是更好的方法，而有的临床医生会反对，还有人认为没有足够的证据来支持或反对这一方法。

均势原则指出，若对于一系列干预措施的相对治疗、预防或诊断优势不确定或存在有争议的专家意见，则允许将受试者分配至接受此类干预措施，因为目前还没有专家共识支持其他干预措施能更好地提升该受试者的利益 [1,2,5-7]。

该研究中，在视频和直接喉镜之间存在均势性，因为专家们对它们的临床优势存在争议。这些争议体现在临床实践的差异性方面。假如患者接受那些与最佳治疗方案的观点不同而专业水准都不错的临床专家们诊治是符合伦理的，那么让受试者随机分配至接受那些同样的治疗方案也通常不会有错[5]。尽管随机化切断了受试者所接受的和某个临床医生所推荐的治疗方法之间的联系，但均势化确保了每例受试者接受的干预措施都是至少被一小部分临床专家所推荐或使用的[1,5,6]。均势化也就确保了随机化与尊重受试者利益相一致，因为它保证了没有受试者会接受已知比其他治疗措施差的治疗。

为什么均势很重要？

确保均势化有助于研究者和机构审查委员会（IRB）完成伦理的 3 项职责。第一，研究必须得到可以解决不确定性或减少医疗专家之间观点差异的信息。这些研究可能兼具社会与科学价值。第二，受试者所接受的风险从研究所能提供的价值角度来讲必须是合理的[5,6]。IRB 必须在纳入受试者之前就做出这些方面的判定。第三，应当将待选的受试者作为有自主权的决策者来尊重。知情同意过程中应对受试者解释该研究中的不确定性，或者在医学判断方面存在的争议，研究的设计是要让所有参与者在理解相关的不确定性及其对受试者自身利益的影响，以及他们的决定会如何有助于改进医疗等信息后，做出是否参与的决定。

均势的局限性是什么？

从引入均势这一概念以来，人们对其的描述较多，这在一定程度上造成了混淆和误解[2,7]，并引起了批评和争议。一种批判观点认为我们在这里所描述的均势概念太过宽泛。因为基于这一概念，即使临床医生对如何有效地治疗患者很确定，也仍然可以进行患者的随机[8]。Lascarrou 等[3]的试验所代表的病例中，部分临床医生对于某种治疗模式相较于其他人有着强烈的偏好。临床医生对治疗无把握时对患者的治疗带来不合理的变更，会让受试者无法被给予别的医学专家可能推荐或使用的干预措施，如果患者接受喜欢不同干预措施的临床专家的医疗是符合伦理的，那么让患者随机化至这些临床医生推荐的其他措施这件事也应该是符合伦理的。专家间的合理分歧说明，临床上缺乏足够证据来判断一种治疗模式对于患者来说比另一种更好。

在均势化的解读方面，要求个别临床医生对治疗缺乏把握并不合乎伦理，因为它使可能改进患者医疗质量的研究，因为缺乏能改进患者预后的可靠预期而无法进行。

另一种批判的观点是，均势不可能存在或不太可能持续很久[9]。这一异议是基于均势化只在临床医生个人相信试验中的干预措施与其预期价值完全相当的情况下才存在[10]。根据这一观点，即使不同的专家推荐的医疗方案相左，均势也常常会消失。因此它也就无法达到促进有价值的信息的产生，以及保护受试者的利益。

本案例中是如何应用均势的？

Lascarrou 等[3] 没有在研究中明确讨论均势。但是，伦理委员会批准的同意程序体现了这一判断，即试验中的干预措施"被认为是标准治疗的组成部分"，即使没有替代决策者在场，缺乏决策能力的患者也可以被纳入试验。

确保一项研究始于或者旨在破坏均势状态，为参与者和其他利益相关方提供可靠的保证，医疗困境中的患者可以参与一项研究，这将有助于改善患者在紧急情况下的医疗照护，而不必担心他们的健康利益将在这个过程中受到明显损害。

均势如何影响对研究的解释？

从放血疗法到围绝经期激素替代治疗，曾经被坚信有效的很多疗法都被证明是错误的。在 ICU 插管可能并发严重不良事件。由于视频喉镜越来越被推崇为 ICU 经口气管插管的良好方法，因此对它相较于传统直接喉镜的优势和风险的研究对于临床很重要。Lascarrou 等 [3] 的研究结果表明人们意识到的视频喉镜优势并未带来更好的临床结局，而且还可能与更高的危及生命的并发症发生率有关。这一结果突显了在将新的干预措施广泛应用于临床实践之前进行临床研究的重要性，即使这些干预措施与已有措施相比似乎优势明确。

致　谢

这篇文章首次发表于 *JAMA* 时，声明了以下情况。

利益冲突声明：无利益冲突。

参考文献

[1] Freedman B. Equipoise and the ethics of clinical research. N Engl J Med, 1987, 317(3): 141–145. Medline: 3600702.

[2] London AJ. Clinical equipoise: foundational requirement or fundamental error?//Steinbock B, ed. The Oxford Handbook of Bioethics. Oxford, UK: Oxford University Press, 2007: 571–595.

[3] Lascarrou JB, Boisrame-Helms J, Bailly A, et al. Clinical Research in Intensive Care and Sepsis (CRICS) Group. Video laryngoscopy vs direct laryngoscopy on successful first-pass orotracheal intubation among ICU patients: a randomized clinical trial. JAMA, 2017, 317(5): 483–493. DOI:10.1001/jama.2016.20603.

[4] Guyatt G, Rennie D, Meade MO, et al. Users' Guides to the Medical Literature: A Manual for Evidence-Based Clinical Practice. 3rd ed. New York, NY: McGraw-Hill, 2015.

[5] London AJ. Reasonable risks in clinical research: a critique and a proposal for the Integrative Approach. Stat Med, 2006, 25(17): 2869–2885. Medline:

16810711.

[6] Miller PB, Weijer C. Rehabilitating equipoise. Kennedy Inst Ethics J, 2003, 13(2): 93–118. Medline: 14569997.

[7] van der Graaf R, van Delden JJ. Equipoise should be amended, not abandoned. Clin Trials, 2011, 8(4): 408–416. Medline: 21746767.

[8] Hellman D. Evidence, belief, and action: the failure of equipoise to resolve the ethical tension in the randomized clinical trial. J Law Med Ethics, 2002, 30(3): 375–380. Medline: 12497697.

[9] Sackett DL. Equipoise, a term whose time (if it ever came) has surely gone. CMAJ, 2000, 163(7): 835–836. Medline: 11033713.

[10] Lilford RJ, Jackson J. Equipoise and the ethics of randomization. J R Soc Med, 1995, 88(10): 552–559. Medline: 8537943.

（路志红　译）

时间事件分析

Juliana Tolles, Roger J. Lewis

本章讨论使用时间事件分析（time to event analysis）来评估医疗不良结局的风险。

Nissen 等 [1] 纳入有心血管风险因素的超重或肥胖患者，观察联合环丙甲羟二羟吗啡酮和安非他酮对安慰剂的非劣效性研究中，使用时间事件分析（即生存分析）比较严重不良心血管事件（MACE）风险。作者使用了一种被称为 Cox 比例风险模型的时间事件分析来比较两组的严重不良心血管事件风险，得出联合使用环丙甲羟二羟吗啡酮 – 安非他酮每单位时间增加严重不良心血管事件风险不超过两倍的结论。

使用该方法

为什么使用时间事件分析？

评估药物治疗对患者不良结局风险的影响的一种方法是，分析从开始治疗到此类事件发生的时间间隔。这些信息可用于计算临床试验中每个治疗组的风险。风险是不良事件在确定的时间间隔内发生的概率。例如，Nissen 等测量服用环丙甲羟二羟吗啡酮 – 安非他酮在 8 周的研究周期内经历严重不良心血管事件的患者数量，假定患者在 8 周前没有严重不良心血管事件，计算在 8 周内患者经历严重不良心血管事件的风险。这个离散风险率的概念可以扩展到风险函数，通常是一个描述风险随时间变化的连续曲线。风险函数显示每个时间点的风险，并表示为单位时间内事件的发生率或数量[2]。

利用时间事件观察计算风险函数具有挑战，因为并不是所有患者都会发生研究事件。因此，有些患者事件发生的时间是未知的或删失，且我们也无法得知事件是否发生在不远的将来、很久之后或不会发生。由于患者失访或没有在研究期限结束前经历研究事件可能发生删失。在 Nissen 等[1] 的研究中，在研究结束前仅有 243 例患者经历了严重不良心血管事件，产生 8662 例删失观察，意味着研究者对 8662 例患者是否会发生严重不良心血管事件及何时发生并不清楚。若分析仅限于 243 例观察到发生时间的患者，一般的非参数统计检验，如 Wilcoxon 秩和检验，可用于比较两组的时间间隔；但是，若分析排除了删失数据，包含在 8662 例患者中的信息就丢失了。虽然不清楚这些患者是否在将来会发生研究事件，但这些患者在参与试验期间没有经历严重不良心血管事件的信息也是有用的。包含在删失观察中的信息存在差异，早期删失的患者数据，如患者在研究的第 1 周失访，与在删失前被观察时间长的患者相比提供的信息量少。但是，所有的观察都会提供一定的信息，为了避免偏倚，可以处理删失的分析方法被用于时间事件研究。

Kaplan-Meier 描记和 Cox 比例风险模型是分析时间事件方法的例子，可处理删失观察。Kaplan-Meier 曲线描记了每个治疗组不同时间"生存"患者（没有经历事件的患者）的比例。每个时间段结束时，Kaplan-Meier 曲线高度是通过取前一时间段结束时未经历事件的患者的比例，然后将该比例乘以在当前时间段内未经历事件而存活的患者的比例来确定的。前一时间段结束时 Kaplan-Meier 曲线的值就变成了下一时间段的初始值。这个迭代累积乘法过程从第一个时间间隔开始，沿着 Kaplan-Meier 曲线逐步进行；因此，有时 Kaplan-Meier 曲线被叫作生存曲线的"乘积限法"。由于在确定该时间间隔结束时的"存活率"时，只考虑在每个时间间隔开始时仍在随访的患者，因此删失被适当地考虑在内[3]。Nissen 等[1] 文章中的图 2A 和 2B 描记了各组患者随时间变化其严重不良心血管事件的累及发生率，是 Kaplan-Meier 的"倒转"版本，提供了相似的信息。

虽然 Kaplan-Meier 描记表示了不同组间生存曲线随时间的差异，但它几乎没有提供统计学显著性的信息。观察到差异的统计学显著性可用 log-rank 检验（对数秩检验）[3]。但是该检验不能处理组间患者人口学差异等混杂变量。

Cox 比例风险模型解决删失问题的同时，可以对多个独立预测变量或混杂因素（如年龄和性别等）进行校正。模型假设个体存在一个"基线"风险函数，其独立预测变量均等于其参考值。基线风险函数没有明确定义，但是可以是任何形式。Cox 比例风险模型的输出是每个独立预测变量的风险比，它定义了与基线风险函数相比，感兴趣的变量每一单位变化对应的风险增加多少倍。可以计算所有自变量，包括混杂和干预变量的风险比。

比例风险模型的局限性是什么？

Cox 比例风险模型依赖于两个重要的假设。第一个假设是删失数据独立于兴趣结局。若 Nissen 等[1] 的试验中安慰剂患者因为没有经历体重减轻，发生严重不良心血管事件的可能性和被试验研究者随访的可能性更低，删失的概率和严重不良心血管事件的风险相关，影响了分析的正确性。第二个假设是风险函数，代表随时间变化的事件风险，对于所有患者组都是成比例的。换言之，风险函数有相同的形状，只是在总体幅度上不同；每个独立预测或混杂因素的效应作用于风险函数的总体幅度上。在这个试验中，假定服用安慰剂患者发生严重不良心血管事件的基线风险函数看起来是一条斜率为正的直线是合理的，则年龄可能增加心血管事件的风险。比例风险假设意味着，服用环丙甲羟二羟吗啡酮 – 安非他酮患者严重不良心血管事件风险函数假设为基线风险乘以一个未知的恒定值。例如，若使用药物，患者由于不良反应开始治疗后早期严重不良心血管事件风险增加，但是由于体重减轻长期效应使严重不良心血管事件风险降低，此时违反了假设。在这种情况下，治疗组风险函数的形状像是一个有长尾的山峰，与基线风险函数不成比例。

在本研究中应该如何解读时间事件分析的结果？

试验设计是非劣效性研究，统计效能是为了评估原假设：环丙甲羟二羟吗啡酮 – 安非他酮组在 25% 期中分析点发生严重不良心血管事件的比例风险，超过安慰剂组的 2 倍。用随机化治疗作为预测因素使用 Cox 比例风险模型，估计的风险比为 0.59[95%CI（0.39，0.90）]。因此可以得出结论，与积极治疗相关严重不良心血管事件的风险比小于 2.0。尽管可能很容易得出风险比更小（如小于 1.0）的结论，但非劣效性试验的假设检验结构仅允许对风险比小于 2.0 的假设得出严格的结论。

解读时间事件分析结果时的注意事项

Nissen 等 [1] 使用 Cox 比例风险模型估计有心血管风险因

素的超重或肥胖患者中，与安慰剂相比，与使用环丙甲羟二羟吗啡酮–安非他酮相关的严重不良心血管事件风险比。本试验可能满足了 Cox 比例风险模型的假设：删失可能独立于风险，所有组的风险函数可能基本上是成比例的。读者应该谨慎地解读任何时间事件分析结果，在这些分析中，失访的概率或观察的持续时间很可能与经历事件的风险相关。读者还应该谨慎接受 Cox 比例风险模型，其中一个治疗组的风险函数不太可能与基线风险成正比。若两个生存曲线在任何点发生交叉，如在 Nissen 等[1] 文章中的图 2B 最右边显示，这可能提示两组之间的风险比发生了反转，且违背了等比例风险的假设（图 10.1）。研究者也可以使用一些诊断测试来验证成比例的假设，包括使用 Kaplan-Meier 曲线，检验时间依

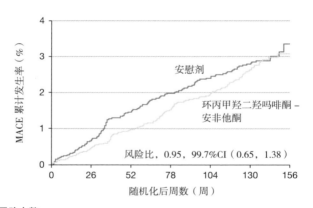

风险人数							
安慰剂	4450	4289	4183	4053	3886	3333	90
环丙甲羟二羟吗啡酮–安非他酮	4455	4317	4228	4092	3951	3403	102

图 10.1 最终研究结束分析中 MACE 发生时间

Nissen 等[1] 的文章中该分析的生存曲线交叉，提示违背了等比例风险的假设。MACE 指严重心血管不良事件。

赖协变量的显著性并描记 Schoenfeld 残差[4]。选择适当的验证方法取决于 Cox 比例风险模型中所用的协变量类型。

致　谢

这篇文章首次发表在 *JAMA* 上时，声明了以下情况。

利益冲突的声明：没有报道。

参考文献

[1] Nissen SE, Wolski KE, Prcela L, et al. Effect of naltrexone-bupropion on major adverse cardiovascular events in overweight and obese patients with cardiovascular risk factors: a randomized clinical trial. JAMA, 2016, 315(10): 990–1004. DOI:10.1001/jama.2016.1558.

[2] Lee ET. Statistical Methods for Survival Analysis. 2nd ed. New York, NY: John Wiley & Sons, 1992.

[3] Young KD, Menegazzi JJ, Lewis RJ. Statistical methodology: IX, Survival analysis. Acad Emerg Med, 1999, 6(3): 244–249. Medline: 10192678.

[4] Hess KR. Graphical methods for assessing violations of the proportional hazards assumption in Cox regression. Stat Med, 1995, 14(15): 1707–1723. Medline: 7481205.

（雷翀　译）

复合结局测量的"效用"：测量对患者重要的因素

Telba Z. Irony

本章综述了在临床试验中复合结局测量的应用，并讨论了其使用如何影响试验结果的解读。

粥样硬化性心血管疾病（ASCVD）有许多有害的表现。由于所有这些表现都是我们不希望发生的，所以我们将最重要的表现结合形成一个单一的研究结局测量，可以简化疾病对健康结局总体影响的测量。例如，粥样硬化性心血管疾病可能导致心肌梗死（MI）、脑卒中或死亡。这些都应该被避免，测量一项干预如何降低这些不良事件发生的风险，可以将所有这些临床结局结合形成单一的复合终点。复合终点是一个新的结局，定义如果其中一个或多个组成事件发生，则认为发生复合终点。对于粥样硬化性心血管疾病，最常见的复合结局为严重心血管不良事件（MACE）。由于复合结局较单个组成部分发生更频繁，复合结局可以减少达到研究需要效能所需研究参与者数量，使实施临床试验更容易和花费更少。

Kavousi 等[1]的一项研究报告了复合结局的优点和局限性。这个研究评估了冠状动脉钙化（CAC）检验对评估低风险女性粥样硬化性心血管疾病发生率的效用，用包含非致死性心肌梗死、冠心病（CHD）、死亡和脑卒中作为复合终点评估粥样硬化性心血管疾病的发生。总体上，作者发现冠状动脉钙化"与传统风险因素相比，与发生粥样硬化性心血管疾病的风险增加相关，可轻度提升预后的准确性"[1]。

为什么临床研究使用复合终点？

若目标疾病存在几个临床重要的结局，且研究试图检验干预（或暴露）在对超过一个结局或终点的效果（或关联）时，复合终点可能用于临床试验（或观察性研究）。在这种情况下，复合终点提供了评判治疗效应的汇总措施。当单一兴趣结局（如低风险人群的冠心病死亡）罕见时，进行足够统计效能以证明干预对结局发生率的效应的研究变得不切实际，这时可用复合终点，如MACE[2]。对于罕见结局，研究者将数个类型的事件（冠心病死亡、心肌梗死和脑卒中）联合成一个单一的复合终点。由于复合终点的发生率超过任何一个组成成分的发生率，这有利于研究设计获得产生足够统计效能的合理样本量和研究周期。如果只考虑一个罕见结局，如冠心病死亡，确定干预对这些罕见结局效应的研究的样本量可能大到不合理或需要花费很长时间完成。

复合终点的局限性

当联合多个结局形成一个复合终点时，每个组成成分的重要性是相同的，因为在复合结局中任何组成结局发生都会被同等计数。但是，每个组成结局对患者及其家庭和临床医生的相对重要性有很大差异。例如，我们常将冠心病死亡、非致死性心肌梗死或脑卒中同等地记录为严重心血管不良事件发生。发生任一结局，都可以认为患者发生了结局事件，导致每个组成成分的权重相同。但是，冠心病死亡与非致死性心肌梗死相比，对患者而言更重要，特别是若患者从心肌梗死恢复后仅有轻微或没有长期影响时。

若患者认为每个结局事件的重要性不同（如死亡是比发生心肌梗死严重得多的结局），则使用单一复合终点代表研究结果就可能产生误导。例如，LIFE 试验比较了氯沙坦和阿替洛尔对高血压的效果，结果显示氯沙坦在降低粥样硬化性心血管疾病事件（冠心病死亡、心肌梗死或脑卒中）的复合终点的优势具有统计显著性。但是，这个效应仅发生在脑卒中（致死和非致死性），对心肌梗死和冠心病死亡没有作用[3]。通常，对复合终点的阳性效应由发生率最高的事件驱动（如显著降低非致死性心肌梗死）。如果这个组成成分对患者的影响相对较小，但其他对患者影响更大的结局（如脑卒中或冠心病死亡），不受干预的影响或干预甚至增加其发生率，所以干预有明显的益处结果是误导性的。为了改进这一局限性，推荐在分析复合结局之外，单独考虑每个组成成分进行附加的分析。但是，由于每个个体组成比复合结局的发生率低，这些分析的检验效能有限，此外，多重比较增加假阳性风险[4]。

此外，若患者经历复合结局的次数超过 1 次，事件次数是兴趣结局，那么增加冠心病死亡发生率的干预可能错误地显示为有益。这一现象发生的原因是，一旦死亡，患者不可能再有发生非致死性心肌梗死或脑卒中的风险。这就是竞争风险，即正在被评估的风险不可能在其他风险（如死亡）发生后发生。干预可能并不理想，即使它在复合粥样硬化性心血管疾病事件发生率上显示出总体优势。因为一个研究参与者先死亡时只有 1 个严重事件，若该参与者存活，则可能将发生 2 个轻度心肌梗死 。因此，如果干预措施不增加死亡率，相互竞争的风险可能会导致对复合终点的发生率的低估。

Kavousi 等[1] 的研究通过在分析中只纳入第一次发生事件的方法避免竞争风险产生的偏倚。

将反映每个组成成分对患者和临床医生重要性或"效用"的特定权重分配给每个组成成分,复合终点可以更有用。例如,对患者而言,避免冠心病死亡比避免非致死性心肌梗死更有效用。没有对组成成分分配权重的复合终点假设所有结局的效用是相等的,而在临床实践中,这几乎是不可能的。每个兴趣结局权重或效用的相对价值应该由患者或临床医生科学地得出。例如,Ho 等[5] 开展的一项研究中,通过离散一选择试验在 540 例肥胖应答者中评估减重设备的有效性、安全性和其他属性,从而获得患者偏好。该研究产生了对有效性、安全性和其他设备属性的患者效用,随后用于指导监管决策。

提取和分配效用可能比较困难,因为患者和临床医生很可能对每种结局分配不同的值。复合结局中每个组成成分相同的权重避免了复杂性和主观性,但是可能损失了非常多重要的信息,因为这个方法忽视了存在显著差异临床事件的相对重要性。除分配相对权重或患者效用的难度和主观性外,这样做的优势是权重代表了患者和临床医生赋予复合终点个体组成成分的相对值[6]。

本研究中如何使用复合终点?

Kavousi 等[1] 指出,"冠状动脉钙化筛查可以发现亚临床的冠状动脉粥样硬化,无症状个体出现冠状动脉钙化与更高的冠心病风险和全因死亡率相关"。他们使用粥样硬化性心血管疾病发生的复合终点(冠心病死亡、非致死性心肌梗死、脑卒中)评估在低心血管疾病风险(预计风险 <7.5%)

女性中冠状动脉钙化对估计心血管风险的价值，结论是出现冠状动脉钙化与粥样硬化性心血管疾病发生风险增加相关。出现冠状动脉钙化和未出现冠状动脉钙化患者发生率的差异为每1000患者年2.92个事件[95%CI（2.02，3.83）]。

此外，将总冠心病（非致死性心肌梗死和冠心病死亡）的复合终点作为次要结局观察。出现冠状动脉钙化和未出现冠状动脉钙化患者发生率的差异为每1000患者年2.63个事件[95%CI（1.92，3.34）]。

复合终点如何影响对本研究的解读？

作者没有单独评估冠状动脉钙化测试对预测冠心病死亡的效用，这是粥样硬化性心血管疾病复合终点中对患者和临床医生最重要的组成成分。因此，如果在出现冠状动脉钙化组患者中更高的冠心病发生率和全因死亡率是因为更高的非致死性心肌梗死发生率，而实际上未发生冠状动脉钙化组冠心病死亡发生率更高，那么作者"无症状个体出现冠状动脉钙化与冠心病风险和全因死亡率增加相关"的结论将受到挑战。

致　谢

这篇文章首次发表在 *JAMA* 上时，声明了以下情况。

利益冲突的声明：没有报道。

免责声明：本文反映的是作者的观点，不代表美国食品药品监督管理局的观点或政策。

参考文献

[1] Kavousi M, Desai CS, Ayers C, et al. Prevalence and prognostic implications of coronary artery calcification in low-risk women: a meta-analysis. JAMA, 2016, 316(20): 2126–2134. Medline: 27846641.

[2] Kleist P. Composite endpoints for clinical trials: current perspectives. Int J Pharm Med, 2007, 21(3): 187–198. DOI:10.2165/00124363-200721030-00001.

[3] Dahlöf B, Devereux RB, Kjeldsen SE, et al. LIFE Study Group. Cardiovascular morbidity and mortality in the Losartan Intervention for Endpoint Reduction in Hypertension Study (LIFE): a randosed trial against atenolol. Lancet, 2002, 359(9311): 995–1003. Medline: 11937178.

[4] Cao J, Zhang S. Multiple comparison procedures. JAMA, 2014, 312(5): 543–544. Medline: 25096694.

[5] Ho MP, Gonzalez JM, Lerner HP, et al. Incorporating patient-preference evidence into regulatory decision making. Surg Endosc, 2015, 29(10): 2984–2993. Medline: 25552232.

[6] Chaisinanunkul N, Adeoye O, Lewis RJ, et al. DAWN Trial and MOST Trial Steering Comttees; Additional contributors from DAWN Trial Steering Committee. Adopting a patient-centered approach to primary outcome analysis of acute stroke trials using a utility-weighted Modified Rankin Scale. Stroke, 2015, 46(8): 2238–2243. Medline: 26138130.

（雷翀　译）

缺失数据：
如何最好地解释未知

Craig D. Newgard, Roger J. Lewis

　　本章通过试验实例，描述了在临床研究中对缺失数据建模的不同方法的优势和局限性。

　　临床研究中缺失数据很常见，特别是对于要求复杂、时间敏感、资源密集或纵向数据收集方法的变量。但是，即使看起来随时可以获取的信息也可能发生缺失。"缺失"的原因有很多，包括缺失研究受访、患者失访、源文件缺失信息、不具备可获取性（如没有进行的实验室检查），以及临床场景影响某些变量的收集（如镇静患者缺乏昏迷评分数据）。解读主要结局数据缺失的研究非常具有挑战性。但是，在数据分析过程中用于处理缺失值的许多方法可能产生偏倚结果、降低研究效能或导致对不确定性的低估，所有这些后果都降低了获得正确结论的可能性。

　　例如，Bakris 等[1] 在 23 个国家的 148 个参研中心开展随机、2B 期、剂量探索临床试验，评估非奈利酮对糖尿病肾病患者尿白蛋白 – 肌酐比（UACR）的影响。由于研究后勤安排的复杂性，一些应该收集的数据没有完成，导致结局数据缺失。Bakris 等使用几种分析和插补技术（即用特定值替代缺失数据的方法）评估不同方法处理缺失数据的效果。这些方法包括了完整的病例分析（分析限于仅包含观察到有

90 天 UACR 值的患者）；末次观测值结转（LOCF；通常这个方法用末次记录的数据点作为最终结局；Bakris 等[1] 使用2 次 UACR 值中更高的值和在研究中断前最近一次的 UACR 值）；基线观察值结转（使用基线 UACR 值作为结局 UACR 值，因此假定对该患者没有治疗效果）；平均值插补（用观察到的 UACR 平均值替代缺失值）；以及随机插补（使用随机选择的 UACR 至替代 UACR 缺失值）[1]。也实施多重插补[2] 处理缺失数据。除外多重插补，每一个插补方法用单一值替代缺失值（术语为"单个"或"简单"插补），可能威胁研究结果的正确性[3,4]。作者的结论是非奈利酮改善 UACR，不论用什么方法处理缺失数据，结果都是一致的。

使用该方法

为什么使用这些方法？

没有缺失数据的研究调查很罕见。若将有缺失变量的患者从分析中排除，则有效样本量减少，对治疗效应的估计可能是不正确的[3]。这是完整的（观察）病例分析，是大部分统计软件默认的方法。

处理缺失值的策略因不同的假定，而存在不同的局限性。选择处理缺失值方法时需要考虑的关键问题包括：①为什么数据缺失了？②有缺失数据和数据完整患者的差别是什么？③观察到的数据是否能帮助预测缺失值？为了更好地理解最后这个概念，假设要求一个医生对他的一个患者未出现在病例中的特征做出了最好的估计，如体重、收缩压、空腹血清胆固醇或血清肌酐。若给予医生关于患者的一些信息，如年龄、合并症及之前的实验室检查结果，医生的估计值接近真实值的可能性会大大增加。

缺失数据的原因称为删失，当一个值无法被测量的原因不能提供这个值应该是多少时，则被认为是"无信息性"的。当数值缺失能表明这个值应该是多少时，删失就是"有信息性"的。例如，失访的患者可能因为健康水平下降使来院随访的行动困难而退出研究，提示拥有完整随访数据的患者可能比那些有缺失数据患者的健康状态更好。

数据缺失有 3 种方式[3,4]。第一种数据缺失是完全随机（MCAR）的，意味着缺失的概率与所有观察和未观察的患者特征完全无关。这是最不可能的机制，但只有这个机制完成病例分析可以获得无偏倚结果。

下一个机制是随机缺失（MAR）或"可忽略的"，它并不假设缺失值患者与数据完整患者相似，而是假设观察到的值可以用来"解释"哪些值缺失，并帮助预测缺失的值会是什么[3]。这个缺失机制是比完全随机更现实的假设，目前大多数用于处理缺失数据的有效技术都会假设随机缺失。但是，假设随机缺失时绝大多数简单插补方法会获得偏倚或不精确的结果。

非随机缺失（MNAR）是最有问题的删失机制，当缺失数据依赖于未观察到或未知因素时发生。出现非随机缺失时，缺失信息的统计学校正实际上是无法进行的。

由于研究者通常不能确定缺失发生的确切机制，统计分析通常假设数据符合随机缺失机制。收集信息数据缺失的原因（如患者的交通方式和与门诊的距离）有助于预测某些数值，使随机缺失假设更合理[3,4]。

这些方法的局限性是什么？

简单插补方法（如 LOCF、完整病例分析、平均值插补和随机插补）被认为是"不成熟的"，因为它们没有考虑到在插补缺失值时的不确定性，没有使用观察值中可用的信息，可能会引入偏差，并人为地增加精度（即不合适地缩窄置信区间，产生更小的 P 值）[3,4]。这些限制中每一个都可能导致虚假的结果。通过最大似然法、热卡插补（就近补齐）和多重插补可获得更好的不确定性的估计和测量（如置信区间）[3]。

完整病例分析主要的局限性是偏倚和减少样本量，导致研究效能降低[4]。除非数据是完全随机的（不太可能的事情），使用观察病例分析的估计都将存在偏倚，且偏倚的方向不可预测。末次观测值结转是常用的简单插补技术。这个方法需要一个脆弱的假设，即最终结局（如 90d UACR）与上一次观测值不变。在平均值插补，所有缺失值都用观察到的平均值替代（如 90d UACR）。随着缺失数据比例增加，平均值插补导致大量患者有相同的插补值，产生更小的测量值变异度和更大的偏倚，人为增加不准确估计的精确性[4,5]。随机值插补避免了重复使用相同的插补值，但未能使用观察值给选定的估计值提供信息。

本研究中作者为什么使用这个方法？

Bakris 等[1]的研究中，主要结局存在缺失值，需要使用缺失数据方法。他们使用了数种插补方法，因此可以比较不同方法获得的结果。

应该如何解读本研究中这个方法的结果？

由于简单插补法固有的局限性，多重插补为 Bakris 等的研究提供了最正确的结果。若潜在的假设被满足，且使用严格的插补方法（如多重插补），可以认为观察到了所有值来解读研究结果。

基于这个方法获得本研究结果时的注意事项

处理缺失值的 LOCF 法（用于 Bakris 等[1]研究的首要分析）

存在与其他简单插补法相同的基本局限性，产生潜在偏倚结果和不适当的窄置信区间。因为报道中事后多重插补分析的结果与LOCF分析的结果没有区别[1]，尽管使用简单插补法存在风险，但可以认为主要结果是正确的。然而，因为这个方法相对于简单插补法的优势，从多重插补分析获得结果更严格（尽管事后选择这个方法）[5]。使用传统定义"保守"方法处理缺失结局（如LOCF），需要比更复杂的缺失数据法更谨慎。虽然可能在分配存在缺失数据患者结局上保守，可能导致测量治疗效应的假阳性和假阴性结果。一般而言，多重插补是在研究中对缺失数据的影响进行建模的最佳方法。

致　谢

这篇文章首次发表在 *JAMA* 上时，声明了以下情况。

利益冲突的声明：没有报道。

参考文献

[1] Bakris GL, Agarwal R, Chan JCN, et al. Mineralocorticoid Receptor Antagonist Tolerability Study—Diabetic Nephropathy (ARTS-DN) Study Group. Effect of finerenone on albuminuria in patients with diabetic nephropathy: a randomized clinical trial. JAMA, 2015, 9: 884–894. DOI: 10.1001/jama.2015.10081.

[2] Rubin DB. Multiple Imputation for Nonresponse in Surveys. New York, NY: Wiley, 1987.

[3] Little RJA, Rubin DB. Statistical Analysis With Missing Data. 2nd ed. Princeton, NJ: Wiley, 2002.

[4] Haukoos JS, Newgard CD. Advanced statistics: missing data in clinical research, I: an introduction and conceptual framework. Acad Emerg Med, 2007, 14(7): 662–668. Medline: 17538078.

[5] Newgard CD, Haukoos JS. Advanced statistics: missing data in clinical research, II: multiple imputation. Acad Emerg Med, 2007, 14(7): 669–678. Medline: 17595237.

（雷翀　译）

意向性治疗原则：
如何评估选择一项医学治疗的真实效应

Michelle A. Detry, Roger J. Lewis

本章解释了意向性治疗原则，该原则定义了纳入主要效应分析的研究人群和结局是如何被分析的，包括为什么使用意向性治疗分析及其局限性。

意向性治疗（ITT）原则是解读以影响特定患者人群药物治疗选择为目的的随机临床试验（RCT）的基石。意向性治疗原则定义了纳入主要效应分析的研究人群和结局是如何被分析的。在意向性治疗下，研究受试者根据其随机结果，作为随机进入治疗组的成员被分析，不管其是否按照随机结果或是否接受了意向性治疗[1-3]。例如，在一项试验中，患者可能随机接受治疗 A 或治疗 B，一个患者可能被随机接受治疗 A 但错误地接受了治疗 B，或从没有接受任何治疗，或没有遵守治疗 A 的方案。所有情况，使用意向性治疗分析时，患者都将被纳入治疗 A 组比较治疗结局。排除被随机分配了但是没有被治疗，或将患者转移进入实际接受治疗组都违反了意向性治疗原则。

Robertson 等使用析因设计开展了一项 RCT，在 895 例贫血和创伤性脑损伤患者中以 10g/dL 和 7g/dL 作为输血阈值分组，比较患者输注红细胞和安慰剂的情况[4]。首要结局是 6 个月时患者的格拉斯哥结局评分（GOS），将评分转化成二分类，好或中等评分表明成功。试验实施过程中严格遵守了方案，因此只有少部分患者没有接受意向性治疗方案。2例随机进入 7g/dL 研究组的患者是按照 10g/dL 的阈值管理的，另外 2 例随机进入 7g/dL 研究组的患者没有按照研究方案接受了一次输血。作者按照意向性治疗原则进行分析，以上 4例患者都纳入 7g/dL 组。

使用该方法

为什么使用意向性治疗分析？

　　一项治疗效果不单纯由其生物学效应决定，也受到医生管理预设治疗的能力，或患者遵守意向性治疗方案的能力影响。选择一项治疗的真实效应是生物学效应、依从性或遵从性差异及其他影响效果的患者特征联合作用的结果。只有将所有准备接受某一治疗的患者保留在原来的治疗组中，研究者和临床医生才能对选择一种治疗方法而不是其他方法的效果进行无偏倚的估计。

　　治疗依从性通常取决于很多患者和临床医生因素，这些因素不能或不可能测量，影响了对治疗的反应。例如，在Robertson 的研究中，一些随机进入高输血阈值组的患者可能因为输血相关不良反应、液体超负荷或由于其他原因使临床医生不愿意遵守该方法，而没有接受预先决定的治疗策略。这些患者可能与那些实际上接受 10g/dL 策略治疗的患者有根本的不同。接受意向性治疗和没有接受意向性治疗患者特征的差异很容易影响是否达到成功的 GOS 评分。若没有按照意向性治疗原则，将患者从随机组中剔除，或者忽略该患者数据或将患者分配入其他治疗组，分析的结果可能存在偏倚，且不再代表选择一种而不是其他治疗的效果。

常见的其他替代分析方法，如符合方案或调整意向性治疗（MITT）分析[5]。符合方案分析只纳入完成试验且没有严重违反试验方案的患者，这通常要求这些患者成功接收和完成其分配的治疗，完成研究随访，提供主要结局数据。符合方案分析的要求在研究和研究之间存在差异。虽然调整意向性治疗分析的定义也因研究不同而不同，但调整意向性治疗法与意向性治疗方法的不同之处在于，调整意向性治疗法通过去除患者或将患者重新分配到随机分组外的另一个研究小组。这些方法均未满足意向性治疗原则，可能会导致临床误导性结果。据观察，使用调整意向性治疗分析的研究比那些严格遵循意向性治疗方法的研究获得阳性结果的可能性更大[5]。比较意向性治疗和符合方案或调整意向性治疗分析结果，可能为不依从治疗对整体治疗效果的潜在影响提供一些提示。

非劣效性研究设计是为了显示试验治疗不比现有的差，此时使用意向性治疗原则需要特殊的考虑[6-8]。假设一个非劣效性研究两个治疗——治疗A是生物上无效的试验治疗，而治疗B是生物学有效的标准治疗，试验目的是为了证明治疗A不劣效于治疗B。若患者随机接受治疗B，没有依从治疗，治疗失败是因为没有依从治疗方案。若经常发生，就显得治疗B没那么有效。因此，不正确地得出A组的干预不劣效于B组干预，仅仅是因为依从性差而不是因为具有相似的生物学效应。在这个例子中，意向性治疗分析的结论在某种程度上是误导性的，因为非劣效性是依从性差的结果。在非劣效性研究中，应该同时实施和报道意向性治疗和符合方案分析。若符合方案分析的结果与意向性治疗结果相似，相当程度地强化了非劣效性的推断[6-8]。

意向性治疗分析的局限性是什么？

意向性治疗原则的特点是治疗依从性差可能会导致更低的治疗效应估计和丧失研究效能。但是，这些估计是临床相关的，因为实践中的效果受到患者和临床医生对治疗依从性的限制。

由于所有患者必须在意向性治疗原则下进行分析，随访所有患者和确定他们的首要结局非常必要。中断研究治疗的患者通常失访的可能性更大。遵从意向性治疗原则不会消除与结局数据缺失相关的偏倚。必须始终采取措施将数据缺失保持到最低限度，当数据缺失不可避免时，使用最小偏置方法来调整缺失数据（如多重插补）。

本研究为什么使用意向性治疗分析？

Robertson 等 [4] 使用意向性治疗分析，因为该分析可以评估治疗策略的效果，不会因依从性不同而产生偏倚。如果不遵循意向性治疗原则，可能会导致需要对试验结果进行更严格的审查，尤其是在意向性治疗方法依从性较差的情况下。

解读基于意向性治疗分析结果时的注意事项

尽管意向性治疗原则对于评估治疗效果很重要，但不应该以相同的方式应用于评估干预的安全性（如药物不良反应）。例如，把明显的不良反应归因于实际上患者从来没有接触过的试验药物是没有意义的。由于这个原因，通常根据实际接受的治疗进行安全性分析，尽管这可能不能准确估计（很可能高估）在临床实践中遇见的不良反应负担。

决定选择一种治疗而不是其他治疗或不实施治疗的效果，是在药物或设备研发晚期开展试验的关键目标，研发早期试验的目标通常集中于生物学效果和剂量选择等特定问题。在这种情况下，调整意向性治疗和符合方案分析策略能够在指导设计和开展后续临床试验发挥更大作用。例如，根据意向性治疗分析对 2 期临床试验的分析结果，可能不幸地得出错误的结论，新型药物制剂无效，但实际上没有效果是因为药物剂量太大患者不能忍受不良反应而无法依从。在这种情况下，更低的剂量可能会获得临床重要效果和可耐受的不良反应的结果。符合方案分析此时可能有助于发现患者可耐受新治疗的有益效果。

致　谢

这篇文章首次发表在 *JAMA* 上时，声明了以下情况。

利益冲突的声明：没有报道。

参考文献

[1] Cook T, DeMets DL. Introduction to Statistical Methods for Clinical Trials. Boca Raton, FL: Chapman & Hall/CRC; Taylor & Francis Group, 2008: chap 11.

[2] Schulz KF, Altman DG, Moher D; CONSORT Group. CONSORT 2010 statement: updated guidelines for reporting parallel group randomized trials. Ann Intern Med, 2010, 152(11): 726–732. Medline: 20335313.

[3] Food and Drug Administration. Guidance for industry e9 statistical principles for clinical trials[2014–05–11]. http://www.fda.gov/downloads/Drugs/GuidanceCompliance RegulatoryInformation/Guidances/ucm073137.pdf.

[4] Robertson CS, Hannay HJ, Yamal J-M, et al; and the Epo Severe TBI Trial Investigators. Effect of erythropoietin and transfusion threshold on neurological recovery after traumatic brain injury: a randomized clinical trial. JAMA, 2014, 312(1): 36–47. DOI:10.1001/jama.2014.6490.

[5] Montedori A, Bonacini MI, Casazza G, et al. Modified versus standard intention-to-treat reporting: are there differences in methodological quality, sponsorship, and findings in randomized trials? a cross-sectional study.

Trials, 2011, 12: 58. Medline: 21356072.

[6] Piaggio G, Elbourne DR, Pocock SJ, et al; CONSORT Group. Reporting of noninferiority and equivalence randomized trials: extension of the CONSORT 2010 statement. JAMA, 2012, 308(24): 2594–2604. Medline: 23268518.

[7] Le Henanff A, Giraudeau B, Baron G,et al. Quality of reporting of noninferiority and equivalence randomized trials. JAMA, 2006, 295(10): 1147–1151. Medline: 16522835.

[8] Mulla SM, Scott IA, Jackevicius CA, et al. How to use a noninferiority trial: Users' Guides to the Medical Literature. JAMA, 2012, 308: 2605–2611. Medline: 23268519.

（雷翀　译）

混合模型分析重复测量

Michelle A. Detry, Yan Ma

本章讨论了使用混合模型分析利用每个参与者状态或结局的重复测量来评估随时间变化差异的纵向研究。

纵向研究通常包括多次、重复测量每例患者的状态或结局，来评估随时间变化结局或恢复率或恶化率的改变。特定患者的重复测量数据间的相似度超过来自不同患者的测量数据时，在分析结果时需要考虑这其中的关联。许多常用的统计方法（如线性回归）不能应用于这些情况，因为这些方法的前提是假定测量值之间相互独立。

可以仅用最终测量比较治疗的结局来确定在研究结束时是否存在差异。但是，这种方法不会包含重复测量获得的大量信息，也没有考虑每例患者在达到其最终结局时所经历的结局模式。若随时间变化结局被重复测量，则各种临床重要问题可能被解决。

在 EXACT 研究中，Moseley 等[1] 通过检查脚踝骨折患者活动限制和生活质量（QOL），来确定与单纯的建议相比，监督训练计划和复健建议是否更有益。活动限制和生活质量在基线和随访的 1、3、6 个月被测量。作者使用混合模型[2]比较两个干预组患者随时间变化的结局。

使用该方法

为什么将混合模型用于重复测量数据?

混合模型非常适合研究受试者特定结局个体轨迹随着时间的推移,同时受到假定对许多患者而言相同的因素(如干预效应)和患者之间差异非常大的一些特征(如脚踝骨折严重程度、基线功能及生活质量)的影响。混合模型明确地说明了每例患者重复测量之间的相关性。

在许多患者之间具有相同效应的因素被认为是固定效应,患者与患者之间差异非常大的因素称为随机效应。例如,当认为新的治疗效应对所有患者相同时,可作为固定效应纳入模型,而患者的基线功能或本身恢复率可能差别很大,最好作为随机效应纳入模型。混合模型叫作"混合"的原因是其通常包括固定效应和随机效应。在模型中考虑固定和随机效应的能力,使我们能够灵活地确定多种因素的影响,并解决具有重要临床意义的特定问题。相反,重复测量方差分析(ANOVA),常用于分析纵向数据,不具备这种灵活性,若不能满足其严格的假设(如所有效应都被认为是固定效应),可能会获得误导性结果。

此外,使用混合模型,所有评估的数据都将有助于治疗间的对比,从而产生更精确的估计和效能更强的研究。混合模型也可以回答每个治疗组的结局(如功能恢复或恶化率)是否随时间变化的问题。同时,除了群体水平的比较,混合模型还可以用于描述个体患者随时间变化的反应模式。特定的临床问题驱动试验决定更适用的混合模型结构。例如,若要确定治疗对患者特定基线恢复率的影响,那么混合模型可能包括一个随机基线效应及在治疗组和时间之间的一个固定的交互项，后者获取对恢复率的治疗效应。

观察结果之间可以通过几种方式相互关联。这个模式称为关联结构，使用混合模型时利用关联结构非常重要。例如，若不管测量之间的时间间隔，每次测量结果相同，那么应该使用"复合对称"结构。相反，若随着测量之间时间间隔增加，测量之间的相关性降低，则应该使用"自回归"结构。最后，如果不能对关联模式施加任何约束，则可以使用"非结构化"关联，但是使用非结构化关联拟合模型需要比其他方法更大的数据库。

理想情况下，应该根据获得重复测量的临床场景来确定相关结构。例如，某些纵向数据邻近的测量值之间的相关性比相隔很远测量数据之间的相关性更强（如关节手术后的疼痛评分），这时适合使用自回归结构。统计检验（如似然比检验）可用在需要进行客观比较以评估竞争性相关结构时。

纵向研究常见不完整的结局数据，如由于患者缺失一些随访或者从研究中退出导致 [3]。结果是，研究参与者有效测量数目不同，这是重复测量方差分析不能解决的情况。混合模型可容纳不平衡的数据模式，将所有可获取的观察和患者用于分析。混合模型假设缺失独立于未观察的测量，但是与观察到的测量有关联 [4,5]。这一假定称为"随机缺失"，通常是合理的 [3,5]。重复测量方差分析要求一个更不可能的假设，即缺失独立于观察到的和未观察到的测量，称为"完全随机缺失"。使用混合模型，即使缺失值不是完全随机的，通常也可以获得处理效果的合理有效估计值，通常不需要处理缺失数据的其他方法，例如多重插补 [3-5]。

混合模型的局限性是什么？

与其他任何统计模型一样，如果没有满足潜在的假定，混合模型的有效性有限。例如，治疗效应在患者和患者之间，因为遗传学不同而差异很大，此时认为治疗效应是固定的就不合理。相似地，若假定的相关结构不正确，可能对模型结果和研究结论产生不良影响。确保混合模型的结构与模型适用的临床场景匹配非常重要。

由于需要从数据中估计更多的参数，当可用数据有限时，混合模型可能难以估计或"拟合"。特别是需要使用非结构化关联结构时。不同软件包对混合模型的精确拟合方法不同，因此根据所使用的统计软件，数值结果可能有所不同。

存在缺失数据时，混合模型在数据是随机缺失的假设下可以进行正确的推断。但是，实践中通常不可能知道是否满足这一假设，且不能排除提供信息的删失（不可忽视的缺失）。如果研究者怀疑偏离随机缺失的假设，可以使用适用于不可忽略缺失的模型进行敏感性分析。使用的模型取决于研究设计、观察到的缺失数据模式及其他研究特定的考量[2]。

本研究为什么使用混合模型？

EXACT 试验研究者在分析中使用混合模型，因为他们希望回答结局是如何随时间变化和如何受治疗影响的问题。模型包括治疗组的固定效应、测量时间及基线评分。治疗组和时间之间的交互项也被纳入模型，以确定两种治疗干预是否会随着时间的推移而导致不同的恢复轨迹。此外，模型纳入了基线值的随机效应，以处理每例患者在起点的差异。

EXACT 试验报道在每个治疗组，随着研究进展，会有

10%~20% 的患者失访。因此，对作者而言检查缺失效应非常重要。他们进行了一个预先计划的敏感性分析，使用多重插补[5] 来评估主要结局对数据随机缺失假设的敏感性。主要分析和敏感性分析结果相似。

解读混合模型结果时的注意事项

与大部分统计模型一样，考虑获取数据的结构和临床场景（如随时间变化重复测量）与模型结构是否匹配非常重要。检查图形化的数据摘要（例如，"意大利面"或"串"图显示了单个研究参与者随时间变化的结果轨迹）通常是有用的，以确定观察到的数据模式是否与模型假设相符。

若结局数据缺失，数据分析者需要考虑缺失的模式是否可能是随机的，满足混合模型固有的假设。应该明确选择相关结构的理由，并且应该根据研究设计（如随访的模式）而不是根据能使模型与可用数据最佳拟合来决定。

致 谢

这篇文章首次发表在 *JAMA* 上时，声明了以下情况。

利益冲突的声明：Ma 医生从卫生保健研究和质量机构获得资助。无其他披露报告。

参考文献

[1] Moseley AM, Beckenkamp PR, Haas M, et al; EXACT Team. Rehabilitation after immobilization for ankle fracture: the EXACT randomized clinical trial. JAMA, 2015, 314(13): 1376–1385. Medline: 26441182.

[2] Fitzmaurice GM, Laird NM, Ware JH. Applied Longitudinal Analysis. 2nd ed. Hoboken, NJ: Wiley, 2011.

[3] Newgard CD, Lewis RJ. Missing data: how to best account for what is not known. JAMA, 2015, 314(9): 940–941. DOI:10.1001/jama.2015.10516. Medline: 26325562.

[4] Ma Y, Mazumdar M, Memtsoudis SG. Beyond repeated-measures analysis of variance: advanced statistical methods for the analysis of longitudinal data in anesthesia research. Reg Anesth Pain Me, 2012, 37(1): 99–105. Medline: 22189576.

[5] Li P, Stuart EA, Allison DB. Multiple imputation: a flexible tool for handling missing data. JAMA, 2015, 314(18): 1966–1967. DOIL 10.1001/jama.2015.15281. Medline: 26547468.

（雷翀　译）

logistic 回归：
将患者特征与结局关联

Juliana Tolles, William J. Meurer

本章回顾了使用 logistic 回归判定患者特征与临床结局相关程度的有关内容。

JAMA 发表的一篇论文中，Seymour 等 [1] 阐述了一个用患者呼吸频率、收缩压及意识改变评估患者死亡可能性的新方法。该方法所使用的这些临床特征，称作"预测因子"、解释变量或独立变量，用以评估患者发生某种研究结局的可能性，后者被称为依赖变量。为了确定使用这些临床特征进行判断的最优方案，作者使用了 logistic 回归，一种判定患者特征和临床结局相关程度的常见统计学方法 [2]。

方法使用

为什么使用 logistic 回归？

logistic 回归的应用之一是通过使用被认为可能相关或影响到某事件结局的信息或特征，来评估即将发生事件或患者发生某类特殊结局的概率。logistic 回归可以在诸多可能变量中筛选和结局相关性最强的影响因素，并且评估某一方法可能对结局影响的程度。同时，也可以根据混杂因素，如那些与其他预测变量和结局都相关的因素，进行"调整"。因此，在针对兴趣预测因素影响检测时，不要被混杂因素影响。

虽然 logistic 回归是用于评估流行病学相关性而并不代表病因和疗效的一种统计方法，但本章的重点是围绕如何利用 logistic 回归建立患者结局的预测模型。本章中使用预测因素代表独立因素（变量），其影响程度通过定量计算；用结局代表依赖变量，也就是 logistic 回归模型试图预测的结果。

方法描述

患者结局只有两个值（如生存或死亡），也被称作二分法或两分法。多组患者的结果，可以总结为某种被关注结果的患者比例，或者某个患者经历该结局的概率是多少。为了能够更好地理解回归模型，必须先理解概率和比值之间的区别。即将发生某事的概率除以没有发生某事的概率就是比值。例如，如果存活率为 75%，死亡率为 25%，比值就是 75%：25%，也就是 3。logistic 回归定量了可能影响某个特定结局的一个或多个预测因素与结局发生比值的关联程度 [2]。

当某种结局的发生比值出现变化时，例如脓毒症患者出现心动过速增加了患者的死亡比例，这种计算则称作比值比（OR）。如果心动过速的死亡比值是 2.0，没有心动过速的死亡比值是 0.5，那么心动过速关联的 OR 就是 2.0 ： 0.5，也就是 4。这与死亡概率从 1/3 增加到 2/3 相同。

logistic 回归中，对每个预测因子的权重或系数的计算，决定了某个预测因子单位计量变化下，其发生结局变化的 OR 值，或者是某患病状态（如心动过速）和对比状态（没有发生心动过速的）的比。通过计算这些 OR 值，以及 95% 置信区间，logistic 回归提供了一种计算预测因素对关注结局确定影响和不确定影响程度的检测方法。

logistic 回归也增强了对混杂因素的"调整"，混杂因素是指那些同样可以影响结局的患者特征，并且可同时与一个或多个预测因素相关。为了完成上述过程，混杂因素与关注的预测因素同样都要放在预测模型中。例如，为了调整发热在评估心动过速影响死亡率中的作用，发热和心动过速都应该被列入回归模型。这样的结果就是在评估心动过速和死亡率时，不会受到发热和心动过速的关系混杂因素影响。

logistic 回归有哪些局限性？

首先，回归模型的效度依赖于检测的预测变量数量和适合度。理论上，所有的生物相关因素都应被纳入。当多变量都呈现出密切相关性的信息（用术语描述这种情况就是共线性），例如，当使用血清乳酸和阴离子间隙共同作为脓毒性休克患者的预测因素时，在评估这些变量对于关注结局影响程度时，将产生严重错误或巨大不确定性。当两个变量提供了叠加信息时，很小的随机数据变化都将极大地、不可预测地影响模型中某一因素与其他因素的关联程度。

logistic 回归的第 2 个局限性是，针对整个依赖变量的特征范围，独立变量引起相关性变化必须是恒定的。例如，在检验年龄和死亡率的关系时，如果每增加 10 年死亡率的 OR 值是 2，将这个模型应用到整个年龄区间，那么这种相关性应该在 30~40 岁和 70~80 岁时是一致的。如果相关性不一致，年龄就将依据推断的组别被分层为不同范围（如 21~50 岁、51~65 岁及 ≥ 66 岁），这样才能保证年龄的影响是一致的。年龄组别将作为独立变量，通常最低风险组将被视为参考组。

第 3 个局限性是，许多 logistic 回归分析推断某一预测因素没有受到其他预测因素值的影响。当这个结论不真实时，该预测因素改变了另一个因素的效果，也就是两个因素间的交互作用。这种交互作用需要在评估相关性的可靠性过程中得到清晰的说明。

本研究为什么使用了 logistic 回归？

Seymour 等[1] 选择了 logistic 回归是因为他们对此方法的熟悉程度和该方法的解释能力，更复杂的预测模型可能会导致临床应用比较困难。

这个特殊研究案例中，应该如何阐述 logistic 回归的结果？

Seymour 等使用了 logistic 回归，建立了一个新的临床工具，用以评估脓毒症休克患者的死亡风险，也被称作快速序贯器官功能衰竭评分（qSOFA）[1]。qSOFA 用呼吸频率、收缩压、格拉斯哥评分预测怀疑感染的住院患者死亡可能性。在最终模型中，与使用精确的 OR 值对每一个预测因素进行分析不同，作者通过为每一个预测因素分配一个相同系数的办法，简化了预测模型。通过为所有系数赋予相同的数值，计算出每一例患者阳性临床预测因素的个数，作者建立了一个极为简化的预测模型。作者进一步证明了 qSOFA 在评估脓毒症患者死亡率方面较其他模型的优势，结果表明，与脓毒症患者基线水平相比，qSOFA ≥ 2 的患者住院死亡率增加3~14倍。同时，他们也发现，对于没有进入 ICU 的脓毒症患者，qSOFA 用在预测脓毒症患者死亡率方面，优于 SIRS 评分或通常使用的 SOFA 评分。

解读 logistic 回归结果时的注意事项

通过 logistic 回归模型发现的相关性，旨在推断出在一个相同的人群中，未来即将发生什么。患者特征和因素的某些联合，还不足以代替整体数据 [例如年轻脓毒症患者，格拉斯哥昏迷指数（GCS）较低，但是血压和呼吸频率正常]，在使用模型对这类患者进行评估时要格外注意。

因为概率比 OR 值更加直观，不要混淆二者极为重要。例如，可能性概率从 25% 增加到 75%，相应的相对危险度（RR）变为 3，但是 OR 值变为 9。然而，当可能性接近 0 时，OR 值和 RR 值近乎相等。因此，当预期结局概率非常小的时候，OR 值和 RR 值可以互相替换。然而，当预期结果是一个普遍事件（如发生率 >20%），这时一定记住 OR 和 RR 是截然不同的。

报告的有效预测因素的 OR 值，需要伴随提供 95% 的置信区间，包括 OR 值为 1 的置信区间，此时说明预测因素与预期结果无统计学相关性。

logistic 回归模型选用的预测因素，应该避免提供信息的重复（共线性）。另一个重要问题是，也要考虑到某一个预测因素会改变另一个预测因素的可能性（交互性），上述两种情况都将对回归模型的有效性产生不利影响。

致　谢

这篇文章首次发表在 *JAMA* 时，声明了以下情况。

利益冲突的声明：没有报道。

参考文献

[1] Seymour CW, Liu VX, Iwashyna TJ, et al. Assessment of Clinical Criteria for Sepsis: For the Third International Consensus Definitions for Sepsis and Septic Shock (Sepsis-3). JAMA, 2016, 315(8): 762–774. Medline: 26903335.

[2] Hosmer DWJr, Lemeshow S, Sturdivant RX. Applied Logistic Regression. 3rd ed. Hoboken, NJ: Wiley, 2013.

（苏斌虓　译）

logistic 回归诊断：
理解模型对结局的预测效果

William J. Meurer, Juliana Tolles

本章回顾了 logistic 回归模型诊断的运用，以确定一个模型对结局的预测性如何。

在 2016 年，Zemek 等 [1] 报道了一项研究，该研究使用 logistic 回归建立了一个临床风险评估模型，在脑震荡患儿中鉴别会发生持续脑震荡后遗症综合征（PPCS）的患儿。作者前瞻性地记录了 46 个可能的预测因素或危险因素（选择依据专家观点或先前研究），然后随访以确定发生 PPCS 主要结局的患儿。研究的第一部分，作者用一部分患儿的变量建立了回归分析模型，预测 PPCS 的概率；第二部分，用另一部分进行有效性验证，模型成功地采用了回归模型诊断的方法进行评估。有关使用 logistic 回归建立预测模型的基本理论详见第 15 章。本章我们主要讨论当一个模型确定后，如何鉴定它的优劣性。

使用该方法

为什么要使用 logistic 回归模型诊断？

logistic 回归模型通常是依据每一个患者的预测变量，预测未来患者发生的目标结局而建立 [2]。回归模型诊断，检测了某一模型依据现有数据描述预测因素和患者预后潜在关系的优劣性，这些数据要么是用于建立的模型的数据，要么是来源于不同人群的数据。

logistic 回归模型的准确性主要通过区分度和校准度判断。区分度是指模型能够准确地将发生结局的更高风险分配给实际的高风险患者（即正确地"将患者排序"）的能力，而校准度是指模型正确分配平均绝对风险水平的能力（即准确估算某一患者或某一组患者发生某种结局的概率）。回归模型诊断就是定量一个模型的区分度和校准度。

方法描述

如果能够稳定地将发生 PPCS 的患者评估为高 PPCS 风险，则 Zemek 等开发的模型区分度好；这可以用受试者工作特征（ROC）曲线进行评估。ROC 曲线的纵坐标代表模型灵敏度，对应横坐标为 1− 特异度，所有可能的截断点都可用于区分预测为将发生 PPCS 和预测为不会发生 PPCS 患者（图 16.1）[1]。任意假定两例患者，一例为 PPCS 患者，另一例不是，模型正确排序 PPCS 患儿有较高风险的可能性等于 ROC 曲线下面积（AUROC）[3]。这个面积也被称作 C 统计值，是模型评估风险和实际风险"一致性"的简称。C 统计值的具体内容详见本书第 39 章 [4]。一个完美兼具灵敏度和特异度的模型，AUROC 为 1。一个模型对发生 PPCS 的预测不优于随机概率，那么这个模型的 AUROC 为 0.5。视具体情况而定，当 C 统计值高于 0.7 则认为合理，高于 0.9 就认为是优秀，小于 0.7 的通常没有临床意义 [5]。

一个特定的模型，可能区分度良好，可以准确地区分风险更高的患者，但是无法准确评估发生特定结局的绝对概率。例如，模型可以预测高风险患者发生 PPCS 的概率为 99%，但实际风险仅为 80%。尽管这个假设的模型可以进行正确区

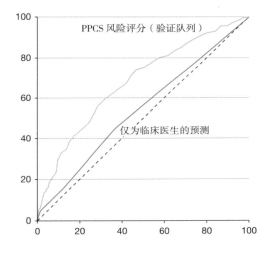

图 16.1 受试者工作特征曲线

PPCS 代表持续的脑震荡后遗症综合征。建模队列曲线下面积 0.71[95% CI（0.69，0.74）]，验证队列为 0.68 [95% CI（0.65，0.72）]。依据 Zemek 等 [1] 文章中的图 2 所绘制 [1]。

分，但校准度差。评估校准度的一个方法就是对比发生某结局的平均预测概率和平均观察概率，在整体人群水平和人群的不同风险分级水平上比较。通常根据预测风险将人群分为 10 组，即所谓的 "十分位数风险"。校准度好的模型，在每个风险分级中预测的和实际发生特定结局患者比例相同，至少应该在预期的随机变异之内（见 Zemek 等 [1] 论文的表 6）。Hosmer-Lemeshow 检验，检测了任一风险组的观察和预测结果间的统计学差异；当二者较为一致时，Hosmer-Lemeshow 检验统计值无统计学显著性，表明模型校准度较好 [6]。另一个评估校准度的方法是绘制校准曲线（Zemek 等 [1] 论文的 e 图 3），将观测到的兴趣结局概率和预测概率绘图。

一些统计方案也报告了 logistic 回归模型的伪 R^2 法回归诊断，伪 R^2 是模拟线性回归模型中计算的 R^2，体现由模型解释的结局变异比例。然而，因为在 logistic 回归中没有与 R^2 直接相等的数值，所以不同伪 R^2 变体被统计学家开发出来，每一个在解读上略有不同 [7]。

logistic 回归诊断的局限性是什么？

AUROC 统计极端值很容易解释，如接近 1 或 0.5 的数值，但评估之间的数值（如 0.75）是否代表可接受的区分度不太好判断。因此，AUROC 需要与其他诊断试验的 AUROC 值进行比较和解释。此外，单独使用 AUROC 作为度量，假设假阳性结果与假阴性结果一样糟糕。这种假设在临床场景中往往不合适，需要采用更加精细的衡量方法（如决策曲线分析），以适当地说明不同类型的错误分类造成的不同后果 [8]。

在较大样本量的情况下，Hosmer-Lemeshow 统计可以获得假阳性结果，从而错误地推断一个模型的校准度较低。另外，Hosmer-Lemeshow 统计取决于依据研究人群划分的风险组数量。应该将研究人群分为多少"正确"数量的风险分组的理论基础并不存在。此外，当样本量小于 500 时，该检验的效能较低，不能很好地发现校准度低的模型 [9]。

为什么作者在这篇研究中使用了 logistic 回归诊断？

logistic 回归模型诊断和一般的模型诊断是判断新预测工具有用性的必要手段。如果一个模型的表现不优于随机结果或现有的测试，则其改善临床实践的可能性很低。然而，在一些特殊临床应用方面，医生可能会有兴趣使用这些诊断测量中仅有 1 个表现好的模型或者在特定的截断点表现好的模型。例如，若有一项临床筛查测试的目的是将发生某一特定结局非常低风险的人群与其他人区分。这一模型可能是在某一特定截断点的区分度好，但校准度差，换而言之，该模型不能准确地评估那些没有划分为极低风险患者的风险程度，但完全能达到其使用目的。

在这个研究中 logistic 回归诊断结果应该如何解读？

Zemek 等绘制的 ROC 曲线（图 16.1）显示区分度中等；在初始建模队列中，AUROC 是 0.71。在验证队列，结合了医生的判断，最终的预测模型 AUROC 为 0.68。此值看似较低，但是这已经比医生独立判断预测 PPCS（AUROC 为 0.55）的结果要好得多。正如作者指出，这一差异说明，模型胜过了临床医生的独立判断，虽然该模型的区分度一般。

Zemek 等所采用的模型展现出了很好的校准度；在比较预测和实测 PPCS 发生率（Zemek 等 [1] 文中的表 6）的 Hosmer-Lemeshow 统计检验，在所有十分位风险分层中均有统计学显著性。另外，本研究中的样本量足以 Hosmer-Lemeshow 检验有足够的检验校能发现校准度差。验证队列校准曲线的截距和斜率分别是 0.07 和 0.90，非常接近各自的理想值 0 和 1。

评估 logistic 回归诊断结果时的注意事项

只要有可能，应该在独立于建模数据的另一个数据库中测量反映模型质量的所有度量值。独立测试数据非常关键，因为重复使用建模（"训练数据"）数据测量准确性，将高估模型未来临床应用的准确性。Zemek 等使用与训练队列同一研究中心招募的验证队列。因此，尽管模型是通过不同于建模队列的其他队列测试的，但是依然缺乏应用于其他临床场景患者人群的外部有效性 [10]。

致　谢

这篇文章首次发表在 *JAMA* 上时，声明了以下情况。

利益冲突的声明：没有报道。

参考文献

[1] Zemek R, Barrowman N, Freedman SB, et al; Pediatric Emergency Research Canada (PERC) Concussion Team. Clinical risk score for persistent postconcussion symptoms among children with acute concussion in the ED. JAMA, 2016, 315(10): 1014–1025. Medline: 26954410.

[2] Tolles J, Meurer WJ. Logistic regression: relating patient characteristics to outcomes. JAMA, 2016, 316(5): 533–534. Medline: 27483067.

[3] Hanley JA, McNeil BJ. The meaning and use of the area under a receiver operating characteristic (ROC) curve. Radiology, 1982, 143(1): 29–36. Medline: 7063747.

[4] Pencina MJ, D'Agostino RB Sr. Evaluating discrimination of risk prediction models: the C statistic. JAMA, 2015, 314(10): 1063–1064. Medline: 26348755.

[5] Swets JA. Measuring the accuracy of diagnostic systems. Science, 1988, 240(4857): 1285–1293. Medline: 3287615.

[6] Hosmer DW Jr, Lemeshow S, Sturdivant RX. Applied Logistic Regression.3rd ed. New York, NY: Wiley, 2013.

[7] Cameron AC, Windmeijer FAG. An R-squared measure of goodness of fit for some common nonlinear regression models. J Econom, 1997, 77(2): 329–342. DOI:10.1016/S0304-4076(96)01818-0.

[8] Fitzgerald M, Saville BR, Lewis RJ. Decision curve analysis. JAMA, 2015, 313(4): 409–410. Medline: 25626037.

[9] Hosmer DW, Hosmer T, Le Cessie S, et al. A comparison of goodness of-fit tests for the logistic regression model. Stat Med, 1997, 16(9): 965–980. Medline: 9160492.

[10] Efron B. How biased is the apparent error rate of a prediction rule? J Am Stat Assoc, 1986, 81(394): 461–470. DOI:10.2307/2289236.

（苏斌虓　译，雷翀　审）

需治数：
代表某种治疗效果的可能性

Jeffrey L. Saver, Roger J. Lewis

本章解释了作为总结统计效果的需治数（NNT）有关的计算和概念，以及影响其解读的基本假设。

将临床试验结果有效地传达给患者和临床医生，是确定该项临床研究是否能得以应用的基本要求。在近一期 *JAMA* 杂志上，Zhao 等 [1] 对 500 例冠状动脉旁路移植术患者进行了随机研究，对比了术后接受血小板双抗治疗和单纯接受阿司匹林单抗治疗对保持移植大隐静脉通畅性的影响。结论为血小板双抗药物治疗优于单抗治疗。该研究中，作者使用需治数（NNT）作为表达效果大小的指标。结果表明，与阿司匹林单抗血小板治疗相比，双抗组每治疗 8 例患者就会增加 1 例 1 年后移植大隐静脉检查通畅的患者。需治数是指在对比一项治疗与另一项治疗的疗效差别时，出现 1 项预期结果时所需要的患者数量。其首次被描述是在 30 年前 [2]，从那时起，需治数就被视为表达某项治疗效果强度的统计指标 [3]。

名词解释

什么是需治数？

当一项临床研究完成时，会报告治疗组和对照组患者出现预期结果的比例。需治数从这些数值中衍生出来，用于描述临床试验中观察到的治疗对疾病的治疗效果大小。NNT 的计算方法是用 100 除以治疗组与对照组中对治疗有反应的患者所占百分比的差值。NNT 也可以通过组间绝对风险降低求倒数获得。NNT 表示治疗组与对照组相比，要额外增加 1 个好的研究结局时，平均需要治疗的病例数。

需治数概念可应用于治疗性和诊断性研究的多种结局类型。当治疗增加预期好结局的发生率时，计算获得的数值为获益需治数（通常用 NNT 表示）；当某项治疗增加了不良事件时，获得的结果为伤害需治数。当应用到诊断策略研究时，此时的结果数值表示在无症状个体中需要筛查的人数，以及在有症状个体中需进行诊断测试的人数。

为什么 NNT 很重要？

NNT 是可以被患者和临床医生直观理解的数值，也是定量指标，有助于临床医生在不同治疗策略中做出选择。通过观测到 NNT 的 95% 置信区间，可有效地解释获益的不确定性。

其他已建立的治疗效果指标并不适合这个目的。例如，统计显著性 P 值，仅仅表达了统计学而非临床显著性。P 值仅说明结局差异与所选择的治疗有关，但是无法确定差异的大小。

风险比和比值比仅仅表达了不同治疗产生结局的相对而非绝对差异 [4]。只有在说明了对照组事件发生率时才可解读，然后需要进行对许多决策者而言无法立刻完成的计算。例如，某项治疗增加了 1.5 倍的预期结局（风险比 =1.5）时，如果对照组预期结局是 2%（治疗组增加到 3%），那么在每 100 例患者中，仅仅有 1 例患者受益；但是如果对照组预期结局发生率为 40%（治疗组增加到 60%），则每 100 例患者中将有 20 例患者受益。相反，NNT 以非常直观可解读的方式显现不同治疗产生结局比例的绝对差异。

NNT 的局限性和替代

尽管有一些优点，但 NNT 测量也有重要的局限性，评价治疗效果强度的替代指数可提供有用的补充信息。首先，NNT 将 2 个比例（不同治疗组的成功比例）整合成一个数值，牺牲了一部分信息。例如，代表治疗成功率增加的相同 NNT（如从 5% 增加到 15% 和 85% 增加到 95%），对患者和医生而言是不同的。

第二个局限是，当对比和整合不同 NNT 数值时存在挑战，因为这些数值用分母不同的比例表示。相反，自然频数测量（通常用每百人获益或损伤表示）则更容易对比，因为它采用了相同（100）和人们熟知（百分比）的分母，表达治疗效应强度[5,6]。

例如，以下表述描述相同的治疗效应。预防 1 例心肌梗死发生的 NNT 是 25 例患者，预防 1 例脑卒中的 NNT 是 50 例，引起 1 例大出血的 NNT 是 33 例。每治疗 100 例患者，减少 4 例心肌梗死患者，减少 2 例脑卒中患者，会增加 3 例大出血的患者。NNT 和每百人受益提供的不同临床试验结果框架可以影响决策，尽管它们在数值上是等价的。

NNT 更符合患者视角，因为通常患者只做 1 次治疗决策（"我的获益机会是 1/X"）。每百人获益更加符合临床医生视角，他们在职业生涯中会做出数十次相同的治疗决策（"每治疗 100 例患者，我将使 X 例患者受益"）[7]。

自然频数和 NNT 都存在的一个局限性，即随机对照试验结果将 NNT 值特定用于二分类结局（如感染、皮疹或死亡），不用于等级或连续结局（如疼痛缓解或残疾程度）。通过开发使用自动或知情专家信息推导技术为等级或连续结局提供估算 NNT 的方法，已部分解决了这一局限性[8]。然而，这些方法需要额外的、通常无法验证的假设，来估计观察到的治疗组获益在个体患者中的分布，因为当许多患者经历小的个体获益或很少的患者经历较大的个体获益时可能产生相同的临床试验结果。

NNT 的另一个局限性是它反映事件的数量而不是重要性。不同类型事件分别获得各自的 NNT 值，由此带来的定量描述夸大了不重要结局的效应。例如，一项治疗明显具有实际的净获益，即使其轻微不良事件（如短暂性轻度头疼）的伤害 NNT 较小（为 3），而主要获益效应（如致死性心力衰竭）的获益 NNT 更高（为 5）。一个备选方法就是使用每个结局的健康相关效用值将多个结局整合成一个治疗效应测量[9,10]。一旦将事件值转化到这个单一一致测量，可获得实现任何给定效用规模上获益程度的 NNT[6]。例如，近年来采用"挽救 1 例生命的需治数"，表达接受取栓治疗的缺血性脑卒中患者数量，以获得挽救 1 例本应死亡患者并实现神经功能恢复正常相同的总获益[6]。

其他局限性包括 NNT 没有体现治疗的经济花费和获益，仅仅表达了针对特定患者的疗效程度，反映了纳入特定临床试验人群的整合特征。相反，每个个体患者具备不同基线风险和治疗反应的独特特征。此外，当患者预后随时间发生改变时，报告的 NNT 反映特定时间点的获益，需要不同的 NNT 值体现不同获益（如在疗程的早、中和晚期阶段）。

该项研究中 NNT 的概念是如何被应用的？

Zhao 等[1] 的研究结果部分，主要的疗效终点结果报告包括各组每个结局的比例和 95% 置信区间，相对治疗效果强度 [相对风险为 0.48，95% CI（0.31，0.74）]，绝对治疗效果强度 [风险差为 12.2%，95% CI（5.2%，19.2%）]，统计学显著性（P<0.001）。作者重述了 NNT 为 8 的结果（12.2% 的倒数）。以这种方式报告结果是以临床有用的方式体现获益的可能性。作者没有给出 NNT 的 95% 置信区间，缺乏 NNT 的 95% 置信区间提高了可读性，但是一定程度上模糊了预估值的不确定程度。虽然观察到双抗治疗增加轻微出血事件，但没有提供对应的伤害需治数。然而，在主要试验报告中，仅对假设检验预先指定的疗效和安全性终点陈述 NNT 值是谨慎的。

在 Zhao 等的研究中，需治数应该如何解读？

Zhao 等[1] 的研究中报告绝对风险差值为 12.2%，95%CI（5.2%，19.2%），说明与阿司匹林单抗血小板治疗相比，双抗组需治疗数为 8 例患者（0.122 的倒数）。避免发生 1 例移植大隐静脉堵塞，当然这个区间最低可以到 5，最高可以为 19（分别为 0.192 和 0.052 的倒数）。这些数值既体现了每个患者（大约 8 例中有 1 例）的获益概率，也说明了概率的不确定性。

致　谢

这篇文章首次发表在 *JAMA* 上时，声明了以下情况。

利益冲突的声明：没有报道。

参考文献

[1] Zhao Q, Zhu Y, Xu Z, et al. Effect of ticagrelor plus aspirin, ticagrelor alone,

or aspirin alone on saphenous vein graft patency 1 year after coronary artery bypass grafting: a randomized clinical trial. JAMA, 2018, 319(16): 1677–1686. Medline: 29710164.

[2] Laupacis A, Sackett DL, Roberts RS. An assessment of clinically useful measures of the consequences of treatment. N Engl J Med, 1988, 318(26): 1728–1733. Medline: 3374545.

[3] Mendes D, Alves C, Batel-Marques F. Number needed to treat (NNT) in clinical literature. BMC Med, 2017, 15(1): 112. Medline: 28571585.

[4] Norton EC, Dowd BE, Maciejewski ML. Odds ratios—current best practice and use. JAMA, 2018, 320(1): 84–85. Medline: 29971384.

[5] Hoffrage U, Lindsey S, Hertwig R, et al. Medicine: communicating statistical information. Science, 2000, 290(5500): 2261–2262. Medline: 11188724.

[6] Nogueira RG, Jadhav AP, Haussen DC, et al. Thrombectomy 6 to 24 hours after stroke with a mismatch between deficit and infarct. N Engl J Med, 2018, 378(1): 11–21. Medline: 29129157.

[7] Peng J, He F, Zhang Y, et al. Differences in simulated doctor and patient medical decision making. PLoS One, 2013, 8(11): e79181. Medline: 24244445.

[8] Saver JL. Optimal end points for acute stroke therapy trials. Stroke, 2011, 42(8): 2356–2362. Medline: 21719772.

[9] Irony TZ. The "utility" in composite outcome measures. JAMA, 2017, 318(18): 1820–1821. Medline: 29136430.

[10] Hong KS, Ali LK, Selco SL, et al. Weighting components of composite end points in clinical trials. Stroke, 2011, 42(6): 1722–1729. Medline: 21527766.

（苏斌虓　译，雷翀　审）

多重比较法

Jing Cao, Song Zhang

　　本章解释了什么时候对多重比较进行调整是合适的，列出了进行调整的局限性、如何解读和注意事项。

　　在一项研究中，当研究者试图评估 1 次及以上检验的统计学显著性，可能会产生问题。在单次检验中，统计学显著性通常是根据观察到的效应或发现的不太可能发生的事件（<0.05）来确定的。当进行 1 次以上的比较时，错误地发现一个不存在效应的概率增加（译者注：假阳性）。这就是多重比较（MC）的问题，可以通过统计检验调整解决这一问题[1]。

　　Saitz 等[2] 报告了一个随机试验，评估两种简短咨询干预（一种是简短谈判式访谈，另一种是适应动机式访谈，也就是 MOTIV）与不进行干预相比，在减少初级保健患者药物滥用的效果。因为进行了多重比较，作者对统计显著性水准进行了调整，本章我们解释了为什么在该研究中进行调整是恰当的，并且指出了进行调整的局限性、如何解读和注意事项。

使用该方法

为什么要使用多重比较调整？

　　当在 5% 显著性水平上进行单个统计检验时，有 5% 的概率得出错误的结论，在实际上没有差异的情况下，认为存在效应差别。这就是所谓的错误发现或假阳性推断。显著性水平代表在单个检验中错误地做出假阳性推断的风险，表示为单个错误率（IER）。如果进行20次这样的检验，每次检验有5%的机会做出假阳性推断，因此平均而言，在20次检验中会有1次错误发现。

看待这个问题的另一个方法是用概率。如果在单个检验中，不存在效应得到错误结论（即假阳性发现）的概率是5%，那么得到正确结论的概率就是95%（即效应不显著）。进行2次这样的检验，第1次得到效应不显著结果的概率为95%，第2次检验也是一样。然而，两次检验累积到一起，那么得到效应不显著结果的概率就是 $0.95 \times 0.95 = 90\%$。这样的检验进行20次，所有20次检验中得到正确效应不显著结果的概率是 $0.95^{20} = 0.36$。$100\% - 36\% = 64\%$，也就是20次检验中，发生至少1次假阳性的概率为64%。这种概率的计算方法定量表达了进行一组或一系列检验得到假阳性推断的概率，也被定义为族错误率（FWER）。FWER随检验次数增加而增加。例如，假设 IER=5%，用 K 代表进行多次检验的次数，如果 K 为2次独立检验，$FWER = 1 - 0.95^2 = 10\%$；如果 $K=3$，$FWER = 1 - 0.95^3 = 14\%$；$K=20$，$FWER = 1 - 0.95^{20} = 64\%$。这说明，即使将每一次独立检验的错误概率控制到很低，当进行多重比较时，发生至少1次错误的风险急剧增大。

进行多重比较时，为了将 FWER 控制在某一水平，确定单次检测统计显著性的阈值就要调整[1]。最简单的方法被称为 Bonferroni 校正。统计学阈值依据检测的数量进行调整。例如，为了将 FWER 控制5%，在一组20次检验的 IER 应该设置为 $0.05/20 = 0.0025$，即单次检验的 $P < 0.0025$ 时，才认为有统计学显著性。Bonferroni 校正较容易操作，但是

设置的统计学显著性阈值过于苛刻，降低了统计检验发现真实效果的效能。

在 Saitz 等[2] 的研究中，采用了另一种不同的调整方法[3]，Hochberg 序贯法。首先完成所有检验（多重比较），然后将 P 值从高到低排列。如果 FWER 设定为 5%，最大的 P<0.05，那么所有检验认为有显著性。否则，如果第 2 个 P<0.05/2（0.025），那么除了最大 P 值，其他 P 值都认为有显著性。再次，列表中第 3 个 P<0.05/3（0.017），那么除了之前 2 个 P 值，之后的都认为有显著性。持续至完成所有比较。这种方法通过渐进的方法，逐渐增加阈值的严苛程度，与最严格的 Bonferroni 阈值相比，该方法可以在适当的条件下获得比 Bonferroni 法更大的发现真实效应的能力。表 18.1 列出了一个由 6 个独立检验构成的多重比较的例子；假定 FWER 为 5%，用 Bonferroni 法检验，没有一次检验有显著性。而使用了 Hocheberg 序贯检验后，通过对比，有 3 个检验有统计学显著性。

多重比较法的局限性有哪些？

用统计方法控制多重比较中的 FWER 是为了降低做出假阳性推断的风险，但降低了发现真实效应的检验效能。例如，当 K=10，为了控制 FWER 为 0.05，Bonferroni 校正的 IER 为 0.05/10=0.005。在传统的双侧 t 检验中，为了使单次 t 检验获得显著性，观察到的效果需要比 IER=0.05 时增加 43%。当 K=20，Bonferroni 校正 IER 为 0.05/20=0.002 5，观察到的效应需要比 IER=0.05 时增加 54%。这种因控制 FWER 而导致的检验效能降低的局限性，随着多重比较检验次数的增加而愈加明显。

表 18.1　Bonferroni 法和 Hochberg 序贯法比较实例

检验	P 值	Bonferroni		Hochberg	
		阈值	结果	阈值	结果
1	0.400	0.05/6=0.008	不显著	0.05	不显著
2	0.027	0.05/6=0.008	不显著	0.05/2=0.025	不显著
3	0.020	0.05/6=0.008	不显著	0.05/3=0.017	不显著
4	0.012	0.05/6=0.008	不显著	0.05/4=0.012 5	显著
5	0.011	0.05/6=0.008	不显著	NA	显著
6	0.010	0.05/6=0.008	不显著	NA	显著

NA：不适用

这项研究中作者为什么使用多重比较法？

Saita 等的研究中，进行了两次检验（协商式访谈 vs. 无简短访谈和 MOTIV vs. 无简短访谈），以确定简短咨询访谈是否比无访谈在减少初级保健患者用药方面更为有效。两次检验，IER 设置为 5%，因为偶然概率得到至少一种治疗有效的错误结论的概率为 10%，为了避免增加 FWER，作者采用了 Hochberg 序贯检验 [3]。

如何解读本研究采用的研究方法所获得的发现？

Saita 等 [2] 的研究发现，简短协商式访谈和动机式访谈，与无简短访谈相比，经过 Hochberg 法调整后，P 值是 0.81[4]。研究没有获得足够的证据来支持简短咨询比无简短咨询能更加有效地减少初级保健患者的药物滥用。然而，缺乏证据不等于缺乏效果。干预或许是有效的，但是该项研究没有足够的检验效能发现其效果。

进行多重比较时的注意事项

是否需要调整?

当研究者进行多重检验时,每个检验回答不相关的研究问题不需要对多重比较进行调整。假设在另一项研究中,简短访谈用于治疗酗酒,而 MOTIV 用于治疗药物滥用,则无需对多重比较进行调整。这与针对一个研究问题产生的一系列检验不同,后者就必须接受多重比较的调整。正如 Saitz 等[2] 的研究报道,简短协商式访谈和 MOTIV 都与对照组进行比较,得出简短咨询干预对药物使用有效性的单一结论。

确证性与探索性

Bender 和 Lange[5] 建议,多重比较调整仅需用于确证性研究,这些研究的目的是为支持最终决定的事先确定假设提供明确的证明。探索性研究是为了产生将来会在确证性研究中验证的假说,检验的数量通常是巨大的,假设的选择依赖于获得的数据(即回顾数据后选择假设),在这个阶段进行多重比较调整是不需要的或者是不可能的。基于探索性研究的"显著性"结果应该明确标明,便于读者可以正确地评估其科学强度。

FWER 与 FDR

多重比较调整的主要方法包括控制 FWER,是指在多重比较过程中至少一次错误发现的概率,或控制错误发现率(FDR),是指在所有发现中假阳性的预期比例。当使用 FDR 法,为了提高发现真实效应的概率可容许小比例的假阳性[6]。相反,FWER 法避免任何假阳性,即使是增加了假阴性的代价。FDR 和 FWER 代表了控制假阳性或假阴性的两个相对重要的方面。控制 FWER 还是 FDR，应该在特定研究中仔细权衡假阳性和假阴性发现的相对获益后决定。

族的定义

无论是 FWER 还是 FDR，都是为一族特定检验而定义的。这个"族"在设计阶段就应该事先确定。在查看数据后选择要检验的假设，会发生多重比较的检验偏倚。

致　谢

这篇文章首次发表在 *JAMA* 上时，声明了以下情况。

利益冲突的声明：没有报道。

参考文献

[1] Hsu JC. Multiple Comparisons: Theory and Methods. London, UK: Chapman & Hall, 1996.

[2] Saitz R, Palfai TPA, Cheng DM, et al. Screening and brief intervention for drug use in primary care: the ASPIRE randomized clinical trial. JAMA, 2014, 312(5): 502–513. DOI:10.1001/jama.2014.7862.

[3] Hochberg Y. A sharper Bonferroni procedure for multiple tests of significance. Biometrika, 1988, 75(4): 800–802.

[4] Wright SP. Adjusted P value for simultaneous inference. Biometrics, 1992, 48(4): 1005–1013.

[5] Bender R, Lange S. Adjusting for multiple testing: when and how? J Clin Epidemiol, 2001, 54(4): 343–349. Medline: 11297884.

[6] Benjamini Y, Hochberg Y. Controlling the false discovery rate: a practical and powerful approach to multiple testing. J R Stat Soc B, 1995, 57(1): 289–300.

（苏斌虓　译，雷翀　审）

避免多重比较的临床研究出现假阳性结果的把关策略

Kabir Yadav, Roger J. Lewis

本章讲解了一旦主要或较高等级的次要结局被认为没有显著性，在不进行进一步分析的情况下，如何用把关法评估次要结局的统计显著性。

试验性治疗的临床试验很少只有 1 个兴趣结局。例如，CLEAN-TAVI 研究者评估了经导管主动脉瓣植入手术过程中，安放脑栓塞保护装置对于预防脑卒中的作用[1]。主要终点是术后 2 天减少缺血病灶的数量。研究者也关注了 16 个感兴趣的次要终点，包括测量不同脑区病灶的数量、体积和时机。使用常规的显著性阈值（0.05）对大量结局进行统计学比较是误导性的，因为有很大的风险得到一个根本不存在有显著效果的假结果[2]。当没有真正的治疗效果时，做了17 个比较检验，每一次比较有 5% 的概率得到存在差异的错误结论，最终导致得到至少存在 1 个差异错误结论的概率为58%。当各组之间没有潜在差异时，可以用公式 $1-(1-\alpha)^N$ 来计算至少获得一次错误显著性结果的概率（本案例中 α 是0.05，检验次数 N 是 17）。

为了避免假阳性结果，CLEAN-TAVI 研究中比较了多个临床相关终点，研究者使用了一个序贯把关法进行统计检验。这种方法检验一个结局，如果该结局有统计学显著性，则继续检验下一个结局。当不存在差异时，该方法减小了得到一个错误结论的概率。

使用该方法

为什么要使用序贯把关？

有许多方法可以用来控制多重比较过程中整体假阳性错误风险的水平。Bonferroni 法[3] 对单个统计检验提出了非常严格的统计学显著性标准（更小的 P 值），但是每个检验的解读独立于其他检验。这种方法往往被认为过于保守，若实际存在获益，则此方法降低了检验发现真实获益的能力[4]。其他方法利用关于试验设计的额外知识，只允许对感兴趣的因素进行比较[5]。Dunnett 法将多个试验药物剂量与一个对照组比较，试验药物剂量间不相互比较，从而减少比较次数，多重比较的方法，包括 Hochberg 法，已经在上一章阐述[2]。

方法描述

序贯把关法降低了假阳性风险，它要求多个终点按照预先计划的顺序进行对比，一旦出现无统计显著性结果，就停止进一步的检验。若某一比较在序贯比较的顺序靠前可能是阳性结果，同样的分析如果放在一个阴性结果后进行，得到的可能是阴性结果。通过限制获得阳性结果的路径，把关法控制假阳性结果的风险但保留了更早期比较，优先等级靠前终点的更大的检验效能。这种方法很好地检验了 CLEAN-TAVI 中序贯次要终点指标或一系列分支次要指标（图 19.1）。

序贯把关法步骤如下：①确定多个终点检验顺序，考虑它们相对的重要性及出现差异的可能性；②根据整体假阳性率（即 0.05），检验第一研究终点，如果没有发现统计学显著性，则停止进一步检验，宣布该检验和下游所有终点没有

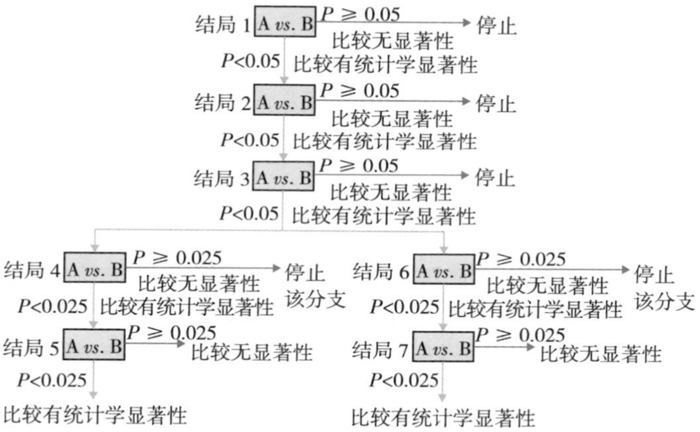

图 19.1 用于把关策略的统计学显著性标准

本图展示了用于把关策略的统计学显著性的标准，前 3 级分别有 1 个终点，后 2 级每个有 2 个终点指标。3 个终点按顺序检验，显著性标准为 0.05。一旦一个检验不显著，所有检验停止。如果都有显著性，对第 4 级的 2 个终点进行检验，为了保证 2 个终点显著性维持在 0.05，每个终点的显著性标准用 Bonferroni 法校正为 0.025。如果 1 或 2 个终点在 0.025 水平达到显著性，则继续在 0.025 水平上检验分支的下一个终点。如果 1 或 2 个都没有显著性，则不用进行进一步检验。如果任何按照既定顺序的检验得到无统计学显著性，不对该分支的后续结局进行检验，认为它们没有显著性。

统计学显著性。如果检验第一终点有显著性，然后宣布此检验有显著差异，并按顺序进行下一终点检验。③检验下一终点用显著性阈值 0.05；如果不显著停止进一步检验，并宣布下游终点都没有显著性。如果有显著性，则按流程进行下一终点检验。④重复之前的步骤，直至获得第一个没有显著性的结果，或者直到检验完所有终点。

如图 19.1 所示，通过使用 Bonferroni 校正在同一步内平均分割假阳性错误率，该方法可扩展至实现在同一步检验两个或更多的终点。在这种情况下，检验持续进行，直到所有分支检验第一次出现无显著性结果或所有终点均被检验。例如，神经影像终点可作为单一终点被用于第一水平检验，这体现了如果影像学结局没有得以改善，那么以患者为核心的功能结局更不可能得到改善的假设，接下来分割成运动功能分支和语言功能分支检验。这种避免了将运动或语言功能的优先等级凌驾于另一个之上，也增加发现任何一种功能改善的可能性。

序贯把关法提供了一个严格控制假阳性错误率的方法，因为它采用序贯检验假设对多重比较严格限制，直至第一个无显著性检验出现，无论后续终点看上去有多显著，它们不会被检验。优点是提升了发现检验顺序中位于前列终点效应的检验效能，因为此时的显著性阈值为 0.05，而不像是用传统 Bonferroni 调整时显著性阈值为 0.05 除以终点的总数。通过考虑到某些假说比其他假说更重要，区分主要和次要假说并分组。把关法根据研究者确定的优先等级分配试验的效能 [6]。

把关策略的局限性是什么？

把关策略是一种强有力的手段，它整合试验特定临床信息来预先制定检验顺序，并尽量减少每一阶段检验多重比较调整的需要。应用把关策略的主要挑战是需要预先设定并切实按照检验顺序进行检验。因此其局限性主要表现在，如果回顾时，发现检验顺序不正确（例如，早期终点为阴性，但之后的重要终点却表现出较大的治疗效应），没有严格的事后分析法对后续终点进行统计学评估。此法高度强调了在试验开始前，制定一个清晰的数据分析计划并保持透明度的重要性（如在杂志或公共网站公布研究设计和分析计划）。

这个案例中把关策略是如何使用的？

CLEAN-TAVI 研究中，研究者使用了把关策略比较了几个核磁共振影像终点，以及神经和神经认知表现[1]。第一个是主要研究终点，TAVI 手术 2 天后脑病灶数量。只有在第一终点阳性时才继续进行第二终点的检验。随后，按照既定顺序检验 16 个次要终点，研究结果明显阳性，主要指标和很多次要指标都显示有效。按照既定顺序，保持把关策略结构，发表文章中详细报告了前 8 个比较的检验细节[1]。

如何解读结果?

CLEAN-TAVI 临床试验，用多个缺血损伤的影像检查结果显示了脑保护策略的有效性。使用预先制定的把关策略，保证了比较大量影像学终点时不产生假阳性结果。

致 谢

这篇文章首次发表在 *JAMA* 上时，声明了以下情况。

利益冲突声明：没有报道。

参考文献

[1] Haussig S, Mangner N, Dwyer MG, et al. Effect of a cerebral protection device on brain lesions following transcatheter aortic valve implantation in patients with severe aortic stenosis. JAMA, 2016, 316(6): 592–601. Medline: 27532914.

[2] Cao J, Zhang S. Multiple comparison procedures. JAMA, 2014, 312(5): 543–544. Medline: 25096694.

[3] Bland JM, Altman DG. Multiple significance tests: the Bonferroni method. BMJ, 1995, 310(6973): 170. Medline: 7833759.

[4] Hommel G, Bretz F, Maurer W. Powerful short-cuts for multiple testing procedures with special reference to gatekeeping strategies. Stat Med, 2007, 26(22): 4063–4073. Medline: 17348083.

[5] Holm S. A simple sequentially rejective multiple test procedure. Scand J Stat, 1979, 6(2): 65–70.

[6] Dmitrienko A, Millen BA, Brechenmacher T, et al. Development of Gatekeeping strategies in confirmatory clinical trials. Biom J, 2011, 53(6): 875–893. Medline: 22069199.

（苏斌虓 译，雷翀 审）

多重插补：
一种灵活处理缺失数据的方法

Peng Li, Elizabeth A. Stuart, David B. Allison

　　本章讨论了临床试验中某些受试者数据缺失时，在统计分析中使用多重插补的方法。

　　在 *JAMA* 上发表的一项研究中，Asch 等[1] 报告了一项整群随机临床试验的结果，该试验旨在评估医生经济激励模式、患者激励模式或医生患者共享激励模式对高心血管风险患者的低密度脂蛋白胆固醇（LDL-C）水平的影响。由于约7% 的受试者有一次或多次 LDL-C 测量值的缺失，Asch 等使用了多重插补（MI）分析数据并得出结论：相比单独的医生或患者激励模式，医生患者共享激励模式的患者 LDL-C 水平更低。数据插补是用一个或多个特定值替换缺失数据的过程，它可以将所有受试者进行统计分析，而不是仅分析没有缺失数据的受试者。

　　数据缺失在研究中很常见。在本书另一章节中，Newgard 和 Lewis[2] 综述了数据缺失的原因（参见第 12 章"缺失数据：如何最好地解释未知"），将其分为 3 类：①完全随机缺失，这是最严格的假设，表明某一数据点是否缺失与观测数据和未观测数据完全无关；②随机缺失，是比完全随机缺失更现实的一种假设，说明缺失的数据点是否可以用观测数据解释；③非随机缺失，是指缺失依赖于尚未观察到的值。我们回顾了处理缺失值的常用统计方法[2]。当数据缺失发生时，重要的是不要排除有缺失信息的病例（排除后的分析称为完整病例分析）。单一插补法是估算每个缺失值并将其替换为数据库中的单个值的方法，包括均值插补、末次观察值结转（LOCF）和随机插补。多重插补则通过多次估计和替换缺失值更好地处理缺失数据。

使用该方法

为什么使用多重插补？

多重插补根据数据库中观测变量的分布和关系生成似然数来插补缺失值[3]。多重插补不同于单一插补法，因为缺失数据被多次插补，每一个缺失值都有许多不同的似然值。多个似然值可以量化估计缺失值的不确定性，以避免产生错误的精度（可能发生在单一插补中）。多重插补提供了对数量或相关关系的准确估计，如随机试验中的治疗效果、特定变量的样本平均值、两个变量之间的相关性及相关方差。这样就减少了得出假阳性或假阴性结论的概率。

多重插补包括两个阶段：①为缺失数据生成替换值（"插补"），并多次重复此过程，得到多个插补缺失信息的数据库；②对多个插补数据库进行分析并合并结果。在第一阶段，多重插补的缺失条目是基于数据的统计特征，如数据库中变量的分布和关联。在估算得到的数据库后，第二阶段可将插补后数据库当作完整数据库展开任意分析。也就是说，每一个"插补"的完整数据库都可以如同没有缺失数据的数据库一样，简单地用任何有效和合适的方法来分析，以解决一个科学问题。

在对每个插补数据库进行既定的统计分析后（如回归分

析、t 检验等）（第二阶段），采用标准的合并规则，将所有插补数据库得出的目标估计值（如治疗组与对照组间的均差）合并为一个估计值 [3]。例如，Asch 等 [1] 报告的治疗效应就是每个插补数据库估计的治疗效应的平均值。在某种程度上，处理效应的总方差或不确定性是插补数据库之间插补值的变异获得的，插补数据库之间变异越大，意味着缺失数据引起的不确定性越大。这种插补数据库之间的变异性被构建成一个公式，以提供对目标插补值精确的标准误、置信区间估计和显著性检验，同时考虑了缺失数据产生的不确定性。这是多重插补与单一插补法的区别。

很多统计分析软件（包括 R、SAS、Stata 及其他软件）可以直接自动地合并大多数的估计参数，如回归系数 [4]。值得注意的是，在插补阶段哪些变量应该被纳入统计模型，这也是被广泛讨论的问题 [5]。

将多重插补添加到统计分析模块的另一个优点是，它可以处理一些其他有趣的问题，而不仅仅是传统上的缺失数据问题。多重插补可以将未观测到的真实评分作为缺失值校正测量误差 [6]，从而生成适合公开发布的数据的同时确保其机密性 [7]（例如，当对每个人的估计都不够完整时，某人来自特定人群的确切血统程度），或通过对缺失数据的提前计划提高大规模抽样效率（即特意测量研究人群某个子集受试者的一些变量，从而节约成本）[8]。

多重插补的局限性是什么？

与任何统计方法一样，多重插补的有效性取决于其假设的有效性。当假设恰当时，多重插补需要建立在成熟的理论基础上 [3,5]。此外，大量模拟的经验支持对多重插补的有效性也很重要，包括那些基于真实数据模式的模拟[9]。理论上讲，运算速度可能会成为一个问题，因为每次分析都需要运行多次。但实际上，随着现代计算机技术的发展，这几乎不成问题。

许多非统计学家对多重插补中所做的"编造数据"感到困扰，并指出多重插补的有效性取决于一个假设，即那些因素与数据点丢失的概率有关。由于担心这一假设可能会被违背，人们倾向于退回至完整病例分析的"安全港"，只分析无缺失数据受试者的数据库。然而，这个"安全港"是虚幻的。因为完整病例分析需要一个更严格的假设：任何缺失数据点都是完全随机缺失的。而其他常用的策略，如均值插补法、末次观察值结转及其他单一插补法，是通过忽略或低估缺失数据造成的固有不确定性而低估标准误，而多重插补有助于克服这个问题。

作者为何在其研究中使用多重插补？

在 Asch 等[1]的研究中，主要终点指标 LDL-C 水平有缺失数值。因此，需要一种处理缺失值的方法以保证统计推断的有效性。完整病例分析不恰当地排除了有缺失数据的 7% 的样本，研究结果局限于没有缺失值的数据，会降低检验效能，违反意向性治疗原则（ITT），从而失去了依靠随机事实证实因果推断的能力，最终获得的研究结果可能并不适用于原始完整样本。

应如何解读结果？

如果满足多重插补的基本假设，多重插补后的结果可以理解为所有受试者都没有缺失数据的研究结果，即均值、关联的估计及基于不确定性（标准误）估计的统计检验都不会因缺少某些数据而产生偏差。如果没有缺失数据，估计和研究把握度会更精确，但采用插补的方法至少适当地反映了可用数据实际存在的信息量。

解读基于多重插补的研究结果时的注意事项

当缺失数据不是随机缺失时，多重插补的结果可能并不可靠。因为缺失原因通常是不能完全确定的。实践中，收集更多研究受试者的信息可能有助于确定数据缺失的原因。这些"辅助变量"在插补过程中有助于提高多重插补的效能。在其他条件固定的情况下，引入更多变量和大量插补可以改善多重插补的效能。多重插补是目前常用的最灵活、有效的缺失数据插补方法。

致　谢

这篇文章首次发表在 *JAMA* 上时，声明了以下情况。

利益冲突声明：没有报道。

参考文献

[1] Asch DA, Troxel AB, Stewart WF, et al. Effect of financial incentives to physicians, patients, or both on lipid levels: a randomized clinical trial. JAMA, 2015, 314(18): 926–1935. DOI:10.1001/jama.2015.14850.

[2] Newgard CD, Lewis RJ. Missing data: how to best account for what is not known. JAMA, 2015, 314(9): 940–941. Medline: 26325562.

[3] Rubin DB. Multiple Imputation for Nonresponse in Surveys. New York, NY: Wiley, 1987.

[4] White IR, Royston P, Wood AM. Multiple imputation using chained equations: issues and guidance for practice. Stat Med, 2011, 30(4): 377–399. Medline: 21225900.

[5] Schafer JL. Analysis of Incomplete Multivariate Data. New York, NY: Chapman & Hall, 1997.

[6] Padilla MA, Divers J, Vaughan LK, et al. Multiple imputation to correct for measurement error in admixture estimates in genetic structured association

testing. Hum Hered, 2009, 68(1): 65–72. Medline: 19339787.

[7] Wang H, Reiter JP. Multiple imputation for sharing precise geographies in public use data. Ann Appl Stat, 2012, 6(1): 229–252. Medline: 23990852.

[8] Capers PL, Brown AW, Dawson JA, et al. Double sampling with multiple imputation to answer large sample meta-research questions: introduction and illustration by evaluating adherence to two simple CONSORT guidelines. Front Nutr, 2015, 2: 6. Medline: 25988135.

[9] Elobeid MA, Padilla MA, McVie T, et al. Missing data in randomized clinical trials for weight loss: scope of the problem, state of the field, and performance of statistical methods. PLoS One, 2009, 4(8): e6624. Medline: 19675667.

（李晨　译）

对早期终止的临床试验的解读

Kert Viele, Anna McGlothlin, Kristine Broglio

本章讨论了如何解读根据正式的、预先规定的终止规则提前终止临床试验的结果。

临床试验需要大量的资源来完成患者、研究者和时间方面的工作，研究者应仔细设计和实施，以使用最少的资源来解答临床问题。临床试验的规模通常是基于大概率发现预期治疗效应所需的最小患者数量。然而，在试验早期，就可能出现支持或反驳这种新疗法的有力证据。如果早期试验结果令人信服，在达到最大计划样本量之前终止试验，对进入试验和尚未进入试验的患者都具有伦理优势，且可以节省资源。当然，这一优势必须与治疗效果可能被高估及小样本试验的其他局限性进行权衡（例如，有限的安全性数据，有限的治疗效果亚组信息）。

许多方法都建议临床试验应考虑早期终止方案[1,2]，即临床试验可以在预先规定的分析阶段提前终止试验，且保持良好的统计学性能。数据监察委员会（DMC）或其他类似监管机构也可以监察试验进程，并在没有预先制定正式规则的情况下建议提前终止试验。压倒性的积极治疗效果可能会导致研究在计划外提前终止，但更常见的是，出于对参与者安全的考虑，缺乏可观察到的患者获益，或由于患者病情缓慢或有新的外部信息而对继续试验可行性的担忧，导致研究计划外提前终止。对于因研究有效而提前终止的谨慎解释是极具挑战性的。在本章中，我们主要关注基于正式的、预先制定停止规则、因有效或无效的早期终止。

2015 年，Stupp 等 [3] 报告了一项评价电场治疗加替莫唑胺 *vs.* 替莫唑胺治疗胶质母细胞瘤疗效的研究。试验设计包括根据早期终止程序确定的期中分析。期中分析显示主要终点无进展生存期（PFS）的风险比（HR）为 0.62，试验因有效而提前终止。

使用该方法

为什么使用早期终止？

在随机对照试验中，当比较两种治疗方法时，试验期间直至结束观察到的治疗效果总是在真实疗效附近随机波动。样本含量估计就是为了更可靠地探测出预期的治疗效果，即使在最终分析中出现了适度、随机、稍低于预期的治疗效应。如果没有出现这样的随机低值，或者真实疗效比预期更高，那么就不需要增加额外的参与者以防止假阴性结果了。在试验过程中，可能会积累大量强有力的证据，证明试验组是有疗效的。这可能是早期观察到的疗效，也可能是在试验 2/3 阶段观察到的预期疗效。

相反，早期积累的证据可能表明试验组的疗效并不优于对照组。此时，在一个没有提前终止的试验中，患者将继续暴露于试验性治疗的潜在危害中，而并未从研究中获益。早期终止无效试验的期中分析可以避免这种风险。如果最终有效的可能性非常有限，试验也可以因无效而提前终止 [4]。

早期终止的局限性是什么？

早期终止的一个关键统计问题，尤其是因为有效而早期终止时的问题，是多重性检验的问题。累积数据，特别是在试验早期较少的观察数据，很可能会显示出随机的高于或低于治疗效应的值。在积累的过程中，对数据的分析越频繁，观察到其中某个波动的概率就越大。因此，早期终止的规则要求每次期中分析获得比研究结束时更高水平的证据，如很低的 P 值，每次期中分析都需要在相应试验结束时进行，不存在提前终止的可能。综合来看，多重性检验的每一次检验都要求更高的有效门槛，这样才能使总的假阳性率（Ⅰ类错误）与没有早期终止研究的有效标准相同（如 $P<0.05$）。

无效早期终止则不需要这样的校正。因为没有额外的机会来宣告有效，也就不需要对有效阈值进行统计学调整。然而，无效终止可能会降低研究的检验效能，因为基于疗效随机较低值的提前终止可能会转向有效。这种检验效能的降低通常是很小的。

如果试验继续完成，通常要求期中分析的有效阈值比最终分析更保守。例如，O'Brien-Fleming 方法需要非常小的 P 值在试验早期宣布有效，而在最终分析保持一个非常接近 0.05 水平的 P 值[1]。使用这种方法，很少有试验在期中分析中显示有效而在最终分析中无效。因此，期中分析有一个最小化的"惩罚"。早期终止的标准越保守，越能保证早期终止的有效不是一个假阳性的结果。

虽然像 O'Brien-Fleming 这样的方法可以防止无效药物被错误地宣布有效，但在提前终止的有效试验中，疗效估计的准确性也值得关注[5]。如果只考虑能观察到的达到有效界值的疗效，就会引起偏倚。根据定义，有效试验比无效试验有更大的疗效指标（高优指标情况下），即有效试验的疗效指标包含了更多随机的高值。因此，最终有效的小型试验，无论是在早期终止或研究结束，都容易高估治疗效果。观察到的疗效越大，它越有可能是一个极端的随机高值，也就越有可能被高估。如果试验继续进行，随着更多患者的加入，观察到的疗效很可能会降低。换句话说，早期效果非常好的试验，随着观测数据的增多，其疗效可能变得不那么显著，数据监察和解读研究结果时应考虑到这点。然而，一般情况下不会出现试验早期即观察到显著疗效，在后续急速衰减甚至完全消失的情况。

作者为何在其研究中使用早期终止设计？

胶质母细胞瘤是一种较难治疗的侵袭性肿瘤。在 Stupp 等 [3] 的报告中，期中分析时试验的录入工作已基本完成。但是，期中分析提示治疗有效的结果可能在数据完全成熟之前数月（可能数年）公布。

应如何解读早期终止？

本研究前期的初步分析发现，基于 18 个月随访的前 315 例患者的 HR=0.62（P=0.001）。这是电场治疗加替莫唑胺对胶质母细胞瘤患者生存获益的强有力证据。然而，解释这个风险比（HR=0.62）相应的估计效益时仍需谨慎。考虑到疗效可能被高估，加之胶质母细胞瘤的难治性，我们有充分的理由怀疑电场治疗的实际疗效，即使存在，可能也小于前期观察到的结果。一项基于所有试验参与者后续数据的稳健性分析（即一项补充性 / 支持性分析，采用不同方法验证结果是否一致）表明了这一情况。该分析得出的 HR=0.69[95% CI（0.55，0.86）]，P<0 .001。结果仍然具有统计学意义，但疗效低于期中分析时的疗效。

解读早期终止研究结果时的注意事项

在解读任何临床试验的结果时，都应充分考虑试验设计、试验实施质量、安全性和次要终点及其他补充数据。对于有效而提前终止的试验，如果是预先计划好的提前终止，那么试验组疗效的统计学优势是显而易见的，一旦达到主要目标，则可以合理地节约患者资源和时间。早期终止也可以防止得到错误的优效性结论。然而，如果早期终止的结果异常的好，很可能其真实疗效会小于观察到的效果。在这种情况下，则需对早期终止的获益和继续试验还能获得多少潜在信息进行全面的权衡。

致　谢

这篇文章首次发表在 *JAMA* 上时，声明了以下情况。

利益冲突声明：没有报道。

参考文献

[1] Jennison C, Turnbull BW. Group Sequential Methods With Applications to Clinical Trials. Boca Raton, FL: Chapman & Hall, 2000.

[2] Broglio KR, Connor JT, Berry SM. Not too big, not too small: a Goldilocks approach to sample size selection. J Biopharm Stat, 2014, 24(3): 685–705. Medline: 24697532.

[3] Stupp R, Taillibert S, Kanner AA, et al. Maintenance therapy with tumortreating fields plus temozolomide vs temozolomide alone for glioblastoma: a randomized clinical trial. JAMA, 2015, 314(23): 2535–2543. Medline: 26670971.

[4] Saville BR, Connor JT, Ayers GD, Alvarez J. The utility of Bayesian predictive probabilities for interim monitoring of clinical trials. Clin Trials, 2014, 11(4): 485–493. Medline: 24872363.

[5] Zhang JJ, Blumenthal GM, He K, et al. Overestimation of the effect size in group sequential trials. Clin Cancer Res, 2012, 18(18): 4872–4876. Medline: 22753584.

（李晨　译）

贝叶斯分析：
利用先验信息解读临床试验的结果

Melanie Quintana, Kert Viele, Roger J. Lewis

本章讨论了贝叶斯方法，该方法将前期研究中的信息与新获得的数据进行整合或更新，以获得最终定量汇总信息。

在 *JAMA* 上发表的一项研究中，Laptook 等[1]报道了一项临床试验的结果，该试验调查了出生 6~24h 内低温治疗对新生儿缺氧缺血性脑病（HIE）致死和残疾的影响。虽然在出生后 6h 内降低体温能有效治疗 HIE，但在出生后不久降低体温是不切实际的[2]。考虑到该治疗的合理性，Laptook 等[1]研究了在出生 6h 或更久时间后诱导降低体温对 HIE 的影响，因为这是一个更现实的时间窗口。由于预期入组的婴儿数量有限，开展这项研究比较困难。为了克服这一局限性，研究人员使用了贝叶斯方法，以确保即使传统的统计方法无法实现，也能获得临床有用的结果。贝叶斯方法将先验信息与新获得的数据进行整合或更新，以获得最终定量汇总的疗效信息。Laptook 等[1]考虑了几种先验信息的观点——中立、怀疑和支持，最终产生不同的最终汇总证据。

先验信息

什么是先验信息？

先验信息是之前存在或独立于分析数据的关于某事物的

已有证据或观点。先验信息（例如，关于出生后 6~24h 低温治疗 HIE 可能疗效的观点）的数学表现是对已知信息和未知不确定性的概括。某些先验信息非常有用，比如来自许多相似患者的数据，剩余的不确定性可能很小，或者它潜在的不确定性本身就很弱或信息量不大。

临床医生通常会基于先前工作基础解释一项新研究的结果。新的结果是否与先前研究一致，如何将新旧信息进行整合？通常，当临床医生考虑治疗患者或解释研究的全部证据时，他们就会进行这种整合。

贝叶斯方法提供了综合多源信息的机制，可以将先验信息正式纳入现行试验的分析 [3,4]。文章或附录中必须明确说明所使用的先验信息和假设，以保证研究分析和报告的透明度。

为什么先验信息很重要？

当大量患者结局数据可用时，传统的非贝叶斯（频率学方法）和贝叶斯方法对观察到的治疗效果会产生相似的量化结果，因为观察数据对疗效估计的贡献超过先验信息。但评估 HIE 疗效的情况不同，因为罹患 HIE 的新生儿数量非常有限。尽管有一个庞大的研究网络，但 Laptook 等 [1] 在 8 年里只登记了 168 例符合 HIE 研究入组条件的新生儿。

先验信息有助于更有效的研究设计，能产生更有力、更明确的结论而无须纳入额外的患者进行研究或分析。因此，对于患者资源有限的罕见疾病研究，利用先验信息尤其适合和重要。

先验信息有多种形式。例如，对二分类变量结局，已知不利结局的发生率为 15%~40%，就相当于在试验中招募了30 例或更多患者（取决于该信息的确定性）。另一种形式的先验信息是基于治疗性低温的实施延迟至 6h 后的治疗效应观念，即在 7h 的治疗效果与 6h 相似，延迟的时间越长，治疗有效性可能会越低。

先验信息的局限性

先验信息是一种假设形式。与任何假设一样，不正确的先验信息可能会导致无效或错误结论。例如，如果先验信息假设低温治疗的效果会随着出生后时间延长而降低，但事实上，低温治疗在出生后 12~24h 效果最好，那么所得结论可能与数据不相符、不准确或有偏倚。如果统计模型用出生 0~6h 新生儿的先验信息评价出生 6~24h 新生儿的疗效，假设这两个年龄段对低温治疗的反应相似而实际却不同，也会产生有偏倚或不准确的结果。

有关先验信息的假设是可以评估的。正如 logistic 回归模型采用拟合优度验证模型假设 [5]，也有一些检验可以验证先验信息与现有数据的一致性。更重要的是，一些合并先验信息的方法可以调和先验信息和数据之间的冲突，当新产生的数据似乎与预设先验信息不一致时，应减少对先验信息的依赖 [6]。

如何使用先验信息？

在估计治疗效果时，Laptook 等 [1] 整合了先验信息，对 6~12 个月和 12~24 个月时间窗分段估计结局指标，并规定了 3 种独立先验信息（详见 Laptook 等补充材料 2 中 eAppendix 贝叶斯分析的描述）。中立先验假设治疗效果在出生 6h 后完全减弱，积极乐观先验假设治疗效果在出生 6h 后完全没有减弱，消极怀疑先验假定出生 6h 后治疗是有害的。主要结果是基于中立先验的，以便易于理解和解释。研究显示，基于中立先验的结果使患者获益的概率为 76%，基于积极先验患者的获益概率为 90%，而基于消极先验患者获益概率为 73%[1]。

另一种方法假设疗效不随着时间改变，建立出生年龄相关的低温治疗效果的模型。该模型能够明确解释随着年龄的增加而可能出现的治疗效果下降，同时允许每个年龄的疗效作为其后年龄疗效估计的先验信息。此外，该模型可以根据以往研究的数据获取大量信息，或以 0~6h 为锚点[2]，对于接近 6h 的时间间隔改进 6~24h 模型估计的精确度，以获得更明确的结论。

如何根据先验信息解读临床试验的结果

Laptook 等[1] 使用贝叶斯分析方法，利用先验信息，对低温治疗出生 6~24h 新生儿 HIE 的有效性进行了严格的定量估计。分析的结论以患儿治疗获益的概率展现。例如，"死亡或残疾减少的概率为 76%，死亡或残疾减少至少 2% 的概率为 64%" 这一说法很容易被临床医生理解，并可用于指导临床实践。对先验信息的几种选择，使具有不同疗效观点的临床医生能够在一系列先验信念的基础上对数据进行解读。

致　谢

这篇文章首次发表在 *JAMA* 上时，声明了以下情况。

利益冲突声明：没有报道。

参考文献

[1] Laptook AR, Shankaran S, Tyson JE, et al; Eunice Kennedy Shriver

National Institute of Child Health and Human Development Neonatal Research Network. Effect of therapeutic hypothermia initiated after 6 hours of age on death or disability among newborns with hypoxic-ischemic encephalopathy: a randomized clinical trial. JAMA, 2017, 318(16): 1550–1560. DOI:10.1001/jama.2017.14972.

[2] Jacobs SE, Morley CJ, Inder TE, et al; Infant Cooling Evaluation Collaboration. Whole-body hypothermia for term and near-term newborns with hypoxic-ischemic encephalopathy: a randomized controlled trial. Arch Pediatr Adolesc Med, 2011, 165(8): 692–700. Medline: 21464374.

[3] Food and Drug Administration. Guidance for the use of Bayesian statistics in medical device clinical trials[2017–09–20]. https://www.fda.gov/MedicalDevices/ucm071072.htm.

[4] Spiegelhalter DJ, Abrams KR, Myles JP. Bayesian Approaches to Clinical Trials and Health-Care Evaluation. Chichester, England: Wiley, 2004.

[5] Meurer WJ, Tolles J. Logistic regression diagnostics: understanding how well a model predicts outcomes. JAMA, 2017, 317(10): 1068–1069. Medline: 28291878.

[6] Viele K, Berry S, Neuenschwander B, et al. Use of historical control data for assessing treatment effects in clinical trials. Pharm Stat, 2014, 13(1): 41–54. Medline: 23913901.

（李晨　译）

决策曲线分析

Mark Fitzgerald, Benjamin R. Saville, Roger J. Lewis

本章描述了如何使用决策曲线分析评价诊断试验，如 3 种前列腺活检策略。

决策曲线分析（DCA）是一种评价诊断试验的方法，通过评价一系列患者不同选择可能引起治疗不足和过度治疗的风险，以帮助我们选择和使用诊疗方法[1]。例如，Siddiqui 及其同事[2]使用 DCA 评估了 3 种前列腺活检策略：靶向磁共振/超声融合活检，标准扩大六分仪活检，或用于诊断中、高危前列腺癌的联合活检。研究目标是确定最佳的活检策略，以确保为中、高危肿瘤患者实施前列腺切除术，而尽量避免对低危肿瘤患者过度治疗。

使用该方法

为什么使用 DCA？

当患者有症状但不能确诊疾病时，他们和医生必须决定 ①根据经验治疗；②不治疗；③选择前两项之前进行进一步的诊断试验。治疗的决定取决于临床医生对疾病诊断的信心，治疗的有效性和并发症（如果确诊为此疾病），以及患者是否愿意接受可能的非必要治疗的风险和负担[3]。诊断试验可提供确诊该病的诊断信息。DCA 通过考患者风险权益选择的可能范围来评估诊断试验所提供信息的价值，而不需要实际测量特定患者的不同选择 [1]。

DCA 的一个关键概念是概率阈值，即患者选择某种治疗方法的诊断确定性水平。DCA 使用的概率阈值能捕获患者如果确有疾病接受治疗的相对价值和未患此病避免治疗的价值。如果治疗效果好、费用低、实施方便、副作用小（如口服抗生素治疗社区获得性肺炎），那么概率阈值就低；相反，如果治疗效果较差或副反应多（如恶性脑瘤的放射治疗），那么概率阈值就会很高。

净获益，或"获益评分"，是通过计算患者预期获益和预期损害间的差异来确定的，这些预期获益和预期损害与每一个检测和治疗策略相关。预期获益由真正患病人数与采用提议策略治疗的人数（真阳性）计算而得。

预期危害是错误接受治疗的无疾病患者人数（假阳性）乘以基于患者概率阈值的权重因子。权重因子则概括了患者治疗不足和治疗过度的风险价值。具体来说，等于假阳性率 ×[阈值概率 /（1– 阈值概率）]。例如，如果一个可能患有肺炎患者的治疗阈值是 10%（0.1），那么对于错误治疗的非肺炎患者的权重因子是 0.1/0.9（1/9），非必要的治疗负担很低，最大限度地减少了假阳性率的影响。相反，对于一个可能是恶性脑瘤的患者，概率阈值为 90%（0.9），权重因子为 0.9/0.1（9），因此大大增加了任何提议检测和治疗策略假阳性率的风险。

从图像上看，DCA 表现为一条曲线，获益评分在纵轴上，概率阈值在横轴上。每一种可能用于诊断的方法被绘制为一条曲线，另有两条曲线分别表示没有进行治疗的情况（即没有净效益）和不考虑检测结果所有患者都接受治疗的情况。对于任何一个给定的概率阈值，在该阈值处获益得分最高的

曲线就是最佳选择 [1]。

如果一条曲线在全部概率阈值范围内是最高的，其代表的诊断方法就是所有患者的最佳决策，临床医生可以使用该方法，而不用考虑某一个点的值。如果不同曲线发生了交叉，那么最优方法将取决于患者的风险容忍度，依然通过概率阈值体现。

DCA 的局限性是什么？

对于没有被充分研究的疾病，可能关于患者选择偏好的知识不足，从而难以确定阈值概率的相关范围。即使概率阈值的可能范围是已知的，如果不同选择的决策曲线在范围内交叉，那么临床医生必须深入探究患者的个人偏好，以确定诊断方法和治疗策略 [3]。

根据已公布的阈值概率范围来解释 DCA 时应当谨慎，尤其是当有许多治疗方案可供患者选择时。例如，如果治疗方式是放射治疗而不是前列腺切除术，患者的阈值概率可能会有所不同。阈值概率需要应用于明确的治疗策略。

决策曲线分析没有明确说明与诊断试验相关的成本（经济成本、时间成本、生理或心理不适等）。此外，如果诊断试验提供了关于如何治疗及是否治疗的信息（例如，能够诊断出肿瘤及其具体类型的活检，允许选择某种特定的治疗方法），决策曲线并不会体现这些额外信息的价值。

正确实施 DCA 的另一个挑战是，我们通常很难获得建立 DCA 所需的数据，必须积累足够的研究数据，其中目标人群已接受了诊断试验方法且每个患者在检验时真实患病情况已知。可能需要一个包含有相当多患者的研究来建立对传统检测方法准确性的估计（灵敏度、特异度）。

为什么作者在该研究中使用 DCA ?

相对于治疗低风险前列腺癌的不必要成本，关于筛查和干预的益处存在争议 [4,5]。选择使用 MR/ 超声融合引导活检和超声引导活检来诊断前列腺癌的理由，必须证明其对大部分患者有益。

应如何解读结果？

Siddiqui 等 [2] 报道，DCA 阈值概率为 0~30% 时患者更适合选择经验治疗，此时对所有患者净效益最大，诊断测试并不能提供充分的信息以提高治疗方式的选择（图 23.1）。这个范围内的概率阈值，更应该关注患者是否会错过肿瘤的准确诊断，而不是接受非必要治疗。当阈值概率为 30%~75% 时，靶向区域活检方法优于其他策略，包括其他两种诊断方法。对于较高的阈值概率（>75%），我们更应关注非必要治疗而不是错过的肿瘤诊断，此时不采取治疗是首选，任何诊断试验都没有提供这方面有价值的信息。

解读决策曲线分析结果时的注意事项

这项研究的一个局限性在于，使用了 170 例接受前列腺切除术的患者来构建 DCA。这些患者在知道他们的靶向活检结果后，自行选择了前列腺切除术。这组人群主要为高危前列腺癌患者，导致在估计假阳性、假阴性和其他诊断指标时存在潜在的偏倚。低危前列腺癌但仍选择前列腺切除术的患者是低概率阈值的患者，他们可能与症状或结果提示前列腺癌的男性存在差异。

致 谢

这篇文章首次发表在 *JAMA* 上时，声明了以下情况。

利益冲突声明：没有报道。

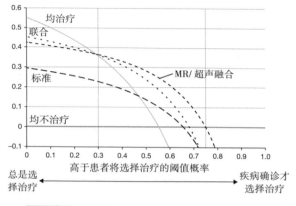

净效益的计算：
净效益 = 真阳性率 − 假阳性率 × 权重因子
权重因子 = 阈值概率 / (1− 阈值概率)
例如，当阈值概率 = 0.1，
权重因子 =0.1/(1−0.1) =0.1/0.9

图 23.1　中、高危前列腺癌净收益阈值概率函数

阈值概率是指患者认为治疗中、高危前列腺癌的获益与过度治疗低风险前列腺癌的危害相互平衡的点，因此反映了患者对于治疗决策风险收益的权衡。在任何给定的阈值概率下，最高的曲线就是净效益最大化的最优决策。阈值概率为 0~30% 时，采用"均选择治疗"净效益最大；阈值概率为 30%~75% 时，采用 MR/ 超声融合活检的方法净效益最大；阈值概率为 75%~100% 时，"均不治疗"的净效益最大（引自 Siddiqui 等[2]）。

参考文献

[1] Vickers AJ, Elkin EB. Decision curve analysis. Med Decis Making, 2006, 26(6): 565–574. Medline: 17099194.

[2] Siddiqui MM, Rais-Bahrami S, Turkbey B, et al. Comparison of MR/ultrasound fusion–guided biopsy with ultrasound-guided biopsy for the diagnosis of prostate cancer. JAMA, 2015, 313(4): 390–397. DOI:10.1001/jama.2014.17942.

[3] Sox HC, Higgins MC, Owens DK. Medical Decision Making. 2nd ed. West Sussex, UK: John Wiley & Sons, 2013.

[4] Froberg DG, Kane RL. Methodology for measuring health-state preferences. J Clin Epidemiol, 1989, 42(4–7): 345–354. Medline: 2723695.

[5] Hoffman RM. Clinical practice: screening for prostate cancer. N Engl J Med, 2011, 365(21): 2013–2019. Medline: 22029754.

（李晨 译）

24

卫生保健政策变化的评价方法——双重差分法

Justin B. Dimick, Andrew M. Ryan

本章描述了何时使用双重差分法来评估卫生保健政策前后的变化。

观察性研究常用来评估卫生保健政策相关结局的变化。这种情况下使用观察性研究的一个重要限制是需要控制随时间改变的结局的背景变化（如影响研究结局的长期趋势）。双重差分法越来越多地被应用于解决这个问题[1]。

Rajaram 等[2] 和 Patel 等[3] 进行了两项研究，采用双重差分法评估 2011 年美国毕业后医学教育认证委员会（ACGME）关于医生值班时间改革后的变化。这两项研究的数据来源和研究人群都不同，但使用了类似的方法。

使用该方法

为什么使用双重差分法？

政策改变与后续结果的关系往往通过前后评估来评价。将政策施行后的结局与之前的结局进行比较，只有在不存在与政策变化不相关的潜在时间趋势对结局的影响时，这种设计才有效。如果临床结局本身会随时间改变，那么研究得出政策与更好结局的相关性很可能是错误的结论。

双重差分研究设计正是通过设置经历相同趋势而不受政

策变化影响的对照组来解决这个问题[4]，即在政策实施前后，将研究组与无暴露对照组（A组）和有暴露研究组（B组）进行比较，同时允许研究者减去结局中背景变化的影响。结局中的这两种差异很重要（图24.1），暴露组（政策实施组）在政策实施前后的结局差异（B2-B1）和未暴露组在政策实施前后的结局差异（A2-A1）。与政策实施相关的背景趋势以外的结局变化可以通过双重差分估计，即（B2-B1）-（A2-A1）。如果政策实施和后续结局间没有关系，则双重差分估计值等于0（图24.1A）。相反，如果政策与有益的变化相关联，那么政策实施后的结局将在暴露组得到更大程度的改善。这将通过双重差分估计显示出来（图24.1B）。

当然，这些估计来自回归模型，而不是简单的减法。回归模型中可以引入可能影响研究的其他因素（如患者或医院特征）以校正估计值[4]。回归模型还提供了一种评估政策变化与结局关联的统计显著性方法，包括一个表示政策实施前后的变量和一个是否实施政策的变量。

统计学上，政策和结局间的关联是通过检验政策实施前后和是否实施政策间的交互作用来估计的。如果关联存在，这个交互项将不为0（差异有统计学意义）。其他双重差分法设计和统计相关的问题，在其他文献中有详述[1,5]。

双重差分法的局限性是什么？

双重差分法的两个主要假设是平行趋势和共同冲击[4]。平行趋势假设是指在给予干预措施前，治疗组和对照组的结局趋势是相同的（图24.1）。如此，可以合理地假设即使没有实施该措施，这样的平行趋势也会在两组中持续。这个假设可以通过对政策实施前的两组趋势来检验。在回归模型中，可以通过评估政策实施前时间与政策交互作用的显著性来评

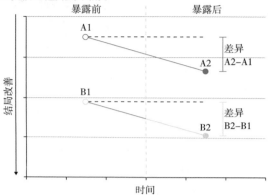

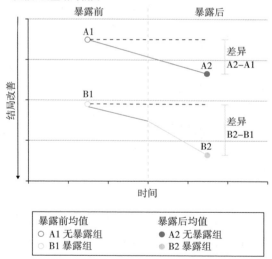

图 24.1   两种场景双重差分法的示例

估。如果政策实施前两组的趋势不同，采用双重差分法就会有偏倚，应选择其他对照组。

在经济学中，冲击是指影响系统的意外或不可预测的事件（与政策无关）。共同冲击假设指出，在政策改变期间或之后发生的任何事件都将同时影响治疗组和对照组的。实施双重差分法的一个关键限制是找到满足这些假设的对照组。理想情况下，试验组与对照组间唯一的区别是，是否给予政策干预。实际上，这样的群体可能很难找到。

为什么要使用双重差分法?

Rajaram 等 [2] 和 Patel 等 [3] 的研究都使用了双重差分法来控制患者预后的背景趋势。Rajaram 等 [2] 开展了某外科患者的登记注册研究（美国外科医生学会国家外科质量改进计划）评估了几项手术相关结局（死亡率、重症患病率、再入院率、抢救失败率），以及 2011 年 ACGME 值班时间改革前后的美国外科执照考试通过率 [2]。研究者选择非教学医院作为对照组，假设教学医院和非教学医院在值班时间改革前后具有相似的时间趋势。类似的，Patel 等的研究，使用医疗保险索赔数据，依然以非教学医院作为对照组，评估 2011 年 ACGME 值班时间改革前后的外科手术死亡率和再入院率 [3]。

如何解读结果?

两项研究都没有发现 ACGME 值班时间改革与手术相关结局间的联系。通过使用双重差分法，在考虑组间结局改善的轻微背景趋势的情况下，改革政策相关的结局并没有额外的改善（或恶化）。这两项研究对照组的设置合理，似乎都没有违反双重差分法的关键假设。严谨的方法和结局一致性的发现有力地证明了政策实施和评价结局间并没有联系。

评估双重差分法分析结果的注意事项

双重差分法还要考虑溢出效应。当政策的某些方面溢出并影响到未暴露于政策的临床照护时，就会发生溢出效应（例如，非教学医院在某种程度上提高了医疗质量，以应对ACGME 的改革）。溢出效应可以通过检验政策实施期间对照组的研究结局是否有可衡量的变化来评估。有研究表明[2,3]，在 ACGME 改革实施期间，非教学医院的研究结果并未变化，显示没有相关的溢出效应。

致 谢

这篇文章首次发表在 *JAMA* 上时，声明了以下情况。

利益冲突声明：没有报道。

参考文献

[1] Ryan AM, Burgess J, Dimick JB. Why we shouldn't be indifferent to specification in difference-in-differences analysis [2014–12–09]. Health Serv Res. DOI:10.1111/1475–6773.12270.

[2] Rajaram R, Chung JW, Jones AT, et al. Association of the 2011 ACGME resident duty hour reform with general surgery patient outcomes and with resident examination performance. JAMA, 201, 312: 2374–2384. DOI:10.1001/jama.2014.15277.

[3] Patel MS, Volpp KG, Small DS, et al. Association of the 2011 ACGME resident duty hour reforms with mortality and readmissions among hospitalized Medicare patients. JAMA, 2014, 312: 2364–2373. DOI:10.1001/jama.2014.15273.

[4] Angrist JD, Pischke JS. Mostly Harmless Econometrics: An Empiricist's Companion. Princeton, NJ: Princeton University Press, 2008.

[5] Bertrand M, Duflo E, Mullainathan S. How much should we trust differencesin-differences estimates? Q J Econ, 2004, 119: 249–275.

（李晨 译）

病例对照研究：
使用"真实世界"证据评价关联

Telba Z. Irony, PhD

本章解释了病例对照研究的构建和应用，以发现包括治疗措施在内的危险因素与患者结局间的关联。

患者特征、接受的治疗和临床结局间的联系通常首先用观察性数据来描述，例如，在没有设计随机分配治疗措施的常规临床实践中产生的数据。这些基于常规临床治疗的数据被一些人称为"真实世界"数据。病例对照研究是有效发现此类关联的关键策略[1]。在最近一期的 *JAMA Internal Medicine* 上，Wang 等[2] 采用巢式病例对照设计，评估了慢性阻塞性肺疾病（COPD）患者使用长效 β_2 受体激动剂（LABA）或长效抗胆碱拮抗剂（LAMA）与心血管疾病（CVD）之间的关系。

使用该方法

什么是病例对照研究和巢式病例对照研究？

病例对照研究比较有目标结局组（病例）和无目标结局组（对照）是否有潜在危险因素的暴露，目的是确定危险因素和研究结局之间是否存在关联。危险因素可能是某种行为（如是否吸烟）、患者某个特征或某种治疗。研究目的是定义某个人群或队列，通过对比人群中的病例和对照，回顾性地确定哪些患者暴露于危险因素。病例对照研究是从研究结局回溯到是否暴露（图 25.1）。如果病例组中暴露于某危险因素的个体比例高于对照组，则提示该风险因素与研究结局相关。"对照"一词指的是没有目标研究结局的个体；相反，

病例对照研究分析实例

① 研究人群选择慢性阻塞性肺疾病（COPD）患者   COPD 患者

② 选择发生目标或兴趣结局的病例（近期心血管事件）   近期心血管事件

③ 选择与病例患者高血压和（或）糖尿病分布相同的对照人群   H 高血压   D 糖尿病

④ 病例和对照治疗风险因素暴露   使用新的 COPD 吸入器

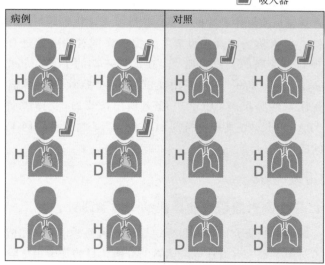

图 25.1 病例对照研究图例

暴露于某一危险因素（本例为使用新的 COPD 吸入器）改变随后发展为兴趣结局的概率。然而，在实施病例对照研究时，首先通过研究结局（在本例中是心血管事件）来定义病例和对照组，然后评估暴露的分布。

在临床试验中，"对照"指的是接受标准（或安慰剂）治疗的研究参与者。

巢式病例对照研究是在一个大队列中确定病例，从该队列中为每个病例匹配特定数量的对照。通常，除危险因素外，对照个体其他可能与研究结局相关的因素都应保持与病例一致。尤其在罕见结局的情况下，对照比病例更容易找到，所以增加对照的数量（例如，对照组∶病例组按 2∶1 或 3∶1 匹配）可以提高研究精度。

Wang 等 [2] 的巢式病例对照研究使用的数据来自中国台湾全民健康保险研究数据库，2007—2011 年，共有 284 220 例新使用 LABA-LAMA 的 COPD 患者。病例组（n=37 719 例）为因冠状动脉疾病、心力衰竭、缺血性脑卒中或心律失常（心血管事件）而住院或在急诊就诊的患者。每例患者匹配 4 例无以上心血管事件就诊的慢性阻塞性肺疾病患者作为对照（n=146 139 例）。

在病例对照研究中，衡量暴露与结局最常见的关联指标是比值比（OR），其目的是比较有暴露与无暴露时结局的发生情况 [3]。实践中，病例对照研究中的 OR 是病例组暴露比与对照组暴露比之比，其中暴露比为暴露的人数与未暴露的人数之比。暴露流行率是单向比较病例组与对照组，而不能反向比较。但是因为 OR 对治疗结局和暴露是对称的。OR 提供了理想的关联的度量。如果 OR 大于 1，暴露与结局相关。例如，暴露增加了研究结局的发生率（反之亦然）。OR 是对效应大小的度量，OR 越大，关联性越强。

在 Wang 等的研究中 [2]，有 520 例（1.4%）新使用 LABA 的心血管事件病例，对照组为 1186 例（0.8%），校正 OR 为 1.50[95% CI（1.35，1.67）]。新使用 LAMA 的 COPD

患者中有 190 例心血管事件病例（0.5%）和对照组中有 463 例（0.3%），校正 OR 为 1.52 [95% CI（1.28，1.80）]。OR 为 1.5 代表了结局（心血管事件）和暴露（LABA 和 LAMA）之间适度关联[4]。因此，作者发现 COPD 患者首次使用 LABA 或 LAMA 与用药 30d 内心血管事件风险的适度增加相关。

为什么要使用病例对照研究？

病例对照研究比随机对照试验（RCT）更省时、成本更低，尤其是罕见结局或研究结局需要观察很长时间才能发生的情况。因为病例在研究开始时就已经确定，研究结局已经发生，不需要长期随访。病例对照设计可以用于探索性研究，以评估暴露和结局间的可能联系。巢式病例对照研究比全队列研究更节约成本，因为只用对队列中的病例和选定的对照进行评估，而不用对全队列进行评估。

病例对照研究的局限性

病例对照研究是回顾性研究，因此必须仔细评估数据质量以避免偏倚。例如，由于研究参与者和评估者都需要考虑过去发生的暴露和结局，研究可能产生回忆偏倚和观察者偏倚。由于对照组的选择也是回顾性的，因此也可能存在选择偏倚，导致病例组和对照组不具有可比性。为了进行有效的比较，必须选择合适的对照，即选定的对照必须代表产生病例的人群。理想的对照应该由产生病例的总体中的随机样本产生。如果对照不能代表病例的总体人群，则可能发生选择偏倚。

病例对照研究提供的证据强度尚不如 RCT 有说服力。RCT 采用随机化设计，治疗组和对照组在基线变量方面是趋于相似的，包括未测量的变量[5]。由于治疗组和对照组的唯一区别是治疗方法，因此 RCT 可以证明治疗与研究结局间的因果关系。在病例对照研究中，病例组和对照组的匹配变量可以是相似的，但未测量的变量则不一定相似。这样的研究很容易存在混杂因素，当暴露和结局都与第 3 个未测量变量相关时就会发生混杂[6]。与 RCT 不同的是，病例对照研究证明了暴露与结局间的相关性，但并不能证明因果关系。

病例对照研究的目的是比较暴露对结局的影响。而相对危险度（RR）是暴露组的结局发生率与未暴露组的结局发生率之比，是一个简单直接的比值。由于病例对照研究设计无法估计总人群中的结局发生率（如发病率和患病率），病例对照研究是不能得到 RR 的。病例对照研究只能估计 OR，因为 OR 是比值之比，而非概率之比。在罕见结局的情况下，OR 近似于 RR，但在一般的研究结局中，OR 与 RR 的差别是显著的。此外，病例对照研究仅限于评价一种结果，很难检验暴露和结局的时间变化趋势。

尽管有这些限制，病例对照研究和其他"真实世界"的证据仍然能够提供有价值的经验证据对 RCT 进行补充。此外，病例对照研究能够解决 RCT 不可行或不符合伦理的问题[7]。

如何应用该方法？

Wang 等[2]的病例对照研究中，在心血管事件发生前 1 年，对病例组和对照组暴露于 LABA 和 LAMA 的情况均进行了测量，并根据使用 LABA 或 LAMA 的持续时间将其分为 4 组：当前（<30d）、最近（31~90d）、曾经（91~180d）及很久以前（>180d）。研究使用的数据来源（中国台湾全民健康保险研究数据库）为全国性、普遍性、强制性及定期审计的数据，具有较高的数据质量，且对 COPD 的伴随用药和其他因素也进行了分层。最终作者研究发现，COPD 患者首次使用 LABA 或 LAMA 与用药 30d 内心血管事件风险的适度增加有关，而研究的设计和实施步骤也确保了数据质量、病例和对照的可比性，增强了研究证据的说服力。

病例对照设计如何影响该研究的解读？

病例对照研究无法确定因果关系，因为无法控制未测量的混杂因素。在 Wang 等 [2] 的研究中，使用疾病风险评分预测心血管事件有助于控制已测量的混杂因素，但无法校正未测量的混杂因素。作者通过进行全面的敏感性分析，减轻了可能的混杂效应的影响。

致　谢

这篇文章首次发表在 *JAMA* 上时，声明了以下情况。

利益冲突声明：没有报道。

参考文献

[1] Breslow NE. Statistics in epidemiology: the case-control study. J Am Stat Assoc, 1996, 91(433): 14–28. Medline: 12155399. DOI:10.1080/01621459.1996. 10476660.

[2] Wang MT, Liou JT, Lin CW, et al. Association of cardiovascular risk with inhaled long-acting bronchodilators in patients with chronic obstructive pulmonary disease: a nested case-control study. JAMA Intern Med, 2018, 178(2): 229–238. Medline: 29297057. DOI:10.1001/jamainternmed. 2017.7720.

[3] Norton EC, Dowd BE, Maciejewski ML. Odds ratios: current best practice and use. JAMA, 2018, 320(1): 84–85. Medline: 29971384. DOI:10.1001/ jama.2018.6971.

[4] Chen H, Cohen P, Chen S. How big is a big odds ratio? interpreting the magnitudes of odds ratios in epidemiological studies. Commun Stat Simul Comput, 2010, 39(4): 860–864.

[5] Broglio K. Randomization in clinical trials: permuted blocks and

stratification. JAMA, 2018, 319(21): 2223–2224. Medline: 29872845. DOI:10.1001/jama. 2018.6360.

[6] Kyriacou DN, Lewis RJ. Confounding by indication in clinical research. JAMA, 2016, 316(17): 1818–1819. Medline: 27802529. DOI:10.1001/jama. 2016.16435.

[7] Corrigan-Curay J, Sacks L, Woodcock J. Real-world evidence and real-world data for evaluating drug safety and effectiveness [2018–08–13]. JAMA, 2018. Medline: 30105359.DOI:10.1001/jama.2018.10136.

（李晨　译）

meta 分析可以是可信和有用的：
一个新标准

John P. A. Ioannidis

本章认为 meta 分析是一种新型的原创性研究。

概　述

　　与专家共识和非系统性地总结、整合数据相比，认真地完成一项 meta 分析可以带来更大的进展。meta 分析可用于多个领域：总结更新的数据，为做出临床决策简化信息。然而，meta 分析也存在着一些有效性不足的缺点和弊端[1]。

　　由 meta 分析得到的大多数结论都是回顾性的，试图从多个完整的研究中寻找到可以拼凑的信息。它们依赖于已经公布的（或至少可以检索的）信息，因此还包括了公开信息所伴随的错误和偏倚，并且很少能修正这些问题。例如，8个有关单相抑郁症影像学的 meta 分析得出了不一致的结论，因为它们采用了不同的研究方案，这些方案很难在事后进行标准化，而其他 meta 分析可能也无法纠正这些错误。meta 分析应该系统地探讨、检测、分析及强调主要的错误和偏倚（而不是通过纳入这些文章来认可有缺陷的研究）。仔细的偏倚审查本身就是 meta 分析的主要内容。然而，我们总是很容易通过走捷径来对总结的结果进行讨论，却忘记了我们没有足够的证据来证明。

现有的证据

当 meta 分析的作者和（或）赞助商存在财务或其他利益冲突时，偏倚就会显著增加。2007—2014 年发布的 185 个关于抗抑郁药治疗抑郁症的 meta 分析报告中，公司员工文章署名权和（或）公司的赞助是报告抗抑郁药无注意事项的最强风险因素 [2]。对心理治疗的证据来说，忠诚偏倚可能是一个等效的问题 [3]。相互矛盾的 meta 分析使原始研究发表中存在的偏移复杂化，包括对阴性结果的发表偏倚，选择性地报道阴性试验为阳性 [4]，以及其他的杜撰（如改变分析计划或解读的重点），从而得到更有利的结果和解读。

每年大约有 2 万项 meta 分析 [1]，其中超过 1000 项与心理健康相关。在采用严格标准标记 meta 分析的一项实证调查中 [5]，7% 与精神和行为障碍有关。这些 meta 分析大多只关注已公布的数据和可能与问题相关的小部分有限的证据。例如，在治疗学研究中，截至 2015 年 5 月发表的 822 项临床试验网络 meta 分析中，只有 39 项与心理健康有关。此外，据我们目前的了解，在心理健康方面，很少有 meta 分析使用了单独个体水平的数据。在 2012 年之前公布的 829 份个体水平 meta 分析的数据库中 [6]，只有 52 例（6.3%）与精神和行为障碍有关。其中大多数与非治疗性问题（如预后、生物标志物、影像学及相关研究）有关，这些问题大多没有临床相关性，或者缺乏系统性的检索。发现只有 7 个 meta 分析涉及治疗问题，并进行了系统性的检索来提取相关试验，其中 4 个 meta 分析只涉及一种药物。更常见的是由企业所做的汇集项目，将其中一些基于特殊赞助药物的试验的个体水平的数据结合起来。通常情况下，这些汇集的结果默认会作为营

销工作中确保药物的有效和安全性的证明。他们不对评估的
药物进行系统的审查，也不考虑其他来自竞争对手的药物。
而具有个体水平数据的 meta 分析在治疗学以外的方法学应用
中已经变得更加普遍，特别是在影像学研究中，大多数影像
学 meta 分析依然依赖于已发表的整体水平数据，回答的问题
非常局限。

因此，几乎所有系统性检索的 meta 分析都依赖于已发
表的整体水平数据和（或）检验所有证据中的一小部分。然
而，当有几十种治疗方案时，就像抗抑郁药或抗精神病药物
一样，聚焦于一种药物的 meta 分析的用处是非常有限的。因
为它没有提到这种药物相较于其他竞争药物之间的相对优势
和危害。同样地，当仅从几个影像学研究中组合数据时，也
无法确定新出现的图像，还可能会产生误导，这取决于影响
数据可获取性的因素。

迄今为止，少数在领域内发表的网状 meta 分析通过考
虑多种治疗方法并且更深刻地理解了其相对优势和危害，提
供了更全面的证据。然而，这些尝试仍处于探索阶段，最终
结论可能不一致。关于抗抑郁药物治疗抑郁症的网状 meta 分
析对各种抗抑郁药物的相对排名得出了截然不同的结论。此
差异可能来源于纳入标准、克服发表和其他选择性报告偏倚
的努力（或缺乏努力）、结局的选择和分析方法等因素间的
差异。

改　进

meta 分析的改进可能源于纳入原始研究质量的提升，以
及 meta 分析本身的设计、实施和报告的改进。

首先，令人鼓舞的是，经过多年的倡导和努力，随机化

临床试验的方案和个体水平数据逐渐可以获取用于再分析、meta 分析或其他用途。同样地，人们正试图促进其他研究的原始数据的可获得性，例如脑成像，包括神经穹顶 [Neurovault（neurovault.org）] 和多模态磁共振 [OpenfMRI（openfmri.org）]。使用个体水平的数据可能会变得更加方便，因此个体水平数据的 meta 分析可能更具有优势。通过获取原始数据克服片面、有偏倚证据覆盖的缺陷、不全和偏倚的缺点[7]。

第二，目前正在努力提高临床试验的注册比例和提升注册信息的完整性。

第三，许多心理健康研究标准低，例如，使用短期随访；选择不相关、极其多样化和非标准化结局；使用不恰当的统计学方法（如末次观察值结转）等。对低标准的建设性意见可能会开始改进 meta 分析评估和整合的原始材料。这也适用于其他类型研究方法的改进及标准化方案。例如，成像技术。

第四，更广泛地采用 meta 分析的报告标准，包括系统评价和 meta 分析的优选报告条目（PRISMA）及其不良事件和网络应用的扩展，该标准可能与标准的 meta 分析方案相结合，如系统评价和 meta 分析研究方案的优选报告条目（PRISMA-P）。

第五，在登记注册系统（如 PROSPERO）中预先注册系统回顾和 meta 分析也可以提高其透明度。用新数据来更新 meta 分析结果更容易，将系统回顾视为"活的文档"[8]，可实时纳入新的证据。除此之外，也避免了对同一问题进行大量冗余重复的 meta 分析。

第六，网络 meta 分析也应当更具包容性，适当情况下并在有多种干预措施选择时应考虑常规进行。最后，针对系统评价和 meta 分析，还需要强化编辑的独立性和避免受到利益冲突的影响。

结　论

　　原始研究和 meta 分析最终应该变得更加融合，在可能的情况下它们的结果应该一致。对于许多如预后、生物标志物、相关性研究等主题，多个团队的合作可以预先达成一个共识的方案，以及采用统计、临床和实验室方法前瞻性地获得数据并将其整合形成一个 meta 分析。据我所知，在组学领域中的一直有着非常成功的典范，可立刻应用于影像和生物标志物。对于治疗学研究，meta 分析也可以预先设计，目的是总结多个原始研究的研究。预期所有研究均能提供详细的数据，据此构建研究方案可为更新的 meta 分析所用[9]。更新meta 分析，可以为将来的研究需要、样本量或需要进行的研究比较提供信息，还可以强调关于样本量大小及研究对比等问题[10]。应该有充分的保障措施，来确保这些大型个体水平的网络数据整合系统不受利益冲突的影响。meta 分析能够成为一类新的、稳健的、主要的原始研究。

致　谢

　　这篇文章首次发表在 *JAMA* 上时，声明了以下情况。

　　利益冲突声明：没有报道。

参考文献

[1] Ioannidis JPA. The mass production of redundant, misleading, and conflicted systematic reviews and meta-analyses. Milbank Q, 2016, 94(3): 485–514. Medline: 27620683.

[2] Ebrahim S, Bance S, Athale A, et al. Meta-analyses with industry involvement are massively published and report no caveats for antidepressants. J Clin

Epidemiol, 2016, 70: 155–163. Medline: 26399904.

[3] Cuijpers P, Cristea IA. How to prove that your therapy is effective, even when it is not: a guideline. Epidemiol Psychiatr Sci, 2016, 25(5): 428–435. Medline: 26411384.

[4] Turner EH, Matthews AM, Linardatos E, et al. Selective publication of antidepressant trials and its influence on apparent efficacy. N Engl J Med, 2008, 358(3): 252–260. Medline: 18199864.

[5] Page MJ, Shamseer L, Altman DG, et al. Epidemiology and reporting characteristics of systematic reviews of biomedical research: a cross-sectional study. PLoS Med, 2016, 13(5): e1002028. Medline: 27218655.

[6] Huang Y, Mao C, Yuan J, et al. Distribution and epidemiological characteristics of published individual patient data meta-analyses. PLoS One, 2014, 9(6): e100151. Medline: 24945406.

[7] Ahmed I, Sutton AJ, Riley RD. Assessment of publication bias, selection bias, and unavailable data in meta-analyses using individual participant data: a database survey. BMJ, 2012, 344: d7762. Medline: 22214758.

[8] Page MJ, Moher D. Mass production of systematic reviews and meta analyses: an exercise in mega-silliness? Milbank Q, 2016, 94(3): 515–519. Medline: 27620684.

[9] Ioannidis JPA, Karassa FB. The need to consider the wider agenda in systematic reviews and meta-analyses: breadth, timing, and depth of the evidence. BMJ, 2010, 341: c4875. Medline: 20837576.

[10] Nikolakopoulou A, Mavridis D, Salanti G. Planning future studies based on the precision of network meta-analysis results. Stat Med, 2016, 35(7): 978–1000. Medline: 26250759.

（龙宇琴　译，彭科　审）

Connor A. Emdin, Amit V. Khera, Sekar Kathiresan

27

孟德尔随机化

　　本章回顾了孟德尔随机化的基本概念，并提供了一些在临床试验设计中的应用实例。

　　孟德尔随机化使用基因变异来确定观察到的风险因素和结局之间的关联是否符合因果关系[1]。孟德尔随机化的基础是，减数分裂过程中基因变异的自然随机分类使人群中遗传变异的分布是随机的[1]。个体在出生时自然地被分配遗传或不遗传的一个影响风险因素的基因变异[例如，一个可升高低密度脂蛋白（LDL）胆固醇水平的基因变体]。随访携带和没有携带该基因变体的个体，观察是否发生了兴趣结局。因为这些基因变异通常与混杂因素无关，携带和没有携带该基因变体的个体的临床结局差异即可以归因于风险因素的差异。例如，一个与高 LDL 胆固醇水平相关的基因变体同时与冠心病的高风险相关，这为 LDL 胆固醇与冠心病的因果效应提供了支持性证据。

　　解释孟德尔随机化原则的一种方法是举例说明，如一项高密度脂蛋白（HDL）胆固醇和甘油三酯与冠心病关系的研究。高 HDL 胆固醇水平与降低冠心病风险相关，经过多变量调整后这种关联仍然显著[2]。相反，高甘油三酯水平与冠心病风险之间的关联在多变量分析后不再显著。这些观察结果被解释为 HDL 胆固醇是冠心病的一个因果驱动因素，而甘油三酯水平只是相关因素[2]。为了更好地理解这些关系，研究者使用孟德尔随机化来测试所观察到的 HDL 胆固醇或甘油三酯水平与冠心病患病风险之间的相关性是否符合因果关系[3-5]。

使用该方法

为什么使用孟德尔随机化？

孟德尔随机化的基本原理可以通过与随机化临床试验的比较来理解。为了回答通过治疗使 HDL 胆固醇水平提高是否会降低患冠心病的风险的问题，受试者随机接受升高 HDL 胆固醇水平的治疗和没有该效应的安慰剂。如果 HDL 胆固醇与冠心病的发生有因果关系，提高 HDL 胆固醇水平的药物最终会降低患冠心病的风险。然而，随机试验成本极高，且花费大量时间，可能无法实施，或者缺乏可用于检验某个假设的干预措施，从而限制了可被随机试验回答的临床问题数量。

孟德尔随机化的局限性是什么？

孟德尔随机化基于 3 个假设：①遗传变异与风险因素相关；②遗传变异与混杂因素无关；③遗传变异只通过风险因素影响结果。第二和第三个假设一起被认为与基因多效性无关。基因多效性指的是基因变体通过独立于风险因素的途径影响结局。第一个假设可以通过检测基因变异体与风险因素的关联强度来直接评估。但是，第二和第三个假设无法通过经验证明，而需要研究者的判断和不同的敏感性分析。

如果基因变异存在多效性，孟德尔随机化研究可能会造成偏倚。例如，如果增加 HDL 胆固醇水平的基因变异也通过一个独立的途径（如通过减少炎症反应）影响冠心病的发病风险，则可能得出 HDL 胆固醇与冠心病之间存在因果关系的推断，实际上真正的因果关系是另一条途径。

另一个局限性是统计检验效能。孟德尔随机化研究中检验效能的决定因素包括基因变异的使用频率、变异对风险因素的效应大小及研究的样本量。因为任何一个基因变异体都只能解释风险因素差异的一小部分，因此通常将多个变异体组合形成多基因风险评分来增加统计效能。

作者如何使用孟德尔随机化？

在 *JAMA* 发表的一项研究中，Frikke-Schmidt 等 [4] 将孟德尔随机化用于 *ABCA*1 基因的基因变体，研究 HDL 胆固醇与冠心病的关系。与非携带者相比，*ABCA*1 基因功能缺失突变体携带者的 HDL 胆固醇水平降低了 17mg/dL，但冠心病风险没有增加 [OR=0.93，95% CI（0.53，1.62）]。观察到 HDL 胆固醇水平下降 17mg/dL 预期使冠心病风险增加 70%，且这项研究有超过 80% 的效能发现这一差异；因此，*ABCA*1 基因变异和冠心病之间缺乏遗传关联不太可能是由于检验效能太低而引起的。这些数据是第一批对 HDL 胆固醇是冠心病潜在致病因素这一结论提出质疑的研究之一。其他一些孟德尔随机化研究结果显示，升高 HDL 胆固醇水平的基因变异与冠心病风险降低无关，这一结论与 HDL 胆固醇不是冠心病致病因素的结论一致 [5]。

低 HDL 胆固醇水平伴随着高血浆甘油三酯水平，甘油三酯水平反映了血液中富含甘油三酯的脂蛋白的浓度。Do 等 [3] 使用多变量孟德尔随机化方法研究了相关风险因素，如 HDL 胆固醇与甘油三酯水平之间的关系。在对 185 个影响血脂的多态性位点进行分析发现，由于基因变异导致 HDL 胆固醇水平一个标准差的升高（约 14mg/dL）与冠心病的发病风险无关 [OR=0.96，95% CI（0.89，1.03）；图 27.1]。相反，甘油三酯水平增加一个标准差（约 89mg/dL）与冠心病发病风险升高相关 [OR=1.43，95% CI（1.28，1.60）]。这些孟德尔随机化研究表明，LDL 胆固醇和富含甘油三酯的脂蛋白水平可能是冠心病风险的驱动原因，而非 HDL 胆固醇水平。

评价孟德尔随机化时的注意事项

评估孟德尔随机化研究的首要关注点是，研究中使用的基因变体是否可能具有多效性。影响个体风险因素的单个基因变异最有可能仅通过风险因素影响结局，而不具有多效性效应。例如，编码 C 反应蛋白的 *CRP* 基因变异，被用于孟

分析	来源	比值比（95%CI）
LDL 胆固醇		
观察性	ERFC[2]	1.37（1.09，1.73）
孟德尔随机化	Do 等 [3]	1.46（1.37，1.56）
异质性检验：P=0.60		
HDL 胆固醇		
观察性	ERFC[2]	0.78（0.76，0.81）
孟德尔随机化	Do 等 [3]	0.96（0.89，1.03）
异质性检验：P<0.01		
甘油三酯		
观察性	ERFC[2]	0.99（0.96，1.03）
孟德尔随机化	Do 等 [3]	1.43（1.28，1.60）
异质性检验：P<0.01		

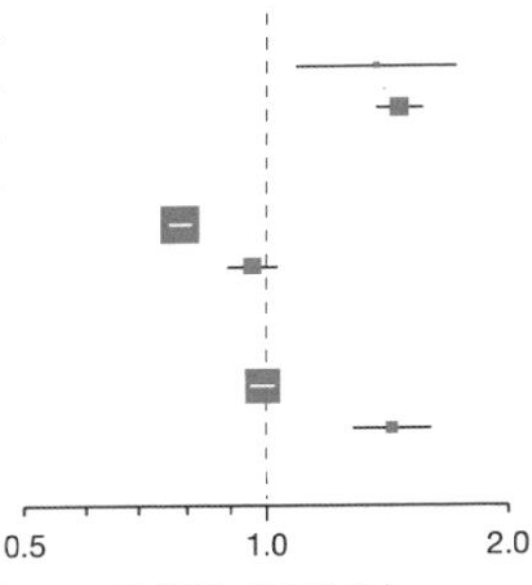

比值比（95%CI） 0.5　1.0　2.0

图 27.1 比较观察性研究和孟德尔随机化研究对低密度脂蛋白（LDL）胆固醇、高密度脂蛋白（HDL）胆固醇和甘油三酯与冠心病相关性的评估
观察性研究对相关性的评估结果来自新兴风险因素协作组（ERFC）研究 [2]。孟德尔随机化研究对相关性的评估结果来自 Do 等 [3] 的研究，该研究基于对 185 个可改变血脂水平并对其他脂质组分（如 HDL 胆固醇及甘油三酯与 LDL 胆固醇）进行互相调整的基因变异。异质性检验（Cochran Q 检验）表明，观察性研究和孟德尔随机化研究对于 LDL 胆固醇和冠心病的相关性评估是一致的，而对于 HDL 胆固醇或甘油三酯和冠心病的相关性评价则不一致。

德尔随机化研究，排除了 C 反应蛋白与冠心病的直接因果关系[6]。然而，编码兴趣风险因素的单个基因变异通常难以获得。在这些情况下，多效性可以通过检测所使用的基因变异是否与已知的混杂因素（如饮食、吸烟和生活方式因素）有关来检验[7]。最近研究者提出了更多先进的统计技术，包括中位数回归[8]和使用特定人群工具[7]，以防止多效性的基因变体造成结果偏倚。

第二个关注点是孟德尔随机化研究是否有足够的检验效能来发现相关性。因此，孟德尔随机化研究评估结果无显著性时，应该同时进行基于基因工具强度和研究样本量的效能分析。此外，应使用异质性检验对孟德尔随机化研究评估结果与传统观察性研究评估性结果进行比较。

致 谢

这篇文章首次发表在 *JAMA* 上时，声明了以下情况。

利益冲突声明：没有报道。

参考文献

[1] Smith GD, Ebrahim S. 'Mendelian randomization': can genetic epidemiology contribute to understanding environmental determinants of disease? Int J Epidemiol, 2003, 32(1): 1–22. Medline: 12689998.

[2] Di Angelantonio E, Sarwar N, Perry P, et al. Emerging Risk Factors Collaboration. Major lipids, apolipoproteins, and risk of vascular disease. JAMA, 2009, 302(18): 1993–2000. Medline: 19903920.

[3] Do R, Willer CJ, Schmidt EM, et al. Common variants associated with plasma triglycerides and risk for coronary artery disease. Nat Genet, 2013, 45(11): 1345–1352. Medline: 24097064.

[4] Frikke-Schmidt R, Nordestgaard BG, Stene MCA, et al. Association of loss-of-function mutations in the ABCA1 gene with high-density lipoprotein cholesterol levels and risk of ischemic heart disease. JAMA, 2008, 299(21): 2524–2532. Medline: 18523221.

[5] Voight BF, Peloso GM, Orho-Melander M, et al. Plasma HDL cholesterol and risk of myocardial infarction: a mendelian randomisation study. Lancet, 2012, 380(9841): 572–580. Medline: 22607825.

[6] Zacho J, Tybjaerg-Hansen A, Jensen JS, et al. Genetically elevated C-reactive protein and ischemic vascular disease. N Engl J Med, 2008, 359(18): 1897–1908. Medline: 18971492.

[7] Emdin CA, Khera AV, Natarajan P, et al. Genetic association of waist-to-hip ratio with cardiometabolic traits, type 2 diabetes, and coronary heart disease. JAMA, 2017, 317(6): 626–634. Medline: 28196256.

[8] Bowden J, Davey Smith G, Haycock PC, et al. Consistent estimation in mendelian randomization with some invalid instruments using a weighted median estimator. Genet Epidemiol, 2016, 40(4): 304–314. Medline: 27061298.

（赵静　译，雷翀　审）

使用 E 值评估观察性研究中未测量混杂的潜在影响

Sebastien Haneuse, Tyler J. VanderWeele, David Arterburn

本章讨论了 E 值分析，这是观察性研究中对未测量混杂因素进行敏感性分析的一种替代方法，它明确了否定研究中观察到的结果时未测量混杂因素需达到的程度。

随机试验是比较治疗效应研究的标准。但在许多情况下，开展随机研究不可行或不符合伦理[1]，研究者可能转而开展观察性研究以更好地理解临床结局。观察性研究的主要局限在于治疗分配不随机产生潜在混杂偏倚。因此，观察到的关联也可能归因于被研究的治疗措施之外的差异，不能假定存在因果关系。

在 2018 年 10 月 16 日这期的 *JAMA* 上，Fisher 等[2] 报道了一项大型多中心观察性研究，探索在严重肥胖和 2 型糖尿病患者中行减肥手术与长期大血管疾病预后之间的关联。这项研究利用美国 4 个综合卫生系统中 2005—2011 年 5301 例年龄在 19~79 岁接受减肥手术的患者和 14 934 例与之配对的非手术患者的数据，结果发现，减肥手术与 5 年内大血管疾病发病率降低 40% 相关 [手术组为 2.1%，非手术组为 4.3%；风险比（HR）=0.60，95%CI（0.42，0.86）]。

两种策略被用于减轻混杂偏倚的影响。第一种是采用配对队列设计，根据事先确定的潜在混杂因素（研究中心、年龄、性别、体重指数、血红蛋白 A1c 水平、胰岛素使用情况、已知糖尿病持续时间，以及之前医疗保健使用情况），将非手术患者与手术患者进行配对。用于校正混杂偏倚的第二种策略，主要结果是基于多变量 Cox 模型的拟合，该模型校正了配对时使用的所有因素及更大范围的潜在混杂因素（参考文献 [2] 中的表 1）。因此，所有在配对后依然存在可被测量的潜在混杂因素，在组间的不平衡通过统计分析进行控制。然而，即使通过这些努力，考虑到其观察性研究的设计，依然可能存在未测量的混杂因素。

为什么使用 E 值？

虽然配对和回归分析对混杂因素进行了一定程度的控制，但仅限于被测量的混杂因素。研究中仍存在潜在的未测量混杂。为了评估未测量混杂因素可能造成的问题的严重程度，研究人员可以进行敏感性或偏倚分析 [3]。大部分敏感性分析的共同点是使用一个需要输入两个参数的公式：①未测量混杂因素与治疗选择之间的关联强度和方向；②未测混杂因素与结局的关联强度和方向 [4]。

此外，可能还需要更多的输入和信息，例如，未测量的混杂因素的流行率及它与测量混杂因素的关联。当知道未测量混杂因素是什么时，这些信息可从已发表的研究和（或）通过其他数据源获得。例如，吸烟是发生心血管疾病的已知危险因素，但具体某个患者的吸烟状况可能未被纳入数据库。在这种情况下，需要基于先前在类似的临床条件下考虑了吸烟状况的研究来对吸烟的流行率进行假设。然而，一个真正未知混杂因素的发生率是无法估计的。此外，许多方法需要做出简化的假设，如未测量的混杂因素是二分类的。因此，这类敏感性分析只能在研究者已界定额外信息后进行，额外信息通常是对一些公式进行一系列输入。因为关于每一个假设的决定都会影响分析结果，此类敏感性分析最严格的方法是研究者考虑每个输入信息的各种可能数值，然后检测其对结果造成了何种影响。

虽然原则上可以实现，但这种方法存在局限性。首先，这种方法因容易被误用而受到批判，因为从某种意义上来说，调查人员可能会选择关注一些可以使原始结果看起来很可靠的假设。第二，如果考虑的场景很多，敏感性分析中可能会出现相互矛盾的结果，这可能会增加得出确切结论的困难。

E 值是观察性研究中对未测量混杂因素进行敏感性分析的一种替代方法，可以避免做出假设，但要求对某些公式的输入进行主观分配[4]。具体而言，E 值分析提出了以下问题：未测量的混杂因素需要有多强才能否定所观察到的结果[5]？E 值本身是通过量化风险比标度上的最小关联强度来回答这个问题，一个未测量的混杂因素必须同时与治疗及结局都相关，同时考虑测量的协变量，才能否定所观察到的治疗 – 结局关联。如果未测量混杂因素的强度弱于 E 值，则主要研究结果不会被未测量混杂因素推翻而成"无关联"（即将估计的风险比变为 1.0）。因此，E 值可通过考虑未测量混杂因素达到这种量级是否合理，来帮助评估主要研究结果的稳健性。E 值提供了潜在因果关联证据的一种度量，因而得名"E 值"。

E 值具有许多吸引人的特性。首先，与标准的敏感性分析方法不同，它不需要研究者做出假设。其次，其非常直观，最低的可能数值是 1。E 值越高，可对所观察到的相关性造成影响的未测量混杂因素就需要越强。第三，计算也提供

95% 置信区间。因此，研究者可以评估改变置信区间以使其包含风险比 1.0（即无关联）所需的未测量混杂的程度。第四，在一系列效应测量中，包括相对危险度、HR、风险差及研究设计，E 值的计算都非常简单。包括连续结局指标在内的不同效应测量，均有公式用于 E 值的计算[4]，并且已经可以通过免费软件和在线计算器来计算 E 值（https://evalue.hmdc.harvard.edu/app/）[6]。

E 值的局限性是什么？

E 值是敏感性分析的通用工具，不需要对未测量混杂因素的性质做出假设。在某些情况下，研究者可以做出假设（例如，关于某项未测量混杂因素的流行率），这样敏感性分析可根据特定的研究设计和（或）统计分析进行调整。然而，这种类型的分析自始至终均应考虑所做假设的合理性。

此研究中作者为何使用 E 值？

Fisher 及其同事[2] 使用的数据是从 4 个综合医疗保健系统的病历数据库中回顾性提取的，因此，这些数据代表了这些机构的临床决策和照护。由于研究团队没有控制患者是否接受减肥手术（即治疗不是随机分配的），因此需要承认存在潜在未测量混杂偏倚，并对其进行彻底的探究。

如何解读此研究中的 E 值发现？

Fisher 及其同事[2] 发现，减肥手术与较低的 5 年复合大血管事件发病率相关（手术组为 2.1%，非手术组为 4.3%），HR 为 0.60[95%CI（0.42，0.86）]。其 E 值为 2.72，这意味着如果未测量的协变量与大血管事件和减肥手术的相对风险关联都需要达到 2.72 以上，残余混杂才会影响观察到的关联。置信区间上限的 E 值为 1.60。在 Fisher 等[2] 的研究中，一些已知的与大血管疾病强相关危险因素的风险比为：高血压 1.09[95%CI（0.85，1.41）]，血脂异常 1.88[95%CI（1.34，2.63）]，目前吸烟 1.48[95%CI（1.17，1.87）]。未测量或未知的混杂因素对大血管疾病发病产生的影响不可能超过已知的风险因素，因此其相对风险度也不可能超过 2.72。

解读基于 E 值结果时的注意事项

E 值的解读必须基于其所在研究的背景才有意义。特别是，E 值的强度大小取决于其他风险因素的关联强度。例如，如果大多数其他风险因素的 HR 为 1.1，而 E 值为 1.3 就相对较大，因为未测量的混杂因素需要比大多数风险因素具有更大的效应才会影响当前的关联。相反，如果许多风险因素的 HR 为 2.0，1.3 的 E 值就相对小。还应考虑研究中已经做出的校正（即对观察到的混杂因素）。

致 谢

这篇文章首次发表在 *JAMA* 上时，声明了以下情况。

利益冲突声明：Haneuse 和 VanderWeele 博士报告从美国国立卫生研究院获取了基金资助。Arterburn 博士报告获取了美国国立卫生研究院和以患者为中心结局研究所的基金资助。没有其他公开的报告。

参考文献

[1] Courcoulas AP, Yanovski SZ, Bonds D, et al. Long-term outcomes of bariatric surgery: a National Institutes of Health symposium. JAMA Surg, 2014, 149(12): 1323–1329. Medline: 25271405. DOI:10.1001/jamasurg.2014.2440.

[2] Fisher DP, Johnson E, Haneuse S, et al. Association between bariatric

surgery and macrovascular disease outcomes in patients with type 2 diabetes and severe obesity. JAMA, 2018, 320(15): 1570–1582. Medline: 30326126. DOI:10.1001/jama.2018.14619.

[3] Lash TL, Fox MP, Fink AK. Applying Quantitative Bias Analysis to Epidemiologic Data. Berlin, Germany: Springer Science & Business Media, 2011.

[4] Ding P, VanderWeele TJ. Sensitivity analysis without assumptions. Epidemiology, 2016, 27(3): 368–377. Medline: 26841057.DOI:10.1097/EDE.0000000000000457.

[5] VanderWeele TJ, Ding P. Sensitivity analysis in observational research: introducing the E-value. Ann Intern Med, 2017, 167(4): 268–274. Medline: 28693043. DOI:10.7326/M16–2607.

[6] Mathur MB, Ding P, Riddell CA, et al. Web site and R Package for computing E-values. Epidemiology, 2018, 29(5): e45–e47. Medline: 29912013. DOI:10.1097/EDE.0000000000000864.

（赵静　译，雷翀　审）

29

临床研究中的指示性混杂

Demetrios N. Kyriacou, Roger J. Lewis

本章回顾了临床研究中控制混杂因素的方法的应用，以评估风险因素治疗对患者结果的潜在影响。

在评估一种治疗方法或潜在风险因素（暴露因素）对患者结局的影响时，必须考虑由其他因素造成混杂的可能性[1]。例如，如果研究者研究饮用咖啡对肺癌发展的影响，他们可能会观察到这两个变量之间有明显的相关性。然而，由于饮用咖啡也与吸烟相关，所观察到的饮用咖啡与肺癌之间的相关性并不意味着此二者之间有真正的因果关系，这是饮用咖啡和吸烟（混杂因素）相关联的结果，而吸烟才是肺癌的真正病因。

上例只是非常复杂和具有多面性属性混杂因素的一个简单例子。因混杂因素造成的失真可能会增强、削弱或完全逆转一项暴露因素的真实效应。此外，在流行病学和临床研究中，多种因素交互作用产生混杂。尽管如此复杂，但只要满足 3 个重要标准，就可以很容易地确定一项混杂变量[1]。首先，一个混杂因素必须是结局的独立危险因素，既可以是致病因素，也可以是致病因素的替代（如吸烟与肺癌）。其次，混杂因素必须和暴露因素（如吸烟和饮用咖啡）相关。第三，混杂因素是暴露与结局的中间变量（如吸烟不是由饮用咖啡引起的）。

临床研究中一种非常重要的混杂类型是"指示性混杂"，当选择特定治疗的临床指征（如疾病严重程度）同时影响结局时，就会出现这种情况。例如，病情较重的患者可能会接受更多的强化治疗，在比较干预措施时，更多的强化治疗干预呈现出较差的结局。这被称为"严重程度混杂"，其中强调疾病的严重程度是混杂因素。由于疾病的严重程度同时影响治疗选择和患者结局，且它不是治疗和结局的中间环节，因此它符合混杂的标准。

例如，Andersen 等 [2] 报道的非随机评价气管插管与气囊面罩通气在儿童心肺骤停中的作用研究，很可能会受到指示性混杂的影响。患者既往及在接受心肺复苏期间的临床状况（如哮喘、囊性纤维化和上呼吸道阻塞）可能同时影响患者的结局和气道管理的类型 [2]。换言之，疾病较重且总体生存预后较差的患儿接受气管插管的可能性更大 [2]。由于疾病的严重程度同时是死亡率和气管插管这项临床决策的强预测因素，因此存在指示性混杂的可能性特别大。

并非所有的指示性混杂都与疾病的严重程度有关。其他同时影响干预类型和结局的因素均可能导致此类混杂。例如，与没有医疗保险的患者相比，有医疗保险的患者可能会接受不同的疾病干预措施。此外，有保险的患者往往更健康，也能够获得更好的整体医疗服务，从而改善他们的总体测量结局。在这种情况下，医疗保险是评估治疗对结局的影响的混杂因素。

处理临床研究中的混杂

无论是观察性还是干预性临床研究，其主要目的都是为了获得治疗效应或潜在风险因素对患者预后影响的有效测量。由于混杂会扭曲兴趣暴露与结局之间的真实关系，所以研究者尝试控制混杂，以提供对观测相关性或治疗效果的有效测量 [3]。特别是，随机临床试验（RCT）通过随机分配治疗来平衡可能影响结果的潜在混杂因素（无论是测量的、未测量，还是未知的），以确保这些因素与干预措施的分配无关。因此，RCT 通常不需要使用统计方法来校正混杂，因为随机过程就是为了限制所有形式的混杂。

在某些情况下，RCT 可能不合适、不可能或不可行 [4]。在这些情况下，使用观察性研究来探索因果关系，其中每个患者的治疗分配不是随机的，而是由临床指征决定的。此类观察性研究通常比 RCT 更难解读，由于没有随机化选择是否暴露，因此常存在潜在的混杂。在统计分析过程中，如果不校正混杂因素，可能会导致对暴露与结局关系的不准确估计。

混杂控制方法的应用

在临床试验和观察性研究中，为了控制混杂，临床研究者在试验设计过程（如随机化、限制和匹配）避免混杂，并在数据统计分析过程中（如分层分析、回归模型和倾向性评分）消除混杂。本书的其他章节总结了 logistic 回归模型和倾向评分方法的使用 [5,6]（见第 15 章和 35 章内容）。

Andersen 等使用倾向性评分匹配对混杂进行统计学校正 [6]。倾向性评分是指主治医生基于患者特征和临床指征决定患者接受特定治疗的概率。这一概率被用于匹配接受兴趣治疗的患者和接受对照治疗的患者，从而通过平衡组间潜在混杂因素来控制混杂。

控制混杂方法的局限性是什么？

尽管在临床研究中已经选择了旨在消除偏倚的研究设计和统计方法 [1,7,8]，但未完全控制的"残余"混杂仍持续存在。这种情况可能发生在 RCT 中，当随机过程（通常在病例数较少的试验中）未能完全平衡治疗组之间的混杂因素时。残余混杂更有可能出现于对干预措施的观察性研究中，当统计方法没有充分校正混杂因素时。统计未能校正的原因包括：①未能测量混杂变量，因而无法纳入统计分析（即"未测量的混杂"）；②使用未能准确反映或捕捉到它本应该代表特征的混杂变量测量（即用于描述混杂因素的变量是对特征的不完整或错误的分类测量）；③使用了过于宽泛的混杂因素的分类方法（即使对于具有相同混杂变量值的患者，接受治疗和经历结局的可能性也存在重要变异）。

如何解读结果？

在 Andersen 等的研究中 [2]，比较气管插管和气囊面罩通气时存在一定程度的指示性混杂。指示性混杂很明显，因为在倾向性评分匹配统计分析中纳入了某些可能影响医生决定对患者气管插管的临床状况（如疾病分类、既往状况、心搏骤停是否被目击；见 Andersen 等 [2] 的补充资料），会降低估计气管插管有害作用的强度。例如，在未经校正的统计分析中，儿童心肺复苏期间气管插管与出院存活率降低相关，风险比为 0.64[95%CI（0.59，0.69）；*P*<0.001]。然而，在倾向性评分匹配校正的统计分析中，风险比效应估计值为 0.89[95%CI（0.81，0.99）；*P*=0.03]。多变量分析中将 1 个或多个临床条件纳入统计校正后，估计值的变化是存在这些临床条件造成混杂的证据 [9]。而且，如果不是所有重要的混

杂变量都被纳入统计校正分析，那么残余混杂可能仍将持续存在。尽管 Andersen 等使用了复杂的统计方法来限制指示性混杂，但他们的观察性队列研究可能没有包括对所有潜在混杂的测量，如在复苏阶段影响患者插管决定的相关因素。

解读旨在校正指示性混杂分析时的注意事项

在评估有关治疗效果的观察研究中的指示性混杂时，读者应该考虑为什么临床医生选择特定的干预措施，以及这些决定如何被一些能直接影响结局的因素所影响。相应地，研究者必须知道并理解干预措施、潜在混杂因素与结局之间的因果和非因果关系，以确保潜在混杂得到控制。在决定应该测量哪些变量并将其纳入统计分析时，还必须考虑潜在的病理生理过程。任何对临床干预措施的评估都应包括对指示性混杂的评估，最好是通过以下几点来完成：①理解导致特定结局的潜在病理生理机制；②理解混杂的标准，并描述潜在混杂因素分别与干预措施和结局变量之间的关系；③理解可以减少或消除指示性混杂的有效研究设计和统计方法。

致　谢

这篇文章首次发表在 *JAMA* 上时，声明了以下情况。

利益冲突声明：没有报道。

参考文献

[1] Rothman KJ, Greenland S, Lash T, eds. Modern Epidemiology. 3rd ed. Philadelphia, PA: Lippincott Williams & Wilkins, 2008.

[2] Andersen LW, Raymond TT, Berg RA, et al. The association between tracheal intubation during pediatric in-hospital cardiac arrest and survival. JAMA, 2016, 316(17): 1786–1797. DOI:10.1001/jama.2016.14486.

[3] Greenland S, Morgenstern H. Confounding in health research. Annu Rev Public Health, 2001, 22: 189–212. Medline: 11274518.

[4] Black N. Why we need observational studies to evaluate the effectiveness of health care. BMJ, 1996, 312(7040): 1215–1218. Medline: 8634569.

[5] Tolles J, Meurer WJ. Logistic regression: relating patient characteristics to outcomes. JAMA, 2016, 316(5): 533–534. Medline: 27483067.

[6] Haukoos JS, Lewis RJ. The propensity score. JAMA, 2015, 314(15): 1637–1638. Medline: 26501539.

[7] Szklo M, Nieto FJ, eds. Epidemiology: Beyond the Basics. 3rd ed. Burlington, MA: Jones & Bartlett, 2014.

[8] Fewell Z, Davey Smith G, Sterne JA. The impact of residual and unmeasured confounding in epidemiologic studies: a simulation study. Am J Epidemiol, 2007, 166(6): 646–655. Medline: 17615092.

[9] McNamee R. Confounding and confounders. Occup Environ Med, 2003, 60(3): 227–234. Medline: 12598677.

（赵静　译，雷翀　审）

中介分析

Hopin Lee, Robert D. Herbert, James H. McAuley

本章回顾了使用中介分析来评估干预措施产生效应的可能机制。

在 *JAMA Network Open* 发表的一项研究中，Silverstein 等[1] 利用中介分析探索了 "解决问题的教育计划" 如何预防低收入母亲的抑郁症状。使用的数据来自随机试验，作者测试了 8 种干预措施发挥作用的可能机制。他们的结论是，解决问题教育主要通过减轻母亲的压力来降低低收入母亲出现抑郁症状的风险。

使用该方法

为什么使用中介分析？

卫生和医疗干预的效果通常被认为是通过特定的生物或精神心理机制发挥作用的。我们可以使用中介分析来评估可能的机制。

描述中介分析

在中介分析中，干预对结果的影响分为间接效应和直接效应。间接效应通过兴趣中介因素发挥作用，而直接效应通过其他机制发挥作用。这些效应通常以图表显示（图 30.1）。中介分析可以估算间接效应、直接效应及中介因素在其中所占的比重，它是一种统计学方法，可以用于估计总

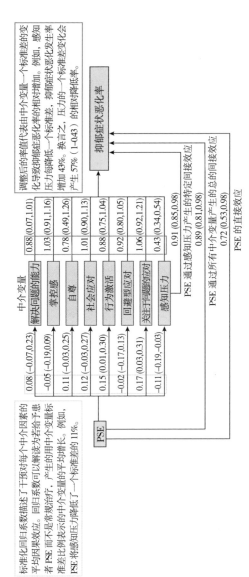

图 30.1 中介分析用于一项解决问题教育（PSE）预防母亲抑郁的研究

中介分析探索 PSE 如何减轻低收入母亲的抑郁症状。连接 PSE 和每个中介变量的箭头上的数字是标准化回归系数（和 95% CI）。连接中介变量和抑郁症恶化率的箭头上的数字是校正后的直接效应在图右下角。PSE 通过感知压力产生的间接效应和直接效应率值为 0.91，表明抑郁症恶化率的前头上的数字是校正正后的率值。从中介分析中得出的间接和直接效应。从中介分析中得出的间接效应和压力产生的影响，平均降低 9%（1−0.91）的抑郁症恶化率。PSE 还通过模型中的其他机制，包括应激（PSE 通过感知压力产生的总间接效应的率值为 0.89）降低了抑郁症恶化率。直接效应率值为 0.72，表明 PSE 对抑郁症恶化率的显著影响是通过未测量影响起作用的。引自 Silverstein 等[1]。

169

干预效应中有多少是通过特定的中介因素发挥作用的。

两种广泛用于进行中介分析的方法，即统计分析和因果分析。统计中介分析用回归模型估计干预－中介和中介－结局效应强度。然后将这些回归系数相乘可以来估计间接效应[2]。统计中介分析受限于在干预、中介和结局之间存在非线性关系或干预和中介因素之间存在相互作用的情况下，无法准确建模[2]。因果中介分析比较普适和严谨。它更为普适是因为它允许非线性关系和交互作用的存在[3]，更为严谨是因为它明确概述了做出因果推断时所必需的假设，并包含评估这些假设的敏感性分析[2,3]。因果中介分析使用线性或非线性回归技术对干预－中介和中介－结局效应建模。回归模型用于模拟在接受和不接受干预的假设和观察场景下，中介因素和结局对每个受试者的潜在价值。然后用这些估计值计算间接和直接效应的平均值[3]。

当线性模型用于连续变量且干预与中介变量之间没有交互作用时，统计和因果中介分析的估计结果相似。当中介变量或结局为二分类变量，或当使用非线性模型或存在交互作用时，统计中介分析会产生有偏倚的估计值，此时因果中介分析的方法更为可取[2]。

中介分析的局限性是什么？

所有中介分析的明确目标都是显示因果关系。这一目标要求满足特定的假设。在中介分析中，干预－结局、干预－中介和中介－结局的效应必须是无混杂的，才能进行有效的因果推断。这种需求通常被称为无混杂或可忽略性假设[2]。在随机试验中，受试者被随机分配到干预组中，因此干预－结局和干预－中介的效应可以被认为是无混杂的。然而，试验受试者通常不是被随机分配接受或不接受中介因素，因此即使是在随机试验中，中介－结局的效应也可能存在混杂。为了克服这种潜在的偏倚，研究者可以通过使用回归校正等技术来控制中介－结局效应中已知的混杂。然而，正如本书另一章所强调的[4]，即使对已知的混杂因素进行校正，未测量混杂仍然可能会造成偏倚（见第 35 章）。敏感性分析可以而且应该被用于评估中介分析中未测量混杂引起的潜在偏倚[3]。

观察性研究中介分析的混杂风险大于随机试验[3]，因为观察性研究的受试者不是被随机分配接受暴露。与随机试验不同，在观察性研究中，不能假定暴露－中介变量或暴露－结局效应是无混杂的。因此，观察性研究中介模型中对所有效应的估计可能存在偏倚，并且可能需要对所有效应进行混杂控制。Cheng 等[5]的观察性研究提供了一个实例，研究使用中介分析来检验功能性大脑连接是否介导了抑郁对睡眠质量的影响。由于受试者的抑郁程度（暴露）或功能性脑连接（中介）不是被随机分配的，研究者在中介模型中校正了所有的已知混杂。尽管做出了这些努力，但与所有的观察性研究一样，在这项研究中，未测量的混杂因素仍可能会对间接和直接效应的估计产生偏倚。

作者为何使用中介分析？

虽然解决问题教育对抑郁症的有效性已被证实，但介导这种效果的心理机制尚不明确。Silverstein 等[1]对他们的随机试验进行了有计划的中介分析，以了解解决问题教育减轻抑郁症状的机制（图 30.1）。理解中介机制可能有助于形成更有效力或更有效率的解决问题教育干预措施。

评估中介分析结果时的注意事项

如果采用中介分析校正混杂或使用敏感性分析探索未测

量混杂的影响，应谨慎解读其结果。随机或非随机研究的中介分析只有在可靠地排除混杂因素后，才能显示因果效应。如果干预措施中有多个中介因素相互影响，中介因素可能会成为随机后影响其他中介因素效应的混杂因素[6]。在这些情况下，对单个中介变量进行中介分析获得直接或间接效应的估计的解读必须谨慎。中介变量和结局的测量时机也很重要。如果中介变量与结局同时被测量，则可能存在反向的因果关系。也就是说，结局可能导致中介因素，而不是中介因素导致结局。

致　谢

这篇文章首次发表在 *JAMA* 上时，声明了以下情况。

利益冲突声明：没有报道。

参考文献

[1] Silverstein M, Cabral H, Hegel M, et al. Problem-solving education to prevent depression among low-income mothers. JAMA Netw Open, 2018, 1(2): e180334. DOI:10.1001/jamanetworkopen.2018.0334.

[2] VanderWeele TJ. Explanation in Causal Inference: Methods for Mediation and Interaction. New York, NY: Oxford University Press, 2015.

[3] Imai K, Keele L, Yamamoto T. Identification, inference and sensitivity analysis for causal mediation effects. Stat Sci, 2010, 25(1): 51-71.

[4] Haukoos JS, Lewis RJ. The propensity score. JAMA, 2015, 314(15): 1637-1638. Medline: 26501539.DOI:10.1001/jama.2015.13480.

[5] Cheng W, Rolls ET, Ruan H, et al. Functional connectivities in the brain that mediate the association between depressive problems and sleep quality. JAMA Psychiatry, 2018, 75(10): 1052-1061. Medline: PMC6233808. DOI:10.1001/jamapsychiatry.2018.1941.

[6] VanderWeele TJ, Vansteelandt S. Mediation analysis with multiple mediators. Epidemiol Methods, 2014, 2(1): 95-115. Medline: 25580377.

（赵静　译，雷翀　审）

比值比（OR）——现行最佳实践和应用

Edward C. Norton, Bryan E. Dowd, Matthew L. Maciejewski

本章解释了在临床研究中，如何正确应用比值比（OR）来解释二分类变量之间的相关性。

比值比（OR）在临床研究中常被用于表示危险因素和结局指标之间的相关性。比值和比值比可用于二分类结局（一种可用是否表达的结局，如死亡）。比值是指发生结局事件的概率除以不发生结局事件的概率。例如，假设一组患者死亡概率是 0.3，则死亡比值为 0.3/（1−0.3）=0.43。当概率非常低的时候，比值几乎接近于概率。例如，当概率是 0.05 时，比值为 0.05/（1−0.05）=0.052。当概率较大时，则二者数值相差甚远。

概率和比值是采用不同的方式表达相似的概念。例如，当随机抽取扑克牌中的一张，抽到黑桃的概率是 13/52=25%。而抽到黑桃的比值则为 25%/75%=1∶3。临床专家常常对概率感兴趣，而赌博玩家往往对比值感兴趣。赔率在下注时很有用，因为它们代表公平的支出。如果从一副纸牌中选择一张黑桃时下注 1 美元，则必须有 3 美元的支出才能有机会赢回钱。从赌徒的角度来看，低于 3 美元的支出是不利的，而高于 3 美元的支出则是有利的。

两组间二分类变量（如死亡率）的差异可以用比值比（即两组结局比值的比）来比较。此外，两组间的差异也可以用概率比较，即计算相对危险度（RR，两组结局概率的比值）。比值比常用于 logistic 回归中，来表达结局和危险因素的相关性[1]。

logistic 回归为什么要使用比值比？

研究人员常常用多元 logistic 回归来分析二分类变量结局。logistic 回归的缺点之一在于其结果并不能直接反映结局的概率或相对危险度。然而，logistic 回归的结果很容易转化为比值比。这是因为 logistic 回归等式的左边等于比值对数，即比值比的自然对数。例如，如果 logistic 回归计算等式左边比值对数等于 0.4，那么比值比即为比值对数求幂 [exp（0.4）=1.5]。医学科研文献中往往报道的比值比均大于 0，而比值对数则可为正数或负数 [例如，当比值对数为 –0.2 时，其对应的比值比为 0.82=exp（–0.2）]。

当用比值比表示危险因素和临床结局相关性的时候，可解释为当患者合并该危险因素时，发生临床结局的可能性是否大于或小于不合并该危险因素的患者。多元 logistic 回归模型在评估目标危险因素和结局关系时，可校正其他危险因素，如年龄、吸烟、糖尿病等。

logistic 回归的特征是，一个协变量的比值比在计算其他任何协变量的比值比时都是恒定的。比值比的另一个特征是检验相关性的统计学方法比较简单。标准检验即某一危险因素的系数（比值对数）是否为 0，即该危险因素的比值比是否为 1。报道结果时，一般采用比值比及其 95% 置信区间（CI）。如 95%CI 不包括 1，则可以认为比值比在 α =0.05 水平具有统计学显著性。

比值比的局限性

当使用比值比作为结果时，需注意以下几点：首先，比值比只能用比值解释，而不是概率。比值常常被误认为是相对危险度 [2,3]。仅在一些极端情况下比值比近似于相对危险度。在结局事件概率较大时，特别是当基线患病率超过 10% 的时候，比值比常常过高估计相对危险度。例如，某事件发生于男性的比值比为 2.0 时，可能发生于男性和女性的概率分别为 1% 和 0.5%，也有可能分别为 50% 和 33%，甚至有可能是 80% 和 67%。

其次，logistic 回归计算的比值比量级取决于一个任意因素，即等于二分类变量结局未解释部分方差的平方根 [4]。当数量更多或与结局相关性更强的解释变量加入模型时，该任意因素则会发生改变，这是因为这些增加的变量可以解释模型总的方差，并降低未解释方差。因此，在模型中加入更多的独立解释变量可以增加目标变量（如疾病治疗策略）的比值比，这是因为作为分母的任意因素变小的缘故。此外，如果加入的变量不是模型结局事件的独立危险因素，而是与目标变量相关，且后者相关性大于任意因素与结局的相关性时，则比值比可能下降。

最后，比值比并不是独一无二的。即使是在同一个研究中，如果用于计算比值比的不同的统计学模型存在不同的解释变量，则模型的任意因素彼此不尽相同，从而导致不同模型获得的比值比不具有可比性 [4-6]。如果不同的比值比是基于不同的研究计算出来的，则更加不可比，这是因为不同的样本和不同的模型可计算得出不同的任意因素。这可能提示在不同的研究中，如果用比值比代表相同目标变量和结局事件之间的相关性，则在 meta 分析中是不能计算的 [4]。

如何应用比值比？

Tringale 等 [7] 研究了医疗相关企业支付内科医生咨询、所有权、特许权及研究等项目的费用，以及上述费用是否因医生的专业和性别不同而不同。结果显示，不管是什么专业的医生，约 50.8% 的男医生及 42.6% 的女医生获得过上述资助。将上述概率转换为比值后，男、女医生获得企业资助的比值分别为 1.03（0.51/0.49）和 0.74（0.43/0.57）。

男性和女性获得企业资助的比值比为前者比值除以后者比值。在这个例子里，未校正比值比为 1.03/0.74=1.39。因此，男性获得企业资助的比值是女性的 1.4 倍（或男性获得企业资助的比值较女性高 40%）。值得一提的是，比值比不等于概率之间的比值，这是因为在该例子中概率并不接近于 0。男性获得资助的未校正概率比值（即相对危险度）是女性的 1.19 倍（0.51/0.43）[7]。

男性接受企业资助比值比较大可能是由于在部分专科中，男性医生占据主导地位，更容易受到企业资助。在校正专科后，比值比从 1.39 降低至 1.28，95%CI（1.26，1.31），范围内不包括 1，具有统计学显著性。如校正更多的相关因素，如性别，则比值比可能进一步降低。

如何解读结果？

为了分析性别和接受企业资助的相关性，Tringale 等 [7] 发现在校正其他混杂因素后，男性仍较女性更有可能受到企业资助。在校正混杂因素，如医学专业、所在区域、独资经营状态、性别及性别与专业二者之间的相互作用后，比值比为 1.4。该数值仅可提示性别对结局效应的方向。例如，多元回归模型纳入不同的解释变量，比值比数值可发生变化。比值比数值（1.4）既无法与模型相同但队列不同的比值比进行比较，也无法与队列相同但纳入解释变量不同的比值比进行比较[4]。

读者需要考虑什么问题？

比值比是用于表示危险因素和二分类变量结局相关性的关系的一种方法，但并不是唯一的方法。Tringale 等[7]也报道了绝对率差。读者还必须理解比值比的深层含义，如可以根据比值比计算出概率。当概率数值偏小时，比值比和相对危险度几乎相等。当概率较大时，二者数值差距则较大。比值比的数值本身很难解释，这是因为 logistic 回归模型存在任意因素，且很难与其他研究的比值比进行比较。因此，为了更好地理解研究结果的意义，最好采用多种方式检验研究结果。

致　谢

这篇文章首次发表在 *JAMA* 上时，声明了以下情况。

利益冲突声明：Maciejewski 称其在阿拉巴马大学（伯明翰）的一次研讨会上发表相关演讲获得了报酬；并获得美国国家药物滥用研究所（NIDA）和美国退伍军人事务部的课题资助；从美国国家质量保证委员会（NCQA）获得了杜克大学的研究资助；接受了退伍军人事务健康服务研究和发展协会的研究者事业科学奖（10-391）资助。其配偶拥有 Amgen 公司的股票。无其他需要声明的利益冲突。

参考文献

[1] Meurer WJ, Tolles J. Logistic regression diagnostics: understanding how

well a model predicts outcomes. JAMA, 2017, 317(10): 1068–1069. Medline: 28291878. DOI:10.1001/jama.2016.20441.

[2] Schwartz LM, Woloshin S, Welch HG. Misunderstandings about the effects of race and sex on physicians' referrals for cardiac catheterization. N Engl J Med, 1999, 341(4): 279–283. Medline: 10413743. DOI:10.1056/NEJM199907223410411.

[3] Holcomb WLJr, Chaiworapongsa T, Luke DA, et al. An odd measure of risk: use and misuse of the odds ratio. Obstet Gynecol, 2001, 98(4): 685–688. Medline: 11576589.

[4] Norton EC, Dowd BE. Log odds and the interpretation of logit models. Health Serv Res, 2018, 53(2): 859–878. Medline: 28560732. DOI: 10.1111/1475–6773.12712.

[5] Miettinen OS, Cook EF. Confounding: essence and detection. Am J Epidemiol, 1981, 114(4): 593–603. Medline: 7304589. DOI: 10.1093/oxfordjournals.aje.a113225.

[6] Hauck WW, Neuhaus JM, Kalbfleisch JD, et al. A consequence of omitted covariates when estimating odds ratios. J Clin Epidemiol, 1991, 44(1): 77–81. Medline: 1986061. DOI:10.1016/0895–4356(91)90203-L.

[7] Tringale KR, Marshall D, Mackey TK, et al. Types and distribution of payments from industry to physicians in 2015. JAMA, 2017, 317(17): 1774–1784. Medline: 28464140. DOI:10.1001/ jama.2017.3091 .

（胡婕　译）

边际效应——量化 logistic 回归模型中危险因素变化对结局的影响

Edward C. Norton, Bryan E. Dowd, Matthew L. Maciejewski

本章讨论利了用边际效应量化 logistic 回归模型中危险因素和二分类结局之间关系的强度。

边际效应可用于描述二分类结局事件发生的预测概率如何随危险因素改变而变化。例如，年龄增加 1 岁或合并糖尿病患者与非糖尿病患者，1 年死亡率如何改变？这一方法可使研究结果更容易被理解。边际效应常作为 logistic 回归的结果，用来描述和量化每一个危险因素的改变如何影响结局事件[1,2]。

在一项发表于 *JAMA Psychiatry* 的研究中，Cummings 等[3]预测了全美国患者就诊于接受贫困者医疗补助保险（Medicaid）的心理健康门诊的可能性。结局分为容易就诊、中度就诊及无法就诊。该研究建立了有序 logistic 回归模型，以分析人口学特征改变对上述每一个结局事件发生率的影响。

边际效应的应用

为什么要使用边际效应？

在 logistic 回归中，有多种方法可用于表现危险因素和二分类结局之间相关性的强度。一个比较常用的方法是比值比（OR）[4]，即结局发生和不发生的概率的比值。两组间比值比常用于定量两组间的差异，如治疗组和对照组。另一种方法是风险比（RR），即某种危险因素存在或不存在时，结局事件发生率的比值。风险比往往较比值比更适用于临床实践 [4,5]。

第三种方法是边际效应，即危险因素改变一个单位，其他解释变量均不变时，结局事件发生率的变化。当危险因素为连续变量（如年龄时），上述变化被称为边际效应；当危险因素为离散变量时（如糖尿病和非糖尿病），上述变化被称为递增效应。本章中，为了便于理解，我们采用边际效应来表现上述两种情况下，危险因素和结局事件的相关性强度。

什么是边际效应？

在前文所述的 3 种方法中，边际效应最为直观。与 OR 不同的是，不同的研究之间的边际效应是可以比较的。这是因为边际效应与 OR 相比，其结果受统计学模型影响较小 [6]。边际效应依赖于其他解释变量的数值，且在同一组不同患者间不完全相同。

例如，一个利用身高（英寸）预测体重（磅）的线性回归模型，如其回归系数为 5，则可解释为，身高每增加 1 英寸（1 英寸约为 2.54cm），体重则增加 5 磅（1 磅约为 0.45kg）。在这种情况下，危险因素（即身高）每变化一个单位的边际效应即为预测结局（体重）改变多少磅。但在下述情况发生时，这种线性关系不能成立。如纳入模型的危险因素存在高阶变量（如年龄和年龄的平方）或解释变量之间存在交互作用（如两个解释变量相乘）。在一个简单线性回归模型中

（即不存在预测因子的交互作用），边际效应在危险因素所有取值范围内是恒定的。例如，身高从 5 英尺 8 英寸（约为172.71cm）变化为 5 英尺 9 英寸（约为 175.25cm）和身高从6 英尺 3 英寸（约为 190.50cm）变化为 6 英尺 4 英寸（约为193.04cm）带来的体重变化是一致的。此外，边际效应在其他解释变量的所有取值范围内也是恒定的，如年龄或糖尿病。

在一个非线性模型中，如 logistic 回归模型，危险因素的边际效应可为研究问题提供丰富的信息，即关于危险因素的改变如何影响结局发生的概率。在 logistic 回归，边际效应和 OR 均不等于回归系数。边际效应反映了 logistic 回归的非线性关系。logistic 回归保证了即使是连续解释变量的极限值存在时，预测概率仍可维持在 0~1 的范围内，这是因为logistic 回归的模型是一条在 0~1 范围内的曲线。因此，年龄每改变一个单位的边际效应并不是恒定的。当结局事件的概率接近于 0 或 1 时，边际效应较小；当概率接近 0.5 时，则边际效应较大。由于其他协变量的数值也可改变预测概率，任意协变量的边际效应均取决于其他协变量数值的变化。例如，年龄每改变一个单位的边际效应可能依赖于患者的性别，甚至可能与性别和年龄之间是否存在交互关系有关 [7]。边际效应的变化非常直观，这是因为危险因素对结局的影响可能由不同的原因产生，如危险因素和其他解释变量的不同取值。

在 logistic 回归中，危险因素对一个队列的所有样本的结局事件没有单一的边际效应，因此数据分析专家必须选择如何在结果展示中应用边际效应。最常用的方法是报道所有样本的平均边际效应，尽管我们知道这必然对部分样本而言会过大或过小。另一种方法是报道根据所有协变量平均数计算出的边际效应，但这种方法解释起来比较困难。例如，计算一个样本危险因素的边际效应，该样本同时存在 50% 怀孕的可能性或 20% 糖尿病的可能性。第三种方法是报道在具有相似特征的一群患者中，危险因素的边际效应。如报道一种干预措施对妊娠糖尿病患者的效应。

边际效应较 OR 相比最重要的优势在于，其不像 OR 那样容易因模型纳入不同解释变量或基于不同的样本而导致结果大相径庭[4]。OR 和边际效应对于不同模型和数据库的敏感性详见参考文献[6]。

边际效应的局限性是什么？

边际效应在不同个体间不尽相同，因此将边际效应作为结果报道的同时必须将其与基线风险进行比较。例如，结局概率变化 1% 可能对于基线风险为 80% 的结局而言较小，但对于基线概率较小的结局事件（如基线风险仅为 2%）而言，则非常显著。

在病例对照研究中，报道边际效应需要十分谨慎[8]。在这种类型的研究中，相同比例的结局数值并不能代表整体人群的特征[5]。简单 logistic 回归模型不能为病例对照研究提供有意义的边际效应或风险比，因此 OR 反而在这种情况下是最佳的选择。

迄今为止，计算 logistic 回归和其他非线性模型（如有序 logistic 回归、Poisson、负二项式及条件 logistic 回归）的边际效应仍然很困难。近年来，标准统计软件包加入了一些命令可用于计算边际效应，如 Stata 和 R。

如何解读 Cummings 等研究中的边际效应？

Cummings 等[3] 研究了 4 个特征对患者是否容易就诊

于接受 Medicaid 心理门诊的概率的影响（见该研究的表 2[3]）。例如，在其他解释变量不变的前提下，某个县每增加 31% 居住于农村的人口（该危险因素的标准差），则会导致无法就诊于接受 Medicaid 心理门诊的概率平均增加 27.9%（基线风险为 34.8%），也会导致容易就诊于 Medicaid 心理门诊的概率平均增加 3.4%（基线风险为 20.2%）。此外，上述居住在农村的人口比例的变化，可直接降低第三种可能结局（即中度就诊）的概率约为 31.3%（27.9%+ 3.4%）。

边际效应是 logistic 回归及非线性模型中，描述解释变量对结局事件发生率影响的重要方法，可为研究的科学问题提供一个直观且简洁的答案。

致　谢

这篇文章首次发表在 *JAMA* 上时，声明了以下情况。

利益冲突声明：Maciejewski 报告获得退伍军人事务健康服务研究和发展协会的研究者事业科学奖（10-391）资助；获得 Durham 退伍军人事务健康服务和发展中心创新研究资助（CIN13-410）；获得美国国家药物滥用研究所和美国退伍军人事务部课题资助；从美国国家质量保证委员会对杜克大学的研究获得研究合约。其配偶拥有 Amgen 公司的股票。无其他需要声明的利益冲突。

参考文献

[1] Meurer WJ, Tolles J. Logistic regression diagnostics: understanding how well a model predicts outcomes. JAMA, 2017, 317(10): 1068–1069. Medline: 28291878. DOI:10.1001/jama.2016.20441.

[2] Tolles J, Meurer WJ. Logistic regression: relating patient characteristics to outcomes. JAMA, 2016, 316(5): 533–534. Medline: 27483067. DOI:10.1001/jama.2016.7653.

[3] Cummings JR, Wen H, Ko M, et al. Geography and the Medicaid mental health care infrastructure: implications for health care reform. JAMA Psychiatry, 2013, 70(10): 1084–1090. Medline: 23965816. DOI:10.1001/jamapsychiatry.2013.377.

[4] Norton EC, Dowd BE, Maciejewski ML. Odds ratios—current best prac-tice and use. JAMA, 2018, 320(1): 84–85. Medline: 29971384. DOI:10.1001/jama.2018.6971.

[5] Sackett DL, Deeks JJ, Altman DG. Down with odds ratios! BMJ Evid Based Med, 1996, 1(6): 164–166. DOI:10.1136/ebm.1996.1.164.

[6] Norton EC, Dowd BE. Log odds and the interpretation of logit models. Health Serv Res, 2018, 53(2): 859–878. Medline: 28560732. DOI:10.1111/1475–6773.12712.

[7] Karaca-Mandic P, Norton EC, Dowd B. Interaction terms in nonlinear models. Health Serv Res, 2012, 47(1 pt 1): 255–274. Medline: 22091735. DOI:10.1111/j.1475–6773.2011.01314.x.

[8] Irony TZ. Case-control studies: using "real-world" evidence to assess association. JAMA, 2018, 320(10): 1027–1028. Medline: 30422270. DOI:10.1001/jama.2018.12115.

（胡婕　译）

协变量校正：
已发表研究中假性发现的来源

Helena Chmura Kraemer

本章旨在讨论如何校正协变量，这是在已发表文献中最常见的发生错误的地方，即利用统计学模型评估变量对结局的影响。

近年来，由于已发表文献中的诸多错误被发现，以至于人们认为大部分的研究发现是错误的[1,2]。如何解决上述问题？下文中将着重阐述研究中最常见的错误——协变量校正。

在此，"校正"是指利用数学方法评估相关变量对结局的影响，而"控制"则意味着研究者采用特定的方法处理变量，如从研究设计层面解决。不幸的是，"校正"和"控制"却往往被当成同义词使用。校正往往可导致错误结论，这是因为研究采用的模型可能并不准确。

为了阐明上述问题，假设一个随机临床试验（RCT）中的目标人群被随机分配至两个治疗组，即 T1 和 T2。正确的统计学方法是比较两种治疗方法在整体人群中的效应量（ES），即随机从 T1 和 T2 中各选出一个样本，比较二者临床结局的差异[3]。

通常情况下，RCT 报告的第一个表用于比较 T1 和 T2 样本的基线特征，以评估随机化是否成功，却往往忽略了随机化的如下特征：①随机化只是一个样本分组的过程，而不是结局；②随机化的目的是在同一个大样本人群中获得两组随机样本，而不是两组配对样本。当少部分基线特征在两组间具有显著差异时（$P<0.05$），部分研究者会在比较治疗效果时校正上述特征，即事后检验（正如在一匹马接近终点线时才去下注这匹马），这往往会导致假阳性结果。

任何用于调整的协变量都应预先确定，在 RCT 注册时就予以列出，并在检验效能分析时予以考虑。协变量校正改变了检验假设，即由比较所有 T1 患者和所有 T2 患者的整体效应量（overall ES）转变为仅比较 T1 和 T2 中与 T1 匹配的样本（在特定协变量有相同特征）的效应量。协变量效应量（covariate ES）针对具有某种特点的患者的效应，而典型效应量（typical ES）代表那些协变量取值为该协变量平均值的患者（即典型患者）效应。仅在所有协变量均与结局无关的时候，整体效应量（overall ES）、典型效应量（typical ES）及所有可能的协变量效应量（covariate ES）才是一致的。如果协变量与结局无关，则校正上述协变量会降低研究所采用的假设检验发现两组间差异的能力。整体效应量（overall ES）、典型效应量（typical ES）和协变量效应量（covariate ES）事实上回答了不同的科学研究问题。

用于协变量校正的线性模型 [如协方差分析（ANCOVA）] 的前提是，对于协变量的所有取值而言，协变量效应量等于典型效应量，即协变量与治疗效应之间无交互作用。如果该前提无法成立，则上述交互作用关系存在于研究样本人群内（但并没有被纳入模型）可导致统计检验和治疗效应量估计的偏倚。此外，统计学方法没有发现上述交互作用，不代表这些交互作用不存在于样本人群之中。由于存在上述偏倚的风险，协方差分析原则上不能广泛应用于协变量校正。

　　当协变量与治疗措施存在交互作用时，统计学方法的正确应用（变量的编码方式）对结果有很大影响[4]。治疗效应是指所有协变量取值为 0 的样本的治疗效果。假设 T1 和 T2 分别代表阿尔兹海默症的两种不同的治疗方法，协变量只有一个，即发病时患者的实足年龄，则治疗效应是指所有在出生时即诊断为阿尔兹海默症的患者的治疗效果。因此，年龄这一变量最好采用实足年龄与整体人群发病时年龄平均数的差值。此时，治疗效果代表了典型效应量，交互作用关系效应则体现了协方差效应量的变化。研究协方差效应量可以有助于临床医生判断哪种类型的患者可以从治疗（T1 或 T2）中获益更多[5]。当存在多个变量时，如果每一个变量的中位数都接近平均数[4]，则效应量检验反映了典型效应量（即每个协变量取值都为均值的那部分患者），但这一假设往往只会在少量样本的亚组中成立。

　　变量校正还存在其他问题。当校正多个变量时，如果忽略了任意两个变量之间的交互作用关系，则会导致治疗效应量的估计存在偏倚。然而，在含有 m 个协变量的模型里纳入所有协变量之间的两两交互关系，需要 2^{m+1} 个参数。更糟糕的是，RCT 的优点在于两组间完全可比，即治疗选择和每一个协变量之间都是不相关的，但这一假设可能并不成立，协变量之间可能是相关的（共线性）。相关的变量之间存在相同的信息，为了在数据中拟合某一个模型，计算机会根据编码命令的指示分配两个变量之间共同的信息给其中某一特定的变量。但计算机是根据样本内的信息完成这一过程的，由于样本之间的同类信息存在差异，校正治疗效应（即典型效应量和协方差效应量）是不稳定的，且很难完全重复。

　　变量校正必须要遵守的原则是，所有协变量的选择必须在数据分析之前就确定，不仅要有较强的理论依据，而且数量要尽可能的少，尽量不同时选择有相关性的两个变量。最佳的选择是检验并估计整体效应量，然后探索可能造成治疗效应量差异的变量（例如，基线协变量中，协方差效应量在不同协变量取值时存在显著性差异的那些变量）[5]。后续的假设检验研究则可聚焦于那些特殊的、可引起治疗效应差异的协变量。

显然，研究者必须对研究的真实性负责。事后假设检验结果一般不应做出确定的结论。在相同数据中提出假说的研究（探索性研究）可以提供未来假设检验研究的理论依据。任一效应量及其 95% 置信区间都必须提供其假设检验的 P 值[6,7]。然而，即使具有统计学显著性（如 $P=10^{-10}$），结果仍然可能不具有临床或实践意义。没有统计学显著性，也可以被解释为假设检验研究设计、实施或分析过程存在问题，而不应该直接认定为是一个无效假设。了解并检验统计学模型的前提是否成立是使用模型分析数据的基本条件（如在协方差分析中，变量之间不能存在交互作用），此外还必须准确选择并解释检验或估计的参数（如 RCT 中的整体效应量、典型效应量和协变量效应量）。

期刊编辑和同行评议人员可以最大限度地减少文献中错误的发生，并对事后检验可能出现的问题充分认识，事后检验的结果只能作为提出科学假说的依据，尚不足以对某一临床问题作出最终结论，必须在前瞻性研究的基础上得以验证。不仅如此，选择何种效应量及其置信区间用于解释研究结果，必须考虑研究受众的接受程度。最后，必须警惕统计学误差的发生，多数人选择的方法未必是正确的方法。例如，利用协方差分析去校正多个具有交互作用和共线性的变量。

　　我们不能完全清除研究中的上述错误，但我们至少可以把错误降低至接近 5%。

致　谢

　　这篇文章首次发表在 *JAMA* 上时，声明了以下情况。

　　利益冲突声明：没有报道。

参考文献

[1] Ioannidis JPA. Contradicted and initially stronger effects in highly cited clinical research. JAMA, 2005, 294(2): 218–228. Medline: 16014596.

[2] Ioannidis JPA. Why most published research findings are false. PLoS Med, 2005, 2(8): e124. Medline: 16060722 .

[3] Kraemer HC, Kupfer DJ. Size of treatment effects and their importance to clinical research and practice. Biol Psychiatry, 2006, 59(11): 990–996. Medline: 16368078.

[4] Kraemer HC, Blasey CM. Centring in regression analyses: a strategy to prevent errors in statistical inference. Int J Methods Psychiatr Res, 2004, 13(3): 141–151. Medline: 15297898.

[5] Kraemer HC, Frank E, Kupfer DJ. Moderators of treatment outcomes: clinical, research, and policy importance. JAMA, 2006, 296(10): 1286–1289. Medline: 16968853.

[6] Grissom RJ, Kim JJ. Effect Sizes for Research: Univariate and Multivariate Applications. New York, NY: Routledge, 2012.

[7] Cumming G. Understanding the New Statistics: Effect Sizes, Confidence Intervals, and Meta-analysis. New York, NY: Routledge, 2012.

（胡婕　译）

多中心随机临床试验的治疗效果

Stephen J. Senn, Roger J. Lewis

本章讨论了在多中心随机对照研究或干预性研究中，如何利用合理的统计学分析方法校正研究机构之间的差异对结局的影响。

临床研究常常需要在多个中心招募患者，这是因为单个中心很难在有限的时间内募集到足够数量的患者[1]。但是，多个中心参与研究又带来了更为复杂的问题，例如，结局的评价在不同的研究场所中，随着患者群体差异、辅助治疗手段或其他因素的差异而不尽相同。因此，多中心临床研究必须采用合理的统计学方法以校正上述因为研究中心不同带来的差异，从而更好地理解结果及各个研究中心之间结果的差异[1]。

Dodick 等[2] 在 *JAMA* 发表的一项临床研究中，比较了 2个不同剂量的瑞玛奈珠单抗（fremanezumab）和安慰剂预防偏头痛的效果。首先在 28d 内，无任何干预的情况下记录患者发生偏头痛的天数，并记录随后治疗 3 个月内发生偏头痛的天数。主要结局是用药后（不同剂量的药物或安慰剂）每个月发生偏头痛的平均天数与基线的差异。该研究纳入了 9个国家 123 个医疗中心的 875 例患者。主要统计学方法校正了每一例患者的基线平均头痛天数[2,3]、治疗方式、国家（美国和非美国）及其他混杂因素，结果显示低剂量组较安慰剂组的平均头痛天数缩短 1.5d[95% CI（0.93，2.01）；P < 0.001]，高剂量组较安慰剂组缩短 1.3d[95% CI（0.72，1.79）；P<0 .001]。此外，该研究的作者同时进行了事后敏感性分析，即同时校正了研究所在国家的差异 [2]。

多中心研究中估计治疗效果

估计治疗效应时为什么需要考虑研究中心差异？

多中心研究统计方法的目的在于正确地估计治疗效应（即结局的组间平均差异），并理解和量化治疗效应中的不确定性和准确性 [1]。不同研究中心纳入的患者可能在整体预后上本身就存在差异，因此在治疗上与标准治疗相比，获益可能不尽相同。或者，不同中心的患者可能在整体预后及治疗效应上均存在差异。本文仅讨论上述第一种情况。

多中心研究的随机化往往因中心不同进行分层随机，以求在不同中心达到治疗组和对照组样本的均衡。且分层随机实施后，往往即默认为组间样本在研究中心即达到均衡 [4]。样本均衡可以改善统计学方法的效能，使治疗效应估计更加准确（在样本量充足的情况下）。同时，也在一定程度上减少了由于某个研究中心治疗组样本量较小且治疗效果较好（或较差）而带来的偏倚 [1,4]。

研究中心效应，包括不同中心纳入患者的结局的系统性差异，可能会影响治疗结局（若患者的疾病严重程度因中心而异，则各中心治疗样本量的差异会直接导致结局估计存在偏倚）。然而，一个更为重要却经常被忽视的因素是，各中心之间的治疗效应估计方法存在差异。即使分层随机在各中心之间实施且各中心之间治疗组和对照组的样本数量平衡 [4]，如果在最终统计学方法中没有校正中心效应，结果的 95% 置

信区间和 P 值仍会出现偏差，并最终影响对临床研究结果的解释[1]。

治疗效应估计的不确定性，被定义为假设相同的多中心研究重复多次后，其多个估计治疗结果的差异性。可以通过两种方法实施，一种是仍然选择相同的中心重复研究，但各中心的治疗组和对照组在重复试验时不断对调，并维持各中心间分层随机的方法不变；另一种是在更多的研究场所中，选择那些患者基线特征相似的研究中心，并进行独立的试验。我们一般选择前者，因为这种方法才可以真正反映初始多中心临床研究估计治疗效应的不确定性。而后者实际上仍然保持了各中心之间的差异性，更适用于分析各中心之间的治疗效应差异，这不在本文讨论的范围。

假设同一个多中心研究使用两个不同的统计学模型分析。第一个模型不包括中心效应，则该模型认为治疗效应的差异在于患者本身而不是来自各研究中心的系统性差异。第二个模型更为科学，即分别校正了研究中心内由于单个患者产生的差异和研究中心间的系统性差异。上述两种统计学模型计算结果的差异，事实上体现了多次重复研究结果之间的治疗效应及其95%置信区间的差异。第一个模型由于未考虑中心效应，可能高估了平均治疗效应的变异性。这是因为该模型认为所有的差异均来自研究样本对治疗反应的不同。此时95%置信区间过宽（更可能包括0或无效假设，P 值无统计学显著性），统计学效能（发现两组间差异的能力）下降。相反，考虑中心效应的模型可以正确地识别不同中心治疗效应的不同，哪些是来自研究样本本身，哪些是来自纳入的研究样本整体人群的基线差异，并使后者得以校正。这将会减少估计样本效应在各研究中心之间的差异，从而使结果的 95% 置信区间更窄、更为准确，且提高统计学效能。

中心效应如何影响治疗效应的估计

可用于校正中心效应的统计学模型有多种，最简单的是把中心效应假定为固定效应，即每个中心与其对结局的影响相关，可用于线性模型、生存分析或 logistic 回归（二分类结局）。在每一种模型中，各中心内单个样本之间的治疗效应较各中心之间的治疗效应更为相似[5]。

在多中心临床研究中估计治疗效应的局限性

在多个中心招募患者，目的往往在于扩展临床研究结果的外推性。然而，研究中心往往是高度选择性的，目的在于尽快达到目标样本量，但并不能代表所有的医疗机构（如大学附属医院或患者量较大的医院），也限制了研究结果在不同医疗机构中的外推性。因此，来自多中心临床研究的结果往往在与研究中心不同级别的医疗机构内无法得到验证。

用于校正中心效应的每一种统计学模型都存在其潜在的假设，即各研究中心之间的差异如何影响患者结局，或是中心内的患者是否较中心之间更为相似。如果上述假设不成立，则分析结果可能存在偏倚，从而导致统计学差异不显著或 95% 置信区间过宽。

Dodick 等在研究中如何分析多中心数据？

来自 9 个国家 123 个研究中心的 875 例患者，将其随机按照 1∶1∶1 分配至 3 个治疗组[2]。将患者随机按照性别、国家和预防性药物使用基线水平分层。主要统计学方法采用方差分析校正 3 个分层因素、在基线时间（28d）内的发作次数和距离首次偏头痛发作时间（年）对结局的影响。不同国家对结局的影响简单被分为两种，即美国和非美国。为了更加深入地分析潜在的"国家效应"对结局的影响（类似前文所述的中心效应），作者同时还采用了混合效应模型事后敏感性分析（将国家作为随机效应）[2]。上述数据在文献 [2] 的附录 3（eTable 4）中呈现，结果显示低剂量组较安慰剂组的平均头痛天数缩短 1.5d[95% CI（0.93，2.00）]，高剂量组较安慰剂组缩短 1.3d[95% CI（0.72，1.79）][2]。这一结果与主要分析（方差分析）结果几乎完全相同，提示国家间差异对结局影响几乎可以忽略，或者简单的国家分层（美国和非美国）已经可以校正国家间差异对结局的影响。

如何解读该研究的结果？

Dodick 等 [2] 研究中的治疗效应及其 95% 置信区间不管是把国家变量二分类（美国和非美国）还是把其作为具有 9 个水平的分类变量，结果几乎完全相同。二者结果的一致性提示国家间差异对结局的影响几乎可以忽略，或者简单的国家分层（美国和非美国）已经可以校正国家间差异对结局的影响。我们更倾向于认可校正 9 个国家间差异的模型所获得的结果，因为如果国家间差异对结局的影响可以忽略，那么校正国家间差异也对结局没有什么影响；如果国家间差异对结局影响较大，则校正国家差异可以正确地估计治疗效应及其 95% 置信区间。在主要分析和事后敏感性分析中，校正国家间差异（不管是将其视作二分类变量还是 9 个水平的分类变量）与不校正国家间差异相比，前者可获得更为准确的置信区间。

致　谢

这篇文章首次发表在 *JAMA* 上时，声明了以下情况。

利益冲突声明：Senn 博士在制药公司任顾问。

参考文献

[1] Senn S. Some controversies in planning and analysing multi-centre trials. Stat Med, 1998, 17(15/16): 1753–1765. Medline: 9749445. DOI:10.1002/(SICI)1097–0258(19980815/30)17:15/16<1753::AID-SIM977>3.0.CO;2-X.

[2] Dodick DW, Silberstein SD, Bigal ME, et al. Effect of fremanezumab compared with placebo for prevention of episodic migraine: a randomized clinical trial. JAMA, 2018, 319(19): 1999–2008. Medline: 29800211. DOI:10.1001/ jama.2018.4853.

[3] Vickers AJ, Altman DG. Statistics notes: analysing controlled trials with baseline and follow up measurements. BMJ, 2001, 323(7321): 1123–1124. Medline: 11701584. DOI:10.1136/bmj.323.7321.1123.

[4] Broglio K. Randomization in clinical trials: permuted blocks and stratification. JAMA, 2018, 319(21): 2223–2224. Medline: 29872845. DOI:10.1001/ jama. 2018.6360.

[5] Meurer WJ, Lewis RJ. Cluster randomized trials: evaluating treatments applied to groups. JAMA, 2015, 313(20): 2068–2069. Medline: 26010636. DOI:10.1001/jama.2015.5199.

（胡婕　译）

倾向性评分

Jason S. Haukoos, Roger J. Lewis

本章讨论了在随机对照研究不可行时，使用倾向性评分校正偏倚的方法。

许多观察性研究通过数据分析来估计治疗策略对患者结局的影响。例如，Rozé 等 [1] 在一个大样本观察性研究数据库中，分析了早期通过心脏超声筛查动脉导管未闭与早产儿死亡率的关系。作者比较了 847 例筛查婴儿和 666 例未筛查婴儿的死亡率，由于筛查组早产儿周龄更小、女婴更多、使用激素较少，因此在分析时采用了倾向性评分匹配的方法，建立了 605 对匹配婴儿以校正上述混杂因素。在 Huybrechts 等 [2] 研究中，作者利用 Medicaid Analytic eXtract 数据分析孕期抗抑郁药和新生儿持续肺动脉高压的关系。该研究纳入了 3 789 330 例女性，其中 128 950 例曾使用过抗抑郁药。这些女性与未使用药物的女性在年龄、人种 / 种族、慢性疾病、肥胖及常规体检等方面存在差异。研究者利用基于倾向性评分的分层分析校正了上述混杂因素。

倾向性评分的使用

为什么要使用倾向性评分？

影响临床医生选择治疗方式的因素很多。很多情况下，常用治疗方法往往不止一种。常规临床实践中，使用一种治疗策略的患者往往与使用另外一种的患者基线特征不同。例如，某些方法理论上在老年患者群体中更容易耐受或对于严重患者更为有效。这将导致患者基线特征影响治疗决策选择和患者结局，即混杂因素（常被称为适应证混杂因素）。如果来源于临床实践的观察性研究数据用于比较患者不同治疗策略的优劣，那么观察到的差异可能同时包括了患者基线特征的差异及治疗选择的差异，导致很难解释一种治疗策略是否优于另一种。

随机对照研究是评价一种干预策略是否有效的最好方式，因其两组患者的基线特征相同。这使研究者可以直接评价治疗策略的干预效果。在观察性研究中，随机化无法实施。因此，研究者只能通过校正两组间的差异来分析不同治疗策略的结局[3]。多种统计方法可以在估计相关性的同时校正混杂因素。

倾向性评分可用于减少偏倚，使研究者在分析非随机观察性研究时，尽可能减少混杂因素对结局影响。倾向性评分，即患者接受治疗的可能性，可能受到患者基线特征、临床医生及临床环境的影响[4]。这一可能性可以用多变量统计模型（如 logistic 回归）来估计。此时，治疗策略作为结局变量，而患者的基线特征、临床医生和临床特征作为预测因子。研究者将利用该模型预测每一例患者接受某种治疗的可能性。而这一可能性，即倾向性评分，可随后被用于校正两组间患者的差异。在生物医学研究中，倾向性评分可用于比较治疗方式对结局的影响，也可用于估计非随机因素（如暴露于某种毒素或感染源）和结局的关系。

倾向性评分有 4 种常用的方法。最常用的方法是匹配，即在数据中存在两组患者，一组接受目标治疗，另一组没有，将任两名倾向性评分接近或相同的患者配对[1]。统计学分析基于上述配对样本，可近似认为两组间具备随机对照研究的样本特征（即可比性），可直接进行利用分析配对样本的统计学方法，比较是否接受目标治疗对结局的影响[5]。

第 2 种方法是基于倾向性评分的分层[4]。这一方法需要依据患者的倾向性评分，将患者分到不同的组或层中。尽管层数越多，偏倚越小，但大部分研究往往将患者分为 5 层。目标治疗与结局之间的关系在每一层内分析或最终将所有的结果综合分析。这一方法依赖于每一层内两组患者较整体两组患者的基线特征更为相似。因此，每一层内的组间差异可直接进行比较。

第 3 种方法是将倾向性评分作为协变量校正。该方法的实施，必须在倾向性评分模型建立后，新建一个多变量模型。在新建模型中研究结局作为结局，治疗策略及倾向性评分作为预测因子。这使研究者可以在估计治疗效应的同时校正患者接受某种治疗的可能性，从而减少混杂因素的干扰。

第 4 种方法是基于倾向性评分的逆处理概率加权法[6]。该方法利用倾向性评分为每一个样本计算统计学权重，从而建立一个虚拟的样本。在这个虚拟样本中潜在混杂因素的分布与暴露因素无关，从而使毫无偏倚地分析治疗和结局的关系成为可能[7]。

除了倾向性评分以外，在观察性研究中校正混杂因素的方法还包括匹配基线特征、分层分析或使用多因素回归模型。倾向性评分常常更为实用，且更容易用统计学方法实现，因为基于倾向性评分的方法可减少最后用于分析的协变量个数。倾向性评分模型可纳入多个变量，以提高校正混杂因素的效果，而不是直接将混杂因素纳入最终的多变量回归模型。

倾向性评分的局限性是什么？

倾向性评分只能校正已知的混杂因素，仍然可能存在未知的影响治疗选择的混杂因素而无法得以校正。因此，如果倾向性评分模型纳入的危险因素较少，可能会导致无法有效校正混杂因素。

倾向性评分匹配的目的是得到两组可比的研究样本，但其配对的质量依然依赖于倾向性评分模型的优劣，后者又取决于来源数据的质量和样本量大小及模型如何建立。不推荐常规使用条件性建模方法（如变量选择、变量相关作用及回归诊断等）建立倾向性评分模型。模型最好可以纳入尽可能多的预测变量。

为什么研究者会选择倾向性评分的方法？

在 Rozé[1] 和 Huybrechts 等 [2] 的研究中，二者均采用了倾向性评分相关的统计学方法，因为他们的数据是观察性的，干预措施（即心脏超声筛查和孕期使用抗抑郁药）并不是随机分配的，且组间的基线特征并不一致。在这种情况下，直接比较两组间的结局差异可能存在显著的偏倚。因此，作者分别使用倾向性评分匹配和分层，使研究者得以在可比的两组患者中比较结局的差异。

如何解读研究结果？

鉴于观察性研究的特征，即治疗组和未治疗组样本基线特征并不一致，为了准确地比较治疗效果的差异，研究者需校正这些基线差异。使用倾向性评分的方法，不管是匹配还是分层，都可以减少结果的偏倚。研究者必须谨记，即使使用了上述方法且样本量足够，观察性研究也不能像随机对照研究那样最终得出归因推断的结论，但倾向性评分相关的方法至少可以得到最接近真实结果的数据。这一方法尤其适用于解决无法进行随机对照研究的临床问题。

解读评估倾向性分析结果时的注意事项

Rozé[1] 和 Huybrechts 等 [2] 的研究分别使用了基于倾向性评分的匹配和分层。尽管两种方法较简单的匹配和分层相比更能平衡组间差异，但两种方法本身在减少偏倚方面还是各有侧重。整体上倾向性评分匹配较分层方法更能减少组间差异。在使用倾向性评分相关方法后，评估组间是否平衡十分重要，有助于读者理解两组间患者是否可比。

尽管评价组间平衡与否并不存在单一的标准方法，比较组间特征往往从比较整体统计学特征（如平均数或比例）和观察性数据整体分布开始。对于倾向性评分配对样本而言，尽管并不存在公认的界值，但标准化差异（即差值除以合并标准差）常作为评价组间差异的参数。一般情况下，标准化差异小于 0.1 被认为可以忽略。评估组间平衡有助于读者了解匹配或分层方法是否有效的实施，以及研究结果是否确切可信。很不幸的是，我们仅能够评价数据库中记录在案的组间差异是否均衡，对于未知的混杂因素仍然无能为力，因此研究结果仍然存在偏倚的可能。

致　谢

这篇文章首次发表在 *JAMA* 上时，声明了以下情况。

利益冲突声明：没有报道。

基金 / 支持：Haukoos 博士接受了美国国家过敏与传染病研究所（NIAID）基金（R01AI106057）和美国卫生保健研究与质量管理局（AHRQ）的基金（R01HS021749）资助。

声明：本文的观点仅代表作者，并不代表 NIAID、美国国家卫生部和 AHRQ。

参考文献

[1] Rozé JC, Cambonie G, Marchand-Martin L, et al. Hemodynamic EPIPAGE 2 Study Group. Association between early screening for patent ductus arteriosus and in-hospital mortality among extremely preterm infants. JAMA, 2015, 313(24): 2441–2448. Medline: 26103028.

[2] Huybrechts KF, Bateman BT, Palmsten K, et al. Antidepressant use late in pregnancy and risk of persistent pulmonary hypertension of the newborn. JAMA, 2015, 313(21): 2142–2151. Medline: 26034955.

[3] Greenland S, Pearl J, Robins JM. Causal diagrams for epidemiologic research. Epidemiology, 1999, 10(1): 37–48. Medline: 9888278.

[4] Rosenbaum PR, Rubin DB. The central role of the propensity score in observational studies for causal effects. Biometrika, 1983, 70: 41–55.

[5] Austin PC. An introduction to propensity score methods for reducing the effects of confounding in observational studies. Multivariate Behav Res, 2011, 46(3): 399–424. Medline: 21818162.

[6] Schaffer JM, Singh SK, Reitz BA, et al. Single- vs double- lung transplantation in patients with chronic obstructive pulmonary disease and idiopathic pulmonary fibrosis since the implementation of lung allocation based on medical need. JAMA, 2015, 313(9): 936–948. Medline: 25734735.

[7] Robins JM, Hernán MA, Brumback B. Marginal structural models and causal inference in epidemiology. Epidemiology, 2000, 11(5): 550–560. Medline: 10955408.

（ 胡婕　译 ）

使用自由响应受试者工作特征曲线（FROC）评估机器诊断肿瘤的准确性

Chaya S. Moskowitz

本章讨论了使用自由响应受试者工作特征曲线（FROC），验证检测病理切片上病灶定位的计算机算法的准确性。

在关于机器学习的研究中，Ehteshami Bejnordi 等[1]评估且比较了 32 种计算机算法识别女性乳腺癌患者前哨淋巴结病理切片中转移病灶的存在和定位。作者使用自由响应受试者工作特征曲线（FROC）分析来评价诊断和定位的准确性。结果显示，最佳算法与病理学家在没有时间限制的情况下的诊断准确性类似（图 36.1）。

FROC 曲线可用于评价一种医学检查方法识别异常图像的能力。例如，识别放射图像中的肿瘤或组织切片中的恶性病灶。FROC 和更为人熟知的受试者工作特征（ROC）曲线有许多共同点[2,3]。ROC 曲线主要用于评价诊断疾病的准确性，但无法评价是否可以准确地定位病灶。

为什么要使用 FROC 曲线？

FROC 曲线可用于评估一种检查是否可以定位某种疾病及该种检查是否优于其他检查。此外，还可以兼顾损伤部位的形态及其在图像中的定位。自由响应分析意味着某个人或某个机器可以读取并评估整个图像，在异常部位做好标记，

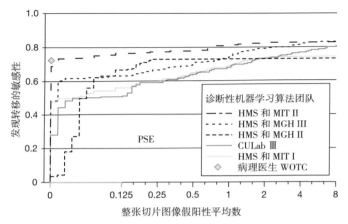

图 36.1 CAMELYON 16 竞赛中前 5 名执行算法与病理学家 WOTC 转移性病
灶识别任务（任务 1）的 FROC 曲线

CAMELYON16：癌症淋巴结转移挑战，2016；CULab，中国大学实验室；
FROC：自由响应受试者工作特征；HMS：哈佛医学院；MGH：麻省总医院；
MIT：麻省理工学院；WOTC：没有时间限制。X 轴为每张完整切片中假阳性
的平均数量，范围 0~0.125（蓝色）呈线性，0.125~8 是以 2 为底的对数。各参
与组均来自 CAMELYON 16 竞赛。任务 1 的验证来自序列的 129 张切片的图像，
其中 49 张包括转移性病灶。病理学家的诊断局部转移性病灶时未出现假阳性，
且真阳性率达到 0.724。

并判断该部位是否可以诊断疾病。单个图像可能在多个部位
符合疾病特征。

为了完成上述分析，最终会得出一个关于疾病确诊可能
性的分级（可被视为连续变量或等级变量）。被医生或机器
识别出的病理性损伤可能与某些参考标准定义的疾病并不一
致。被识别出的标记且确实患病的部分为真阳性，而被识别
出但却并未患病的部分为假阳性。标记区域并不一定必须与
真正的疾病区域完全重合，但必须"接近"真正的疾病区域，
而"接近"的标准是由研究者指定的。当病灶部位并未被标
记出时，则被视为假阴性。

由于病灶部位的数量已知，真阳性率（TPF）可由标记

为疾病的区域数量除以实际病灶区域的数量。这个概念与灵敏度类似。假阳性标记的数量可知，但 FROC 分析中没有类似真阴性的计算，因此无法计算假阳性率（FPR）。FPR 只能通过为每张图像中的假阳性区域平均数计算。

如何建立 FROC 曲线？

Ehteshami Bejnordi 等 [1] 通过计算机算法标记可疑疾病区域建立 FROC 曲线，并在 0~1 中为其确诊的可能性分级。标记区域最初被分类为真阳性或假阳性取决于识别区域是否在实际病灶区域 75μm 半径内，该实际病灶区域由两个病理学家使用免疫组化的方法确定。然后将这一分级与不同的阈值进行比较，从而分析其准确性。对于任一阈值（c）均可计算其对应的 FPR（c），即分级评分高于阈值（c）且最终确认为假阳性病变区域的数量除以无病灶的切片数量。一般情况下，仅推荐 FPR 在无疾病特征的图像切片中估计，这是因为病理学家在有病理损伤的切片时做出假阳性诊断的可能性要远高于其在无病理损伤的切片时做出假阳性诊断的概率。不仅如此，局部损伤的分级评分的分布在二者间也不尽相同 [4]。我们也可以计算任一阈值（c）对应的 TPF（c），即分级评分高于阈值（c）且最终确认为真阳性病变区域的数量除以所有切片的病灶区域数量。阈值（c）在分级标准不同时发生变化，最终可描记出不同阈值（c）对应的 FPR（c）和 TPF（c）值，并在各点之间由直线连接，从而绘制出 FROC 曲线。

FROC 曲线的局限性是什么？

在 ROC 曲线分析中，45°对角线意味着一个检查无法区分患病与否，这条线可以作为判断测试诊断疾病效能的标志。但在 FROC 中没有一条类似这样的线，因此从 FROC

曲线中推断检查的表现比较困难。更有甚者，由于 FPR 不是一个比例，取值可能大于 1，FROC 曲线可能会沿着横轴无限延伸。

计算 FROC 曲线的关键因素是如何定义"接近"的标准。选择的距离不同可导致不同的 FROC 曲线 [4,5]。如何处理在单个病灶附近的多个发现，也会影响 FROC 曲线 [6]。此外，由于产生偏差的因素较多，FROC 数据相对比较复杂，如何校正这些混杂因素也是一个难题 [4,6]。

如何解读研究中的 FROC 曲线？

Ehteshami Bejnordi 等 [1] 研究中的 FROC 曲线（其文章中的 Figure 1 和 eFigure 4）有助于将各种不同的计算机算法分级和金标准比对结果的可视化。对应每张切片的平均 FPR，HMS-MIT（哈佛医学院和麻省总医院）II 组计算得出的 TPF 更高。除了观察完整的 FROC 曲线，也可以分析特定点上的受试者工作特征。在特定的 FPR 情况下，计算相应的 TPF 可帮助读者判断该算法是否适合在临床中应用。例如，每张切片出现至多 1 个假阳性区域是可以接受的，而 HMS-MIT II 组的 TPF 值仅为 0.81（见文章补充部分的 eTable 4），此时意味着这种算法下转移病灶的识别率是 81%，漏诊率为 19%。

查看 FROC 曲线时的注意事项

FROC 曲线的结果依赖于样本的选择，并不一定可以推广至其他患病人群或病灶区域定位不同的病例 [5]。尽管也有一些参数被提出，并用于量化 FROC 分析的结果 [5,7]，但目前并没有一个可以像 ROC 曲线下面积那样得到公认。Ehteshami Bejnordi 等的研究中采用了特定的 FPR 及其对应的 TPF 的平均数作为评价 FROC 评价的参数。

致　谢

这篇文章首次发表在 *JAMA* 上时，声明了以下情况。

利益冲突声明：没有报道。

基金 / 支持：该研究受到美国国家癌症研究所（National Cancer Institute）对 Memorial Sloan Kettering 肿瘤中心的核心基金 P30 CA008748 的资助。

基金支持者的作用：美国国家癌症研究所（National Cancer Institute）未参与本文的撰写、投稿、修回及批准发表。

参考文献

[1] Ehteshami Bejnordi B, Veta M, van Diest PJ, et al. CAMELYON16 Consortium. Diagnostic assessment of deep learning algorithms for detection of lymph nodes metastases in women with breast cancer. JAMA, 2017, 318(22): 2199–2210. DOI:10.1001/jama.2017.14585.

[2] Alba AC, Agoritsas T, Walsh M, et al. Discrimination and calibration of clinical prediction models: Users' Guides to the Medical Literature. JAMA, 2017, 318(14): 1377–1384. Medline: 29049590.

[3] Hanley JA. Receiver operating characteristic (ROC) methodology: the state of the art. Crit Rev Diagn Imaging, 1989, 29(3): 307–335. Medline: 2667567.

[4] Chakraborty DP. A brief history of free-response receiver operating characteristic paradigm data analysis. Acad Radiol, 2013, 20(7): 915–919. Medline: 23583665.

[5] Zou KH, Liu A, Bandos AI, et al. Statistical Evaluation of Diagnostic Performance: Topics in ROC Analysis. Boca Raton, FL: Chapman & Hall, 2012.

[6] Gur D, Rockette HE. Performance assessments of diagnostic systems under the FROC paradigm: experimental, analytical, and results interpretation issues. Acad Radiol, 2008, 15(10): 1312–1315. Medline: 18790403.

[7] Bandos AI, Rockette HE, Song T, et al. Area under the free-response ROC curve (FROC) and a related summary index. Biometrics, 2009, 65(1): 247–256. Medline: 18479482.

（胡婕　译）

随机效应 meta 分析：
谨慎地总结证据

Stylianos Serghiou, Steven N. Goodman

本章解释了固定和随机效应 meta 分析评估治疗效应的差异，以及为什么要在基于入组标准不一致的随机对照试验的 meta 分析中使用随机效应模型。

一种医学治疗策略往往需要多个研究去反复验证。例如，大量的研究分析了阿片类药物和安慰剂或非阿片类药物类似物治疗慢性疼痛的差异。在 *JAMA* 发表的一项研究中，Busse 等[1]评价了来自 96 项随机对照试验的结果，其中 42 项研究采用相同的结局评价指标（即 10cm 视觉模拟评分）比较了阿片类药物和安慰剂在镇痛方面的作用。作者随即在亚组分析中使用随机效应 meta 分析来合并上述 42 个试验的结果（Busse 等文章的图 2[1]）。Meta 分析将多个研究的结果合并为单个结果，是循证医学的依据。随机效应 meta 分析是最为常用的方法。

为什么要使用随机效应 meta 分析？

每一项评估治疗效应的研究都会给出一个基于观察或统计学估计的结果。一项研究中，在视觉模拟评分法的标尺上显示，阿片类药物比安慰剂可多降低疼痛感受约为 0.54cm[2]，这是基于实际观察得到的效应量。在研究设计完善的前提下，该真实效应可反映阿片类药物治疗疼痛的效应，但也仅仅是单个研究结果。

如果某个特定的研究不断地在新的样本中重复，而其他临床条件均不变，即使实际效应完全相同，观察得到的研究结果也可能不尽相同。如果认为真实效应在各个研究中一致则为固定效应，基于这一假设的 meta 分析则为固定效应 meta 分析，在该模型中得到的估计治疗效应是单个研究结果的加权平均，且往往更为准确（即 95%CI 较单个研究更窄，使 meta 分析的估计值较单个研究结果更接近真实值）。

但是，多个医学研究即使研究问题一致，也不能视作完全的重复，因为其药物类型、干预时间及强度不尽相同，纳入样本及终点结局事件也不一致[3]。研究特征的差异降低了研究结果的科学性。因此，在实际医学科学中，各个研究的真实效应是不相同的。统计学术语称之为随机效应假设，即真实效应不止一种，且造成差异的原因未知。

随机效应假设比固定效应假设的限制少，可以体现每一个研究的真实效应之间的异质性。在获得更为实际的效应估计的同时，往往会导致置信区间更宽。随机效应模型也可以用于当终点结局指标不完全相同时的分析，这一点是固定效应模型无法完成的。

随机效应 meta 分析概述

在一个随机效应 meta 分析中，统计学模型可估计多个参数。首先，模型可分别估计单个研究的治疗效应，反映该研究的真实效应。因此真实效应在各个研究中不尽相同是随机效应 meta 分析统计学假设的基石。其次，模型可估计整体治疗效应，即纳入研究的平均真实治疗效应。第三，该模型估计了整个试验中真实治疗效果的变异性或异质性程度。与固定效应模型相比，随机效应模型的整体估计更容易受到小样本研究结果的影响，且置信区间更宽。这提示影响固定效应估计的因素并不仅仅局限于偶然效应，而是来自各个研究真实治疗效应之间的差异[4]。在 Busse 等[1] 的研究中，随机效应模型得出的阿片类药物的镇痛效果可改善 −0.69cm [95% CI（−0.82，−0.56）]。

估计效应之间的差异是否仅仅来自偶然误差可在统计学估计异质性的参数中体现，即 I^2（在随机效应模型中，估计结果的差异占真实治疗效应实际差异的百分比）。I^2 的数值大于 50%~75% 被视为各研究之间真实治疗效应的差异较大[5]。Busse 等[1] 的研究中 I^2 高达 70.4%，提示各个研究之间差异较大，一些研究的 95% 置信区间完全不重叠也证实了上述结果。

另一个反映研究之间真实治疗效应的差异的参数是真实效应的标准差，在随机效应模型中用"τ"表示。Busse 等[1] 文章中的图 2 提示 τ 为 0.35cm，意味着纳入该随机效应模型的单个研究之间的差异可达 −1.39~0.01cm [由均值 ±2× 标准差（−0.69cm ±2τ）计算获得]，即一些研究中使用阿片类药物的实际获益几乎相当于平均结果的 2 倍，而在某些研究中阿片类药物则无效。上述结果反映了一个事实，在 Busse 等[1] 的研究中，被纳入亚组分析的 42 项试验仅有 10 项研究得出了有实际临床意义的结果，即镇痛效应超过 1cm。治疗效应差异的量化可帮助读者判断整合这些结果是否有意义。正如一句谚语所言，"处于正常平均温度可能意味着一只脚踩在冰水而另一只脚踩在沸水中"。当单个研究的效应差异太大时，估计平均效应是毫无意义的。

研究者为什么要使用随机效应 meta 分析?

Meta 分析整合了一些数学上无法解决的不确定性。因此,一种理性的做法是选择最不可能过度依赖研究确定性的统计学方法,这也是为什么随机效应模型较固定效应模型更为常用的原因。

Busse 等 [1] 研究从定性和定量的角度充分评估了研究的异质性。Tominaga 等 [6] 研究了他喷他多缓释片在日本患者慢性骨关节炎疼痛或下背部疼痛中的作用。Simpson 和 Wlodarczyk [7] 则研究了经皮丁丙诺啡在澳大利亚患者糖尿病外周神经痛中的作用。上述研究评估不同阿片类药物,在不同文化背景的患者(对疼痛的评价可能完全不同)中不同来源疼痛的镇痛效果。事实上,两个研究观察镇痛效应的差异可能仅仅来自偶然差异,而不是镇痛药物本身的效应差异。

总之,上述研究并不是评价相同的效应,这也与随机效应模型的假设一致。因此,固定效应模型并不适用,随机效应 meta 分析才是最佳选择。

随机效应 meta 分析的局限性是什么?

首先,随机效应模型仅仅是整合了研究的异质性,并没有解释其产生的原因。为了应对上述问题,我们推荐研究者使用亚组分析或 meta 回归的方法解决异质性的问题 [8,9]。然而,上述方法仍然是依赖数据的,且为探索性的,必须谨慎地解释其最终结果。

其次,多种方法可用于计算随机效应模型的结果。不同方法可能获得类似的结果。但需要注意的是,尽管 DerSimonian-Laird 方法是最常用的模型,但在纳入研究数量较少(少于 10~15 项研究)且异质性较大时,其置信区间太窄,

P 值也太小。因此该方法不太适用于纳入研究较少且异质性较大的 meta 分析[10]。

第三，与固定效应模型相比，样本量较少的研究往往会对随机效应模型的最终结果影响更大。事实上，异质性越大，小样本研究受的影响越大。如果小样本研究偏倚较大，那么 meta 分析最终结果的科学性就值得商榷。

解读随机效应 meta 分析结果时的注意事项

随机效应 meta 分析的整体结果代表该研究特异性的真实效应，而不是真实结果（即观察到的结果可能不适用于任何患者人群或干预措施）。这就是为什么随机效应 meta 分析的结果必须要对研究异质性进行定性和定量分析，特别是效应范围的计算应该使用公式"效应 $\pm 2 \tau$"。如果该效应范围太宽，或 I^2 超过 50%~75%，则 meta 分析的估计结果可能无法代表实际的干预效应。Busse 等[1]直接评估了异质性，并认为其可以忽略。尽管如此，作者也有可能遗漏了其他方面的异质性。

此外，对于所有 meta 分析而言，是否纳入了所有的相关研究，是否可代表目标人群，排除标准是否明确且合适，是否正确评估纳入研究的质量，也同样需要考虑。有时，研究的异质性提示该 meta 分析纳入了与结论完全相反的研究，且仅有极少的研究正确地估计了真实效应。Busse 等[1]采用偏倚分析处理上述问题。

如何解读随机效应 meta 分析的结果？

Busse 等[1]的研究中对 7 个结局事件进行了 8 次 meta 分析，其中 3 个的 I^2 等于 50% 或者更高，其中读者最为关注的结果——疼痛的 I^2，甚至高达 70.4%，提示纳入研究之间的异质性很大。这一 meta 分析的最终结果提示阿片类药物与安慰剂比较，不会增加疼痛，且可能减轻慢性非癌症性疼痛评分 0.69cm（小于具有临床意义的 1cm 标准）。鉴于异质性定量分析的结果，在某些临床情况下，患者使用阿片类药物的获益可能小于或大于该随机效应 meta 分析的结果。因此，临床医生必须谨慎解读该研究的结果，结合各亚组分析的结果决定是否给自己的患者使用阿片类药物治疗。

致　谢

这篇文章首次发表在 *JAMA* 上时，声明了以下情况。

利益冲突声明：没有报道。

参考文献

[1] Busse JW, Wang L, Kamaleldin M, et al. Opioids for chronic noncancer pain: a systematic review and meta-analysis. JAMA, 2018, 320(23): 2448–2460. DOI:10.1001/jama.2018.18472.

[2] Wen W, Sitar S, Lynch SY, et al. A multicenter, randomized, double-blind, placebo-controlled trial to assess the efficacy and safety of single-entity, once-daily hydrocodone tablets in patients with uncontrolled moderate to severe chronic low back pain. Expert Opin Pharmacother, 2015, 16(11): 1593–1606. Medline: 26111544.

[3] Serghiou S, Patel CJ, Tan YY, et al. Field-wide meta-analyses of observational associations can map selective availability of risk factors and the impact of model specifications. J Clin Epidemiol, 2016, 71: 58–67. Medline: 26415577.

[4] Nikolakopoulou A, Mavridis D, Salanti G. Demystifying fixed and random effects meta-analysis. Evid Based Ment Health, 2014, 17(2): 53–57. Medline: 24692250.

[5] Higgins JP, Thompson SG, Deeks JJ, et al. Measuring inconsistency in meta-analyses. BMJ, 2003, 327(7414): 557–560. Medline: 12958120.

[6] Tominaga Y, Koga H, Uchida N, et al. Methodological issues in conducting pilot trials in chronic pain as randomized, double-blind, placebo-controlled

studies. Drug Res (Stuttg), 2016, 66(7): 363–370. Medline: 27224908. DOI:10.1055/s-0042-107669.

[7] Simpson RW, Wlodarczyk JH. Transdermal buprenorphine relieves neuropathic pain. Diabetes Care, 2016, 39(9): 1493–1500. Medline: 27311495. DOI:10.2337/dc16-0123.

[8] Thompson SG, Sharp SJ. Explaining heterogeneity in meta-analysis. Stat Med, 1999, 18(20): 2693–2708. Medline: 10521860.

[9] Riley RD, Higgins JP, Deeks JJ. Interpretation of random effects meta-analyses. BMJ, 2011, 342: d549. Medline: 21310794.

[10] Cornell JE, Mulrow CD, Localio R, et al. Random-effects meta-analysis of inconsistent effects. Ann Intern Med, 2014, 160(4): 267–270. Medline: 24727843.

（胡婕　译）

层次贝叶斯模型

Anna E. McGlothlin, Kert Viele

本章讨论了层次贝叶斯模型的应用、局限性和解读。该统计学模型整合了多个层次的信息，并利用先验信息中可能的治疗效应及其差异来估计真实和随机治疗效应。

即使是相似的治疗手段，在不同研究中也可能得出不同的结论，这是因为患者之间的个体差异及由于纳入标准不一致和时间趋势所造成的差异。差异的来源可能来自很多层面，一种可能来自患者个体之间的随机差异，另一种也可能来自研究之间的系统误差。这种多层或分层的信息在很多研究中都可能出现，如群组随机对照试验和 meta 分析[1,2]。如果单个研究治疗效应的估计可以结合所有研究的整体信息，那么上述差异就可以被更好地定量和理解。

贝叶斯分析与常规的频率论方法不同（如使用 P 值或置信区间）。贝叶斯分析并不关注特定的治疗方法下不同结局发生的可能性，而是依靠先验信息联合研究数据来评估治疗效应[3]。读者可能对贝叶斯分析用于随机临床研究比较熟悉[4,5]。在这种类型的贝叶斯分析中，患者被视为除治疗分组不一致外，其他特征均可比，研究目的在于估计某种疗法在人群中的整体治疗效应。

相反，层次贝叶斯模型（BHM）是一种可以整合多层信息的统计学方法，因此多层信息可同时被分析，且可将观察结果的差异明确地分为随机差异和真实差异[6]。该模型具有两个关键特征。首先，它具有分层或多层结构。例如，如果多个研究同时评估糖尿病管理的策略。第一层数据可能为改善患者个体糖化血红蛋白 A1c 水平，第二层数据可能为单个研究的平均改善水平，第三层数据则为相似治疗策略的多个研究的平均改善水平。第二，用先验信息和样本信息综合反映可以获取的信息，特别是各层信息的差异（例如，某个治疗策略在单个研究中对患者预后的改善，某一类相似治疗策略的多个研究中的平均治疗效应，以及不同治疗策略研究的治疗效应的差异）。使用贝叶斯理论、先验信息和样本信息，BHM 可获得每一层水平上的真实治疗效应[3,6]。真实治疗效应的估计可能来自单个患者、患者亚群、单个研究或一组类似的研究。上述每一种估计都来自纳入统计学模型的完整数据库[6]。

Stunnenberg 等整合了一系列单个患者交叉研究[7,8]的信息并进行 BHM 分析，用以比较美西律和安慰剂在治疗患者非营养不良性肌强直的效果。单个患者交叉研究使用患者本人作为对照，并重复使患者暴露于治疗或安慰剂组，以检测两种治疗间的差异。每一项单个患者研究将患者依次暴露于4 组治疗配对的处理中，即单个患者被分配至美西律组（或安慰剂组）治疗 4 周后，经过 1 周洗脱期，再被分配至安慰剂组（或美西律组）治疗 4 周，然后 2 周时间用于统计学期中分析。整个过程共重复 4 次。每一组治疗配对结束后，根据事先规定的标准决定患者是否进入下一组治疗配对或直接停药，无论是为了发现美西律获益或不获益的证据，还是为了达到允许的最大治疗组数量。作者使用了 BHM 方法整合所有的单个患者临床研究的数据，用以分析美西律对非营养不良性肌强直的患者的治疗效应，以及对两种基因亚型导致疾病的治疗效应。

为什么要使用 BHM 方法？

多层数据往往存在分层结构。在 Stunnenberg 等[8] 的研究中，每个研究的数据均来自单个患者，根据患者基因型将其分组。为了正确地整合上述信息，必须认清数据的共同特征，如来自两个基因型相同患者的数据可能较基因型不同的患者数据更为相似。基因亚型和患者个体差异的异质性可以同时在 BHM 模型中被校正。简单地将所有患者的信息整合，并不能校正患者之间的系统误差。另一种极端的方法是单独分析每一例患者的研究结果，而不去考虑所有研究的整体信息，这将会导致没有足够的能力发现组间差异。

通过整合所有研究的信息，BHM 可以更加准确地估计每个研究的治疗效应。这是因为多层数据的一个基本特征，即如果不考虑每一个研究的真实治疗效应之间的系统性差异，随机误差更容易放大上述治疗效应间的差异，而不是使其消失。例如，假设有 4 个单因素处理组研究，样本量为 100 例患者，这些研究旨在估计一种患者结局的共同发生率（假设在所有研究中为 60%）。由于 100 例患者中存在随机误差，因此在某一个研究中结局发生率低于 60%，而在另一研究中结局发生率大于 60%。即使这些研究的实际结局发生率是完全相同的，但实际观察到的模拟结局发生率最低值约为 54.9%，最高值则约为 65%。尽管不存在真实的异质性，随机误差仍可放大观察值之间的差异。另一种情况，假设有 4 个在不同临床情境下进行的 4 个完全不同的研究，结局事件的发生率分别为 54%、58%、62% 及 66%。尽管真实的结局发生率范围是 54%~66%，但观察到的结局发生率的均值范围则是 52.5%~67.4%，这是因为在样本量有限的时候，除了系统性误差外，还存在随机误差。鉴于此，观察值更倾向于远离真实值。组内观察值的最低值可能比真实值更低，反之亦然。因此真实值的最佳估计值范围较观察值更为接近。这些估计值（如果每一个观察值仅仅来自独立的研究，则结果会更加准确）可采用"降维估计"[6,9] 的方法计算。"降维"可以理解为减少研究之间的观察误差。BHM 的目的就是使观察结果最终更加接近实际范围。该模型可以估计整体误差中随机（研究内部）误差和系统性误差的比例。通过消除随机误差，估计结果可更加接近真实值 [6]。

如果观察值的异质性与随机误差完全一致，则每组的结果之间会非常接近。相反，如果观察值的异质性远远超过随机误差可以解释的范围，则必须归咎于组间真实存在的差异，那么治疗效应估计不太会受到观察值的影响。

BHM 的估计值与独立分析每一个研究的结果相比，误差可大大缩小。这将导致置信区间的范围更窄，假设检验的效能更强及 I 类错误更少。因此，BHM 更适用于罕见病（大样本不可获得）研究。

BHM 的局限性是什么？

应用所有统计学模型之前，都必须对其假设条件充分了解。利用层次贝叶斯模型区分研究内和研究间的差异依赖于许多前提条件的成立，如层数和先验概率的分布是利用贝叶斯方法估计治疗效应的前提 [6]。此外，大部分 BHM 都需要假设组间差异的分布类型（如正态曲线）。如果其中一组不符合正态分布，上述假设可能不成立且会导致对该组结果的分析最终出现较大的偏倚[10]。因此，敏感性分析就显得十分必要，必须在改变先验分布的情况下，再次验证结果的准确性。

该研究中如何使用 BHM？

Stunnenberg 等[8] 研究中，整合了来自 27 个单病例研究中的数据，以分析美西律和安慰剂对整体及两种基因亚型的非营养不良性肌强直患者的治疗效果。利用问卷调查的方法评估效果，结局是自我评估的骨骼肌紧张的减轻程度（1~9 分）。在 CLNC1 基因亚型中，骨骼肌紧张程度降低的平均评分为 3.84 [95% CI（2.52，5.16）]，在另一基因亚型 SCN4A 中，则该数据为 1.94 [95% CI（0.35，3.53）]。在所有亚组中，平均降低评分为 3.06[95% CI（1.96，4.15）]。在该研究中，层次贝叶斯模型成功地整合了患者个体信息及两种基因亚型的信息。

BHM 允许在整合数据的不同分层上进行分析。Stunnenberg 等[8] 在 3 个不同的水平上分析了数据。首先，通过来自单个患者的数据分析了单个患者的治疗效应；其次，该研究还分析了干预措施分别对两种基因亚型的患者的治疗效果；最后，作者还分析了两个亚组之间的差异。

如何解读 BHM 的结果？

BHM 可基于每一层及整体的数据信息或其他相关的临床指标估计治疗效应。由于整合了大量的信息，BHM 的估计往往较其他分析方法（如单独分析亚组）更为准确，且可以提高统计学的效能。例如，在一个 3 层水平的模型中，包括每例患者多次检测的数据、多个患者亚型（如基因型）和整体患者群体的治疗效应。BHM 可提供单个患者、每种亚型及整体人群的结果估计。

致　谢

这篇文章首次发表在 *JAMA* 上时，声明了以下情况。

利益冲突声明：McGlothlin 和 Viele 博士是 Berry Consultants LLC 的雇员。这是一家私人咨询公司，主要业务是贝叶斯适应性临床试验设计、实施和分析。

参考文献

[1] Meurer WJ, Lewis RJ. Cluster randomized trials. JAMA, 2015, 313(20): 2068–2069. Medline: 26010636. DOI:10.1001/jama.2015.5199.

[2] Whitehead A. Meta-analysis of Controlled Clinical Trials. Sussex, United Kingdom: Wiley West, 2002. DOI:10.1002/0470854200.

[3] Quintana M, Viele K, Lewis RJ. Bayesian analysis: using prior information to interpret the results of clinical trials. JAMA, 2017, 318(16): 1605–1606. Medline: 29067406.DOI:10.1001/jama.2017.15574.

[4] Goligher EC, Tomlinson G, Hajage D, et al. Extracorporeal membrane oxy-genation for severe acute respiratory distress syndrome and posterior probability of mortality benefit in a post hoc Bayesian analysis of a randomized clinical trial [2018–10–22]. JAMA, 2018. Medline: 30347031. DOI:10.1001/jama.2018.14276.

[5] Lewis RJ, Angus DC. Time for clinicians to embrace their inner Bayesian? reanalysis of results of a clinical trial of extracorporeal membrane oxygenation [2018–10–22]. JAMA, 2018. DOI:10.1001/jama.2018.16916.

[6] Gelman A, Stern HS, Carlin JB, et al. Bayesian Data Analysis. 3rd ed. Boca Raton, FL: CRC Press, 2013.

[7] Zucker DR, Schmid CH, McIntosh MW, et al. Combining single patient (N-of-1) trials to estimate population treatment effects and to evaluate individual patient responses to treatment. J Clin Epidemiol, 1997, 50(4): 401–410. Medline: 9179098. DOI:10.1016/S0895-4356(96)00429-5.

[8] Stunnenberg BC, Raaphorst J, Groenewoud HM, et al. Effect of mexiletine on muscle stiffness in patients with nondystrophic myotonia evaluated using aggregated N-of-1 trials [2018–12–11]. JAMA, 2018. DOI:10.1001/

jama.2018.18020.

[9] Lipsky AM, Gausche-Hill M, Vienna M,et al. The importance of "shrinkage" in subgroup analyses. Ann Emerg Med, 2010, 55(6): 544–552. Medline: 20138396. DOI:10.1016/j.annemergmed.2010.01.002.

[10] Neuenschwander B, Wandel S, Roychoudhury S, et al. Robust exchange-ability designs for early phase clinical trials with multiple strata. Pharm Stat, 2016, 15(2): 123–134. Medline: 26685103. DOI:10.1002/pst.1730.

（胡婕　译）

评估风险预测模型的区分度：C 统计量

Michael J. Pencina, Ralph B. D'Agostino Sr

本章描述了 C 统计量作为风险预测模型，区分和预测未来事件能力度量方面的强度和局限性。

风险预测模型可以帮助临床医生为患者开发个体化治疗。这些模型通常使用在一个时间点测量的变量，来估计将来特定时间内结局事件发生的概率。评估风险预测模型在其使用场景中的性能是至关重要的，这需要通过评估该模型的区分度和校准度。区分度是指模型能够区分发生和不发生目标事件个体的能力。在时间 – 事件设定下，区分度是指模型预测谁将早期发生、谁将较晚发生或不发生目标事件的能力。校准度是指模型预测与总体观察到的目标事件发生率精确匹配的程度。

在一项前瞻性队列研究中，Melgaard 等[1] 使用 C 统计量（模型区分度的全球衡量标准），来评估 CHA_2DS_2-VASc 模型预测心力衰竭患者发生缺血性卒中、血栓栓塞或死亡的能力，并使用同样的方法分别对该模型用于预测合并或未合并心房颤动（AF）患者的区分度进行了评估。

使用该方法

为什么使用 C 统计量？

C 统计量是对于给定的两个个体（一个发生了兴趣结局，另一个没有发生或较晚发生兴趣结局），模型预测第一个患者的风险比第二个患者更高。这是基于模型的风险预估和观察到事件一致性的度量（因此，命名为"C 统计量"）。C 统计量测量模型具有将患者从高风险到低风险排序的能力，但没有评估模型预测事件发生准确概率的能力（这由模型的校准度来度量）。C 统计量的范围一般在 0.5（随机一致）~1（完全一致）。

C 统计量也可以被认为是对所有可能的分类阈值的灵敏度（模型预测高风险人群中实际发生目标事件人数比例）和 1－特异度（模型预测高风险人群中实际未发生目标事件人数比例）绘制曲线的曲线下面积。这个曲线被称为受试者工作特征（ROC）曲线，C 统计量等于该曲线的曲线下面积[2]。例如，在 Melgaard 等的研究中[1]，CHA_2DS_2-VASc 评分从最低分 0（只有心力衰竭）到 5 分及以上，取决于患者合并症的数量。ROC 曲线上的一个点可能代表患者因 CHA_2DS_2-VASc 得分为 1 分或更高而被定义为高风险，或因 CHA_2DS_2-VASc 得分为 0 而被定义为低风险。曲线上的另一个点代表的是当患者因 CHA_2DS_2-VASc 得分为 2 分或更高而被定义为高风险，或 CHA_2DS_2-VASc 低于 2 分而被定义为低风险等。每个截点有不同的灵敏度和特异度。

使用阳性预测值（PPV；模型预测可能发生目标事件的患者中实际发生目标事件的患者的比例）和阴性预测值（NPV；模型预测不会发生目标事件且实际上也没有发生目

标事件的患者的比例）来量化预测模型的性能和临床价值很有用。度量模型对于目标事件进行错误分类的一项重要指标是 1–NPV，即模型预测不会发生目标事件而实际发生了目标事件的患者的比例。PPV 和 1–NPV 相较于灵敏度和特异度这两个指标对个体患者的信息量更多，因为它们回答了这样一个问题："当模型预测患者会或不会发生某个目标事件时，该患者发生目标事件的概率有多大？"如果目标事件的发生率已知，那么 PPV 和 NPV 就可以根据灵敏度和特异度来估计，因此，C 统计量可以被视为对这两项评价指标的概括。

C 统计量的局限性是什么？

C 统计量有一些局限性。它作为一个数字，虽然总结了一个模型的区分度，但没有传达出 ROC 曲线包含的所有信息，缺乏临床实用性。NPV、PPV、灵敏度和特异度更有临床意义，尤其是当通过所有有意义的分类阈值进行绘图并呈现时（就像绘制 ROC 曲线一样）。根据决策分析原则，可以绘制灵敏度和特异度加权和（称为标准化净收益）的曲线，对两种误分类错误（预测的低风险个体最终发生了目标事件；预测的高风险个体最终没有发生目标事件）给予不同的处理[3,4]。与此相反，C 统计量不能有效地平衡误分类错误[5]。此外，C 统计量只是对区分度而不是校准度的度量指标，因此，它没有提供关于总体风险量级是否被准确预测的信息。

作者为何在其研究中使用 C 统计量？

Melgaard 等[1]试图确定 CHA$_2$DS$_2$-VASc 评分是否可以预测伴有和不伴有房颤的心力衰竭患者是否会发生缺血性卒中、血栓栓塞或死亡事件。作者使用 C 统计量来确定这个模型区分可能会或不会发生他们所研究的 3 个终点事件患者的能力。C 统计量得出的是随机选择发生了目标事件的患者风险评分高于随机选择没有发生目标事件患者的概率。

如何解读结果？

C 统计量的值不仅取决于所研究的模型本身（即 CHA_2DS_2-VASc 评分），而且还取决于风险因素在其应用的样本中的分布情况。例如，如果年龄是一个重要的风险因素，那么同一个模型用于年龄范围较宽的群体时，其效果优于其应用于年龄范围较窄的群体。

Melgaard 等 [1] 报道的 C 统计量在 0.62~0.71，效果并不显著（考虑到 C 统计量 0.5 代表了随机一致性）。这可能是由于模型的局限性，例如，如果预测因子的数量不足，或者为了简化将预测因子转化成二分类变量。Melgaard 等使用的数据来源于全国范围，提示 C 统计量值不显著不能归因于所分析的队列中风险因素的范围过窄。更确切地说，这可能意味着该模型在区分会发生和不会发生死亡、缺血性卒中或血栓栓塞等目标事件的心力衰竭患者的能力存在固有的局限性。

C 统计量分析提示，CHA_2DS_2-VASc 模型用于有房颤和无房颤的心力衰竭患者时表现相似（有房颤的患者 C 统计量值为 0.62~0.71，无房颤的患者 C 统计量为 0.63~0.69）。然而，通过对 5 年发生事件误分类的 NPV 分析，还可以获得另一种解释。从被预测为低风险的无房颤患者中有 19%~27% 实际发生了 3 个事件中的 1 个，因此被误分类，NPV 为 73%~82%。有房颤的模型预测为低风险患者有 24%~39% 发生了主要事件，NPV 为 61%~76%。因为无房颤患者被预测为低风险误分率更低，与伴有房颤患者相比，CHA_2DS_2-VASc

评分为 0 对于无房颤患者的远期低风险的预测更好。而单看 C 统计量时，模型在这方面的性能表现并不明显。

使用 C 统计量评估预测模型性能时的注意事项

当 C 统计量应用于时间 – 事件数据[6] 和存在竞争风险时，需要使用 C 统计量的特殊扩展形式[7]。此外还存在一些 C 统计量的单数值替代指标，包括斜率区分度、Brier 评分，或以事件发生率评估的灵敏度和 1– 特异度之间的差异[3]。

C 统计量是预测模型性能评估一种重要但有局限性的方法，其作为熟悉的"第一印象"总结最有用。对于风险模型区分价值的评估还应辅以其他统计和临床测量方法。对模型的校准度和采用决策的临床后果进行图形化的总结特别有用[8]。

致　谢

这篇文章首次发表在 *JAMA* 上时，声明了以下情况。

利益冲突声明：没有报道。

参考文献

[1] Melgaard L, Gorst-Rasmussen A, Lane DA, et al. Assessment of the CHA2DS2-VASc score in predicting ischemic stroke, thromboembolism, and death in patients with heart failure with and without atrial fibrillation. JAMA, 2015, 314(10): 1030–1038. DOI:10.1001/jama.2015.10725.

[2] Hanley JA, McNeil BJ. The meaning and use of the area under a receiver operating characteristic (ROC) curve. Radiology, 1982, 143(1): 29–36. Medline: 7063747.

[3] Pepe MS, Janes H. Methods for evaluating prediction performance of biomarkers and tests//Lee M-LT, Gail M, Pfeiffer R, et al. Risk Assessment and Evaluation of Predictions. New York, NY: Springer, 2013: 107–142.

[4] Vickers AJ, Elkin EB. Decision curve analysis: a novel method for evaluating prediction models. Med Decis Making, 2006, 26(6): 565–574.

Medline: 17099194.

[5] Hand DJ. Measuring classifier performance: a coherent alternative to the area under the ROC curve. Mach Learn, 2009, 77: 103–123.

[6] Pencina MJ, D'Agostino RB. Overall C as a measure of discrimination in survival analysis: model specific population value and confidence interval estimation. Stat Med, 2004, 23(13): 2109–2123. Medline: 15211606.

[7] Blanche P, Dartigues JF, Jacqmin-Gadda H. Estimating and comparing time-dependent areas under receiver operating characteristic curves for censored event times with competing risks. Stat Med, 2013, 32(30): 5381–5397. Medline: 24027076.

[8] Moons KGM, Altman DG, Reitsma JB, et al. Transparent reporting of a multivariable prediction model for individual prognosis or diagnosis (TRIPOD): explanation and elaboration. Ann Intern Med, 2015, 162(1): W1–W73. Medline: 25560730.

（赵静　译，雷翀　审）

成本－效益分析概述

Gillian D. Sanders, Matthew L. Maciejewski, Anirban Basu

本章回顾了使用成本－效益分析量化从成本、危害和效益方面，比较新的卫生保健干预措施与现有干预措施的方法。

卫生保健决策者，包括患者、临床医生、医院、私人医疗系统和公共支付者（如老人医疗保险制度），受限于有限资源，经常面临在几个新的或已有的干预措施或治疗计划中进行选择的挑战。做出选择最理想的方式是基于对每种备选方案相关的健康获益、危害和成本进行比较。如何最好地确定适当的干预措施是一项具有挑战性的任务，因为必须对可选方案的获益、危害和成本进行权衡，并与备选方案进行比较。

做出此类决策的一种方法是进行成本－效益分析。成本－效益分析是一种分析方法，在一致的框架内量化两种或两种以上备选干预措施之间的相对获益和成本。在 *JAMA Oncology* 上发表的一项研究中，Moss 等 [1] 根据英国大型卵巢癌筛查协作试验（UKCTOCS）的研究结果，比较在美国使用血清癌抗原 125 进行多模式卵巢癌筛查和不筛查的成本效应，并与未进行筛查的情况进行了比较。UKCTOCS 评估了筛查对卵巢癌死亡率的影响 [2]，研究结果显示多模式筛查可降低卵巢癌发病率不高女性的死亡率。

使用成本－效益分析

在备选治疗措施或方案中进行选择很复杂，因为获益、危害和成本在以下方面存在差异：①获益可能反映在降低患者发病率或死亡率等不同模式中；②干预措施的价格及获得或提供它们的成本（如时间成本）也不同；③不同组成人员（患者、护理人员、临床医生、卫生系统及社会）的获益和成本不同。成本－效益分析的目的是让决策者清楚地了解备选治疗措施之间在成本、危害和获益方面的利弊，并将这些考虑因素汇总为一个单独的指标，即增量成本－效益比（ICER），当可获取资源有限时，该指标可用于指导决策。

成本－效益分析描述

成本－效益分析是一种分析工具，计算一种干预措施（干预措施 A）和至少一种替代措施（干预措施 B）的成本、危害和获益，结果用增量成本（干预措施 A 的成本－干预措施 B 的成本）和增量效益（干预措施 A 的效能－干预措施 B 的效能）的比值呈现，这个比值被称为 ICER。

分子中的增量成本代表使用干预措施 A 较使用干预措施 B 而产生的额外资源（例如，卫生保健成本、生产力变化成本）。ICER 分母中的增量效应代表使用了干预措施 A 与干预措施 B 相比产生的额外健康结局 [例如，预防疾病发生的病例数或获得的质量调整生命年（QALY）][3]。

QALY 是成本－效益分析中最常用的获益指标，其中生命长度保持不变或缩短，反映与健康相关的生活质量。具体来说，生活质量权重为 1 表示最佳健康状况，0 表示死亡，权重介于 0 和 1 之间表示低于最佳健康状况。每个周期的权重乘以周期的时长，得到该周期的 QALY。

　　在成本 – 效益分析中使用 QALY 作为标准化效能结局的一个主要理由是，可以让决策者比较不同疾病不同干预措施的 ICER，从而把稀缺资源分配至能够让成本产生最大价值的干预措施。假设措施 A 比 B 更昂贵也更有效时，低 ICER 表示干预措施 A 改善每单位健康指标时需要的额外成本低。ICER 为负值时的解读更为复杂，因为负 ICER 可能来自负的增量成本（即新治疗方法比现有治疗方法的成本低）也可能来自负的增量收益（即新的治疗方法比现有治疗方法的效果差）。如果一种新的治疗方法成本更低、效果更好，显然性价比更高，那么它就被称为"优势方法"。然而，如果新疗法的成本更高，效果不如对照疗法，性价比不高，那么它就被称为"劣势方法"。

使用成本 – 效益的局限性

　　在评价成本 – 效益分析时需要考虑一些重要的条件。成本效益如何取决于 ICER 与决策者的阈值（例如，每增加一个 QALY，需要花费 5 万美元或 10 万美元）的比较结果，决策者的阈值代表了其支付每单位效能增加（如 1 个 QALY）的意愿。该阈值有助于确定哪些干预措施值得投资。这种支付意愿往往表现为在现有资源耗尽之前所选取干预措施中 ICER 最大的措施，因为采用任何新的干预措施都需要去除现有的干预措施以释放资源。没有每个 QALY 成本固定的阈值用以确定成本效益。大多数决策者并不依赖单一的阈值来做出投资决策。

　　成本 – 效益分析有许多局限性，包括现有数据可能来自不同的人群，重要结局数据可能不可用，仅有短期结局可用，长期结局需要进行外推。此外，通常必须对如何表述与正在研究疾病相关的健康状态进行简化假设，而这些简化假设可能无法准确代表临床场景中的细微差别和复杂性。

卫生和医疗成本－效益分析第二专家小组[4]在2016年建议，所有的成本－效益分析都应包括针对相关局限性及为弥补成本－效益分析缺陷而做出的努力的讨论。第二小组还建议所有成本－效益分析都应从卫生保健部门的角度提供其结论，包括支付人需要承担的成本、获益和危害，并从社会的角度提供其结论，包括所有的成本和健康效应，无论该成本的承担人是谁。为了确保考虑到对患者、医疗护理人员、社会服务及卫生保健部门工作人员以外的其他人的所有后果，第二小组建议使用"效应清单"列出干预措施的健康及非健康相关的效应。该工具允许分析师评估对不同利益相关者最重要的效应类别。第二小组提供了在报告成本－效益分析结果时应列入的各项目的清单[4]。

本研究中如何进行成本－效益分析？

Moss等从卫生保健部门的角度（如老人医疗保险制度）评估了在美国进行卵巢癌的多模式筛查（MMS）计划的成本－效益[1]。从卫生保健部门的角度，只考虑卫生保健部门所观察到的成本、健康获益和危害，而其他可能影响患者或医疗护理人员的成本、效益和危害并未被考虑在内[4]。

作者利用来自UKCTOCS的数据开发了一个Markov模型，比较普通人群中50岁以上女性未筛查和筛查MMS的区别。该模型包括一个数学模拟，根据转移概率对假设的患者队列经筛查策略判断为从一种健康状态转移到另一种状态的获益进行评估，结果表明，MMS在降低卵巢癌死亡率方面比不筛查更昂贵和有效。

临床效益的评估是基于 UKCTOCS 试验中 MMS 对卵巢癌死亡率效应的估计值，外推其超过 11 年随访期的长期效应。直接医疗费用是根据老人医疗保险制度索赔数据估算的。生活质量相关的权重包括无癌、接受 MMS 筛查和患有卵巢癌（整合化疗和癌症阶段的低权重）等健康状态。

本研究中如何解读成本 – 效益分析的结果？

在主要的基本病例分析中，使用风险算法进行 MMS 筛查的成本估计为 100 美元，可使卵巢癌死亡率降低 15%，得到 ICER 的结果为每增加一个 QALY，花费 106 187 美元 [95%CI（97 496，127 793）]。作者探讨了潜在参数的不确定性并发现，当每个 QALY 的支付意愿为 150 000 美元时，使用 MMS 从女性 50 岁后开始进行筛查，模拟时 70% 的情况下是收益大于成本的，而如果每个 QALY 的支付意愿是 10 000 美元时，那么筛查仅有 47% 的情况下收益大于成本。

成本 – 效益分析并不能为患者、临床医生、卫生保健系统工作人员或政策制定者做出决定，而是为他们提供可以用来促成决策的信息。成本 – 效益分析也不是为控制成本而设计的。这些分析并不能用于确定医疗保健的资源水平，而是提供信息用于确保这些资源（无论可用资源水平如何）尽可能有效地用于改善健康。在评价成本 – 效益分析时，读者应审查该研究，并使用健康和医疗成本 – 效益分析第二专家小组的建议 [4] 来帮助理解成本 – 效益分析研究结果的意义。

致　谢

这篇文章首次发表在 JAMA 上时，声明了以下情况。

利益冲突声明：Maciejewski 博士声明他从弗吉尼亚州卫生服务研究和发展服务处获得了研究和中心基金（CIN 13–

410），从美国国家质量保证委员会获得了研究合同，从美国国家药物滥用研究所获得了研究基金（RCS 10-391）。他的配偶拥有 Amgen 的股票。Basu 博士声明，他作为专家为默克（Merck）、辉瑞（Pfizer）、葛兰素史克（GlaxoSmithKline）、杨森（Janssen）及阿斯利康（AstraZeneca）公司提供成本 - 效益分析相关问题的咨询服务。

参考文献

[1] Moss HA, Berchuck A, Neely ML, et al. Estimating cost effectiveness of a multimodal ovarian cancer screening program in the United States: secondary analysis of the UK Collaborative Trial of Ovarian Cancer Screening (UKCTOCS). JAMA Oncol, 2018, 4(2): 190–195. Medline: 29222541. DOI:10.1001/jamaoncol.2017.4211.

[2] Jacobs IJ, Menon U, Ryan A, et al. Ovarian cancer screening and mortality in the UK Collaborative Trial of Ovarian Cancer Screening (UKCTOCS): a randomised controlled trial. Lancet, 2016, 387(10022): 945–956. Medline: 26707054. DOI:10.1016/S0140-6736(15)01224-6.

[3] Neumann PJ, Cohen JT. QALYs in 2018—advantages and concerns. JAMA, 2018, 319(24): 2473–2474. Medline: 29800152. DOI:10.1001/jama.2018.6072.

[4] Sanders GD, Neumann PJ, Basu A, et al. Recommendations for conduct, methodological practices, and reporting of cost-effectiveness analyses: Second Panel on Cost-effectiveness in Health and Medicine. JAMA, 2016, 316(10): 1093–1103. Medline: 27623463. DOI:10.1001/jama.2016.12195.

（赵静　译，雷翀　审）

在成本和成本－效益分析中选择时间范围

Anirban Basu, Matthew L. Maciejewski

本章回顾了在风险效益和成本效益分析中，研究者选择确定和衡量干预措施的效益和成本时间范围的考虑因素。

在设计比较结局或成本－效益分析时，我们必须仔细考虑评估结局时间期限的时间范围。时间范围必须足够长，以获取干预预期和非预期的收益和风险[1,2]。在某些情况下，当测定特定的终点事件时，时间范围应该延长至超过临床试验的持续时间；而在另一些情况下则不需要对结局进行长时间的评估。超出必要的时间范围可能会给成本－效益分析模型增加不必要的成本和复杂性。

在 *JAMA Ophthalmology* 上发表的一项研究中，Wittenborn等[3]研究了家用黄斑变性监测系统的成本和效益，成本－效益分析的时间范围为终身，预算影响分析的时间范围为10年。本章回顾了时间范围选择的基本原理及其对我们解读研究的影响。

时间范围在成本－效益分析中的应用

在成本－效益分析中，时间范围是成本和效益被测量的时间段[1,2]。成本－效益分析应考能获取被评估的干预措施的所有预期和非预期结局的时间范围，不论其何时发生。当成本－效益分析作为临床试验的一部分实施时，数据收集的时间可能局限于试验本身的持续时间，这被称为试验期内时间范围[4]。例如，用于治疗急性鼻窦炎的抗生素的成本效益可以应用试验期内时间范围，因为疾病和治疗发生于非常短的时期，不需要将收益外推至一个很长的时期。

如果干预的收益和风险发生贯穿患者终身，那么整个生命周期是合适的时间范围。例如，使用低剂量阿司匹林对比高剂量阿司匹林的成本效益可能会影响试验期间内心血管事件的主要结局，但其效应可能会持续到患者的整个生命周期。在这种情况下，基于主要终点的试验期间内分析是不完整的，而且由于无法获取对人群长期的健康、成本和结局的影响，可能存在潜在误导[5]。在某些情况下，适当的时间范围可以介于试验持续时间和患者全生命周期之间。例如，从消费者的角度进行成本–效益分析。然而，在这种情况下，时间范围的选择会对成本–效益分析结果产生重大影响[6]。

时间范围选择的局限性

使用较长时间范围的研究很难完成，而且成本很高。因此，由于很少有试验能收集患者一生的信息，通常需要试验外的两种信息。如果试验研究干预对中间结局有影响，如胆固醇水平，那么中间结局和综合结局（如生存）之间，一定存在着某种合理的流行病学联系。若流行病学联系薄弱，则不能从对中间结局的观察中得出关于综合结局的可靠假设。其次，试验中发现的治疗效果必须持续到试验随访期之后。例如，如果一项试验显示，3 年内阿司匹林每年降低脑卒中的风险比为 0.8，超过 3 年后这种效果还会持续吗？长期治疗效应的推断依赖于临床假设（如已知的干预效应）和行为假设（如对治疗的长期依从性）。这些假设通常基于其他研究的经验证据，如真实世界数据中描述的阿司匹林治疗依从性的信息。如果没有满足这两个条件的先验信息，应明确说明假设，并应进行不同场景和假设的替代分析，以了解这些假设对结局的影响。

选择成本 – 效益研究的时间范围取决于所选择的研究视角。视角（如患者、私人或公众付费者、社会）决定了研究包括谁的成本，因此在成本 – 效益分析中要考虑资源的消耗类型。私人付费者的视角可能需要相对较短的时间范围，例如 1~2 年，因此可能无法捕捉到干预措施随时间而产生的全部收益和危害。在这种情况下，付费者角度决定的收益和危害可能与社会角度不同，后者的时间范围将更长，还将包括干预对患者、医护人员和社会其他领域的影响。医药和健康成本效益第二小组建议从卫生保健部门和社会角度进行成本 – 效益分析[2]。在选择适当的时间范围时，应优先考虑这两个角度，并尽可能选择一致的时间范围。

当设计长时间范围的研究时，研究者必须预计到治疗组和对照组的结局会随着时间的推移而改变。例如，对照组的结局变化趋势是否会随时间呈线性变化，如在某个年龄之前呈缓慢线性增长，之后呈缓慢线性下降至死亡；治疗组的结局是否会在短期内以非线性趋势改变，并在数年后稳定地呈一定的线性趋势变化；生存曲线是如何随时间变化的？这些具有时间依赖性的结局的变化很难预测。

此研究中如何定义和应用时间范围？

Wittenborn 等[3] 比较了随机接受常规治疗的同时使用家

用黄斑变性监测系统或随机接受常规治疗患者的成本和效益。从社会角度进行成本－效益分析时选择终身作为时间范围，从公共付费者（Medicare，美国国家老年人医疗保险制度）角度进行预算影响分析选择 10 年时间范围。研究分析了患者、临床医生和卫生保健系统进行监测所产生的成本和医疗费用。研究也分析了患者和雇主所花费的成本，如由于雇员不能进行工作等日常活动而产生的生产力成本。增量成本－效益比，汇总了两项单个指标的收益（如效益）和成本，可归结为基于社会角度的终身监测，每获得一个质量调整生命年的增量成本－效益比为 35 663 美元（95% CI，成本节约 235 613 美元）。在预算影响分析中，估计了最初 10 年监测的累计成本，发现 Medicare 需为每例患者花费 1312 美元 [95%CI（222，2848）]。综上，这些分析表明，使用家庭远程监护在前 10 年需要额外的医疗保险支出，但当时间范围从 10 年扩展到患者的一生时，以及从公共支付者的角度（Medicare）扩展到社会角度时分析相关的益处和成本时，是物有所值的。

Wittenborn 等选择的时间范围如何影响对研究的解读？

由于年龄相关性黄斑变性的自然病程持续患者终身，因此有必要进行终身分析。然而，作者面临的挑战是将平均观察时间为 1.4 年的 HOME 试验结果外推到整个生命周期范围[3]。检测年龄相关黄斑变性相关的脉络膜新生血管化（CNV）最佳矫正视敏度得分试验终点，必须外推到终身的质量调整生命年范围；试验中观察的 CNV 诊断时的视敏度评分和 CNV 诊断的假阳性率，也需要外推到试验持续时间之外。作者依靠广泛的流行病学研究来估计这些参数，发现他们的结果对在一定范围内每次输入一个参数值的变化相对不敏感。然而，超出 HOME 试验期后，持续监测在多大程度上会产生额外的行为改变（防止定期眼科检查或遵守监测建议）尚不明确，并且未被模型参数获取。作者通过改变模型潜在的假设来反映稍高监测获益，发现使用终身的时间范围建模时，监测干预措施可以节省成本，通过这种方法研究上述一些考虑。

致 谢

这篇文章首次发表在 *JAMA* 上时，声明了以下情况。

利益冲突声明：Basu 博士声明接受了 Salutis Consulting LLC 的费用。Maciejewski 博士声明通过配偶在 Amgen 的受聘持有股票；从美国退伍军人事务健康服务研究与发展组织及国家质量保证委员会获得了基金和其他支持；从美国国家药物滥用研究所获取了基金资助。

参考文献

[1] Gold MR, Siegel JE, Russell LB, et al. Cost-Effectiveness in Health and Medicine. New York, NY: Oxford University Press, 1996.

[2] Sanders GD, Neumann PJ, Basu A, et al. Recommendations for conduct, methodological practices, and reporting of cost-effectiveness analyses: Second Panel on Cost-effectiveness in Health and Medicine. JAMA, 2016, 316(10): 1093–1103. Medline: 27623463. DOI:10.1001/jama.2016.12195.

[3] Wittenborn JS, Clemons T, Regillo C, et al. Economic evaluation of a home-based age-related macular degeneration monitoring system. JAMA Ophthalmol, 2017, 135(5): 452–459. Medline: 28358948. DOI:10.1001/jamaophthalmol. 2017.0255.

[4] Hlatky MA, Owens DK, Sanders GD. Cost-effectiveness as an outcome in randomized clinical trials. Clin Trials, 2006, 3(6): 543–551. Medline: 17170039. DOI:10.1177/1740774506073105.

[5] Sculpher MJ, Claxton K, Drummond M, et al. Whither trial-based economic

evaluation for health care decision making? Health Econ, 2006, 15(7): 677–687. Medline: 16491461. DOI:10.1002/hec.1093.

[6] Kim DD, Wilkinson CL, Pope EF, et al. The influence of time horizon on results of cost-effectiveness analyses. Expert Rev Pharmacoecon Outcomes Res, 2017, 17(6): 615–623. Medline: 2850402. DOI:10.1080/14737167.2017.1331432.

（龚海蓉　译，雷翀　审）

医学图像分析的深度学习

Lawrence Carin, Michael J. Pencina

本章解释了卷积神经网络（CNN）的基本概念，CNN是用于自动读取医学图像的一种机器学习方法。

神经网络是机器学习广泛领域中的一个子集，能高效地利用计算机系统分析数据，方便临床医生工作。临床自20世纪80年代开始使用神经网络，90年代开始，卷积神经网络（CNN）被应用于图像分析[1-3]。实例包括识别日常生活的自然图像[4]、对视网膜病理进行分类[5]、在病理切片上选择细胞元素[6]，以及正确识别胸片的空间方位[7]。成功完成以上任务的神经网络通常由多个分析层组成，术语"深度学习"（同义词）也被用来描述这类神经网络。

打开深度学习的黑匣子

理解CNN如何工作的一个方法是用书面语言作类比。人们通过文章表达思想，文章由一系列段落组成，依次类推，段落由句子组成、句子由单词组成，而单词由字母组合而成。先评估字母之间的关系，然后根据复杂性逐层递进（一种"深层次"的等级表征：从字母到单词，到句子，再到段落），最后理解文本 。计算机通过基序（motif）而非字母来分析图像。基序是构成基本分析单元的像素集合，其中最简单的一种代表传递视觉信息的最基本模式，就像字母之于语言。在计算机学习到这些基序的形式后，使用与基序结构相匹配的滤波器在图像中检测到这些基序。

将视频中的图像看作是单词的一个合集。一张图像可以被视为一张地图，其位置相关的像素值反映了该点的信号强度。像素集合产生图像，在本示例中，图像组成一组单词。

构成图像的最原始的构建块位于 CNN 模型的第 1 层，这些构建块对应于基序。CNN 将滤波器应用于图像中检测这些基序。每个滤波器是一组像素，其形式与相应的基序相似。在本例中，第 1 层滤波器对应字母表中的字母。每个滤波器按顺序移动到图像中的每个位置，然后测量图像的局部特征属性与每个位置上的滤波器的匹配程度，这个过程称为卷积。这个卷积过程的结果被投影到另一个矩阵（或新的图像），称为特征图。特征图量化了滤波器与原始图像中每个局部区域的匹配程度。如果有 N 个首层滤波器，卷积过程将产生 N 个 2D 特征图。

从第 1 层输出的 N 个特征图在空间上对齐，并相互"堆叠"，这是模型第 2 层的输入。在第 2 层，使用另一组滤波器来处理图像。第 2 层的每个滤波器具有与每个滤波器相关联的 N 个基序，与第 2 层输入"图像"的 N 个成分（层）相匹配。如果有 M 个第 2 层滤波器，则有 M 个特征图从第 2 层输出。这 M 个特征图再次在空间上对齐并"堆叠"，对应于第 3 层的输入，并重复上述过程。对这种形式的顺序分析会针对所需的层数重复进行，并使用顶部（最后一层）的最后一组特征图来做出分类决策。这一决策可应用于确定要搜索的句子是否在图像中（如视频所示），或是在照片中是否出现病变，正如最近从视网膜照片中确定病变的工作一样[5]。

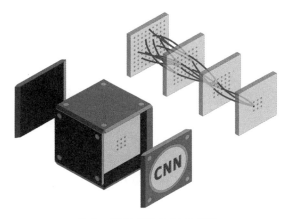

视频　**理解机器学习的工作原理**

https://edhub.ama-assn.org/jn-learning/video-layer/16845576 上的视频阐释了卷积神经网络是如何工作的，这是用于自动读取医学图像的一种机器学习。

这段视频展示了 CNN 是如何工作的。假设来自名字"Ada Lovelace"的单词"Ada"。每个第 1 层滤波器对应于字母表中的 1 个字母。为了简单起见，所有字母都假定为大写。假设"ADA"位于被分析的原始图像中。当 A 基序与原始图像中的字母 A 重叠时，卷积输出产生一个强信号绘入相应的特征图中。图中不存在 A 的地方都是微弱的信号，包括在 ADA 中字母 D 出现的空间。在对应字母 / 滤波器 D 的特征图上，强信号位于所有 D 所在的空间，包括在 ADA 中的 2 个 A 之间的位置。从模型第 1 层输出的 N 个特征图（其中 N 是被评估的或字母的数量）探测 N 个构建块基序 / 字母中的每一个存在和位置。第二层滤波器同时分析从第一层输出的所有特征图，寻找字母的组合。

对于视频中的示例，每个第 2 层滤波器被设计为检测短序列字母，如序列 ADA。每个第二层滤波器有 N 个成分，对应从第一层输出的 N 个特征图。检测序列 ADA 的含有 N 个成分的滤波器在其 N–2 个成分（与除 A 和 D 之外的 N–2 个字母相关）上具有零振幅。滤波器与字母 A 相对应的成分将寻找两个邻近的强信号（对应于 A "空格" A），而与字母 D 对应的滤波器成分将具有一个单一的强振幅，位于两个 A 所在的位置之间。将 ADA 滤波器的 N 个成分与第一层输出的 N 个特征图进行卷积，然后汇总，在单词 ADA 的位置将会表现出一个强信号。

从第 2 层输出的 M 个特征图对应不同字母的短集合。移动到第 3 层，检测较大的单词和词组。移动到第 4 层，检测单词序列和句子。最后，在第 5 层及以上层检测段落。每一层使用相同的处理过程：用滤波器卷积，滤波器成分的数量与下一层的特征图数量相匹配。为了简单起见，这里省略了 CNN 的一些附加细节，但是以上阐述了模型的本质。

这种等级分层的优点是什么，为什么滤波器不直接学习像 ADA 这样的序列呢？等级分层结构有助于更完整地共享数据（在统计学中称为共享强度）。单词 ADA、ADAPT、ADAM 及 MADAM 都有 ADA 序列，所有这些单词的出现都可以在学习 ADA 序列时共享。通过学习等级分层表达（而不是直接学习每个单词的独立滤波器），模型能够更充分地利用所有数据（通过利用 ADAPT、ADAM 等的经验，模型能够分析 ADA 这个词可能是什么样）。医学图像分析中也存在类似的概念：不同健康状态的图像在一个粒度级别（尺度）上可能是不同的，但在更细的尺度上，它们可能共享亚结构特征（因此，在这个更细的尺度上，模型可以学习不同健康/疾病状态之间共享的基序）。

深度学习方法的局限性是什么？

深层网络有特定数量的层，在每一层都有指定数量的滤波器需要学习。目前还没有办法定义层和滤波器最适当的数量。例如，Ting 等文章中的模型（eFigure 1）[5] 不是为医学图像设计的，最初特定用于分析自然图像[8]。这表明，通过对医学图像的模型结构进行改进/优化，非常优秀的性能可获得进一步提升。

因为在学习过程中必须优化许多参数（层数、每层的核数、分类器的形式等），所以测试数据库必须与独立于训练和评估模型性能的所有数据。如果在测试数据库上检查结果，然后返回并调整模型结构，重新训练模型，这样所有的数据都能有效地被用于训练过程（"测试"数据库成为训练过程的一部分，并且不是独立的）。这种分离是必要的，这样深度学习的结果不会过于乐观，并且可以外推至模型开发之外的医疗环境中。

致 谢

这篇文章首次发表在 *JAMA* 上时，声明了以下情况。

利益冲突声明：Pencina 博士声明其研究所受 Bristol-Myers Squibb 和 Regeneron/Sanofi 的资助。Carin 博士声明没有利益冲突。

参考文献

[1] LeCun Y, Boser BE, Denker JS, et al. Handwritten digit recognition with a back-propagation network. Adv Neural Inf Process Syst, 1990: 396–404. https://www.cs.rit.edu/~mpv/course/ai/lecun-90c.pdf.

[2] Hinton G. Deep learning—a technology with the potential to transform health care [2018–08–30]. JAMA. DOI:10.1001/jama.2018.11100.

[3] Naylor CD. On the prospects for a (deep) learning health care system [2018–

08–30]. JAMA. DOI:10.1001/jama.2018.11103.

[4] Krizhevsky A, Sutskever I, Hinton GE. ImageNet classification with deep convolutional neural networks. Presented at: NIPS 12 Proceedings of the 25th International Conference on Neural Information Processing Systems[2012–12].

[5] Ting DSW, Cheung CY, Lim G, et al. Development and validation of a deep learning system for diabetic retinopathy and related eye diseases using retinal images from multiethnic populations with diabetes. JAMA, 2017, 318(22): 2211–2223. Medline: 29234807. DOI:10.1001/jama.2017.18152.

[6] Kraus OZ, Ba JL, Frey BJ. Classifying and segmenting microscopy images with deep multiple instance learning. Bioinformatics, 2016, 32(12): i52–i59. Medline: 27307644. DOI:10.1093/bioinformatics/btw252.

[7] Rajkomar A, Lingam S, Taylor AG, et al. High-throughput classification of radiographs using deep convolutional neural networks. J Digit Imaging, 2017, 30(1): 95–101. Medline: 27730417. DOI:10.1007/s10278-016-9914-9.

[8] Simonyan K, Zisserman A. Very deep convolutional networks for large-scale image recognition. arXiv:1409.1556v6. Last updated April 2015.

（龚海蓉　译，雷翀　审）

43

提升外科数据库研究科学性的检查清单

Adil H. Haider, Karl Y. Bilimoria, Melina R. Kibbe

本章对 11 个使用最广泛的外科数据库进行概述，并提供了作者可以用来提高分析质量的含 10 项内容的检查清单。

每年 *JAMA Surgery* 都会收到成百上千份回顾性分析大型外科数据库的稿件。尽管其中许多稿件试图阐明新的和重要的问题，但大多数都没有发表。大多数的投稿甚至都没有送交同行评审，因为在数据分析技术上有明显的缺陷，或者它们试图解决的研究问题无法用使用的数据库充分阐释。在送出进行同行评议的稿件中，许多被专家同行评审建议拒稿，因为他们发现稿件中使用这些原本有效的数据库时存在严重的方法学缺陷。发表的文章通常来自一组研究者，他们掌握了特定数据库和真正发挥其潜力所需的分析技术。

本系列旨在为研究者应用研究领域最广泛使用的外科数据库时，提供简短、实用的指南，以便对研究概念提出到同行评议发表提供全流程指导。为了实现这一目的，*JAMA Surgery* 与外科结局俱乐部（Surgical Outcomes Club）进行了合作（http://www.surgicaloutcomesclub.com）。

以下简要概述了 11 个使用最广泛的数据库 [1-11]（框表 43.1），它们的特点、优势、局限性，以及一些重要的统计注意事项。此外，我们提出了一个含有 10 个项目的检查清单（框表 43.2），作者用于确保他们已经涵盖了使用这些数据库之一的手稿中要求"至少"应有的预期内容。最后，我们的生物统计学同事就实用指南中提到的统计方法，以及需要避免的潜在陷阱提出了更深入的信息[12]。

为了帮助作者提高对大型外科数据库的分析质量，我们开发了一份含有 10 个项目的检查清单（框表 43.2）。首先，清单中的第一项鼓励作者进行假说驱动的科学。定义一个可靠的研究问题是将问题转化为可操作假说的关键。FINER 标准（可行的、有趣的、新颖的、伦理的、相关的）或 PICO 公式（患者、人群或问题；干预、预后因素或暴露；对比物或干预；结局）可以帮助形成有意义的研究问题[13,14]。充分定义目标人群能为研究结果的解读、应用和推广奠定坚实的基础。我们知道在许多情况下，作者可能会使用这些大型数据库进行"假设生成"的研究。这当然是可以接受的，但必须从一个实际的研究问题开始，开展一个有意义的研究项目，从大数据库中产生重要的假说，然后用转化或前瞻性的方法进行进一步研究。有些作者询问在没有真正的研究问题时尝

框表 43.1　本系列涵盖的数据库（美国）

医疗保健研究和质量医疗保健成本及利用项目数据库机构：全国住院样本、州立住院数据库及儿童住院数据库[1]

监测、流行病学和结局数据库[2]

医疗保险索赔数据[3]

军队卫生系统 Tricare Encounter 数据[4]

退伍军人事务部外科质量改进计划[5]

国家外科质量改进计划[6]

代谢和减重手术认证和质量改进计划[7]

国家癌症数据库[8]

国家创伤数据库[9]

血管外科学会血管质量计划[10]

胸外科医师学会国家数据库[11]

框表 43.2　提升外科数据库研究科学性的检查清单

1. 有一个可靠的研究问题和清晰的假说。考虑使用 FINER 标准（可行的、有趣的、新颖的、伦理的、相关的）或 PICO 公式（患者、人群或问题；干预、预后因素或暴露；对比物或干预；结局）形成问题和假说。

2. 确保遵从机构伦理委员会和数据使用协议。

3. 进行全面的文献回顾。使用参考文献管理项目以便于完成文稿。

4. 确保这是可用的最佳数据库，并且有合适的变量来回答你的研究问题。

5. 明确地定义纳入、排除标准和结局变量。用流程图描述最终患者选择。

6. 识别潜在的混杂因素并使用风险校正来最小化偏倚。考虑使用有向无环图来表示潜在的关联。在报告这些观察性研究的结果时避免使用因果关系语言。

7. 确保数据变量没有随时间而变化。如果有，请说明。

8. 确保识别和处理了竞争风险。

9. 确保对数据问题，如缺失数据，进行讨论，并以清晰和统一的方式报告所进行的任何敏感性分析或插补。

10. 确保你的文章有一个清晰的关键信息，说明你的研究如何促进现有知识的发展，或具有重要决策或临床意义。

试从有权限进入的数据库中看能不能发现什么是否可接受。这是不可接受的。

　　第二，我们提醒作者寻求伦理委员会的批准或豁免，并妥善记录和遵守适用的数据使用协议。这些通常会被忽视，但为了患者隐私和各种重要原因，遵守适用的规则是必要的。第三，全面的文献回顾将有助于确保选择最佳的数据库回答研究问题，并确保研究问题此前未得到解决。第四，我们鼓励作者尽早投入足够的时间来了解数据库，以确认它具有合适的变量；并理解方法学上的考虑事项，以确保这是研究可用的最佳数据库。第五，纳入和排除标准，以及结局变量的明确定义，是审稿人和读者了解研究对象的必要条件。这也有助于查询数据和提取完整有用的数据库。

　　第六，使用数据库的另一个重要方面是需要识别潜在的混杂因素或协变量，并使用风险校正来最小化偏倚。考虑到这些外科登记系统中观察性数据的本质，可以创建一个有向无环图[15]，这可以对潜在关联进行可视化描述，同时探索在研究关联关系时需要牢记或考虑的协变量和混杂因素。请参阅第 44 章 "*JAMA Surgery* 统计编辑大数据库分析要诀"，以了解更多详细信息。作者在描述这些观察性研究的结果时也应该避免使用因果关系语言。第七，作者必须说明感兴趣变量随着时间推移的任何更新或重大变化，因为这可能会影响不同年份间的比较结果（例如，在美国国家癌症数据库中，乳腺癌和黑色素瘤的前哨淋巴结活检的定义在过去 10 年中发生了变化，这一点必须加以考虑）。第八，鼓励作者识别结局是否存在竞争风险[16]。例如，如果作者研究术后 30 天的并发症发生率，就必须考虑已经死亡的患者没有发生这些并发症的风险。第九，作者必须确保如数据缺失等任何的数据问题，都能以清晰、统一和可复制的方式公开讨论。作者必须列出所有数据的局限性、解决方法，以及为减少其影响而采取的措施（如敏感性分析、缺失数据的多重插补[17]）。最后，作为检查清单中的最后一项，我们鼓励作者清晰地陈述关键信息。最好阐释研究如何促进科学发展、解决知识差距、强调未来研究机遇，讨论工作取得的重要决策或临床意义。

我们建议作者在投稿之前，使用本检查清单、所选数据库的实用指南，以及分析数据库的统计技巧作为三部曲进行参考。我们希望通过遵从这些简洁的指南，作者可以从过去成功完成类似分析的众多同行的集体智慧中受益。

致 谢

这篇文章首次发表在 *JAMA* 上时，声明了以下情况。

利益冲突声明：Haider 博士声明获得了美国国防部 Henry M. Jackson 基金会、骨科研究和教育基金会及美国国立卫生研究院的基金资助，以及医疗保险中心和少数民族健康医疗援助服务办公室的非资金研究支持。Bilimoria 博士于 2016—2017 年担任外科结局俱乐部的会长。

资金 / 支持：这项工作得到美国国防部 Henry M. Jackson 军事医学促进基金会的支持（Haider 博士）。

出资人 / 赞助人：出资人没有参与稿件的准备、审查或批准及决定提交稿件发表的任何过程。

参考文献

[1] Stulberg JJ, Haut ER. AHRQ Healthcare Cost and Utilization Project Databases: National Inpatient Sample (NIS) [2018–04–04]. JAMA Surg. DOI:10.1001/jamasurg.2018.0542.

[2] Doll KM, Rademaker A, Sosa JA. Longitudinal outcomes reporting using the Surveillance, Epidemiology, and End Results (SEER) Database [2018–04–04]. JAMA Surg. DOI:10.1001/jamasurg.2018.0501.

[3] Ghaferi AA, Dimick JB. Longitudinal outcomes reporting using Medicare claims [2018–04–04]. JAMA Surg. DOI:10.1001/ jamasurg.2018.0489.

[4] Schoenfeld AJ, Kaji AH, Haider AH. Outcomes reporting using Tricare claims [2018–04–04]. JAMA Surg. DOI:10.1001/ jamasurg.2018.0480.

[5] Massarweh NM, Kaji AH, Itani KMF. Veterans Affairs Surgical Quality Improvement Program [2018–04–04]. JAMA Surg. DOI:10.1001/jamasurg. 2018.0504.

[6] Raval MV, Pawlik TM. National Surgical Quality Improvement Program (NSQIP) and pediatric NSQIP [2018–04–04]. JAMA Surg. DOI:10.1001/ jamasurg.2018.0486.

[7] Telem DA, Dimick JB. Metabolic and Bariatric Surgery Accreditation and Quality Program (MBSAQIP) [2018–04–04]. JAMA Surg. DOI:10.1001/ jamasurg.2018.0495.

[8] Merkow RP, Rademaker AW, Bilimoria KY. National Cancer Database [2018–04–04]. JAMA Surg. DOI:10.1001/jamasurg.2018.0492.

[9] Hashmi ZG, Kaji AH, Nathens AB. National Trauma Data Bank [2018–04–04]. JAMA Surg. DOI:10.1001/jamasurg.2018.0483.

[10] Desai SS, Kaji AH, Upchurch G. Society for Vascular Surgery Vascular Quality Improvement Program [2018–04–04]. JAMA Surg. DOI:10.1001/jamasurg.2018.0498.

[11] Farjah F, Kaji AH, Chu D. Society of Thoracic Surgery (STS) Dataset [2018–04–04]. JAMA Surg. DOI:10.1001/jamasurg.2018.0545.

[12] Kaji AH, Rademaker AW, Hyslop T. Tips for analyzing large data sets from the JAMA Surgery statistical editors [2018–04–04]. JAMA Surg. DOI:10.1001/jamasurg.2018.0647.

[13] Cummings SR, Browners WS, Hulley SB. Conceiving the research question and developing the study plan//Hulley SB, Cummings SR, Browner WS, et al. Designing Clinical Research. 3rd ed. Philadelphia, PA: Lippincott Williams & Wilkins, 2007: 19–22.

[14] Brian Haynes R. Forming research questions. J Clin Epidemiol, 2006, 59(9): 881–886. Medline: 16895808.

[15] Shrier I, Platt RW. Reducing bias through directed acyclic graphs. BMC Med Res Methodol, 2008, 8: 70. Medline: 18973665.

[16] Sun M, Choueiri TK, Hamnvik OP, et al. Comparison of gonadotropinreleasing hormone agonists and orchiectomy: effects of androgendeprivation therapy. JAMA Oncol, 2016, 2(4): 500–507. Medline: 26720632.

[17] Oyetunji TA, Crompton JG, Ehanire ID, et al. Multiple imputation in trauma disparity research. J Surg Res, 2011, 165(1): e37–e41. Medline: 21067775.

（龚海蓉　译，雷翀　审）

JAMA Surgery 统计编辑大数据库分析要诀

Amy H. Kaji, Alfred W. Rademaker, Terry Hyslop

本章提供了处理大数据的要诀，包括关于研究人群、方法和样本量、数据元素和呈现，以及分析和统计的重要考虑事项。

随着管理数据库和患者登记系统的出现，研究者越来越容易获得大数据。这些数据库的大样本量使对罕见结局的研究变得更容易，并提供了确定国家估计值和区域差异的潜力。然而，没有一个数据库是完全不存在偏倚和测量误差的。对于较大的数据库，随机信号可能预示统计学显著性，而且由于置信区间窄可能会错误地推断精度。虽然多数原则适用于所有研究，但这些方法论问题的重要性会在大型、复杂的数据库被放大。

研究人群考量

理解研究者如何获取研究人群是很重要的。通常，研究人群是从符合纳入标准的一个更大的来源人群中提取出来的。应清楚地绘制纳入和排除病例的流程图，并说明排除的人数和原因。同样，如果是纵向研究应报告失访。这将有助于读者理解存在的所有选择偏倚。

方法学和样本量考量

在数据收集和分析之前应该确定研究的目的和结局。如果作者正在寻找两个队列在某个变量之间的差异，应预先计划这个差异及其置信区间。除统计结果（如回归系数、P 值）外，疗效估计的差异应以患者为中心、有临床意义和可解释差异 [1] 的方式来报告。不幸的是，在没有预先计划的情况下挖掘大型数据库会导致意外的、通常是错误的结论。统计学显著性与样本量有关，如果样本量足够大，非常小的组间差异也可能产生统计学显著性，但无临床意义。

在报告观察性研究结果时，作者应考虑遵循加强流行病学观察性研究报告（STROBE）的指南 [2]。应明确描述研究设计，如何收集和分析数据应与研究设计一致，研究结果以简洁而完整的方式呈现。研究应该声明是在获得伦理审查委员会批准或豁免之后进行的。作者还应描述是否进行了期中分析，是否有任何违反方案的情况。应报告研究的局限性以提升结论的科学完整性和正确性，这应得到数据分析的充分支持。对观察性研究的解读应该只是描述变量之间的关联，而不是得出因果关系的结论。

虽然对于大型数据库来说，我们通常认为统计效能不足似乎不是问题，但事实并非如此。研究样本可能不足以回答有关罕见结局的研究问题。因此无论数据库大小，都应该事先进行样本量计算和效能分析。在未发现统计学显著性效应时，效能分析有助于解释研究发现 [3]。若进行了事后亚组或效能分析，则应在文章的方法部分说明这一点。还应考虑对多重比较和（或）多重检验进行调整，特别是在没有预先计划的情况下。如果进行 20 项以上的检验时，其中可能会偶然出现 1 次统计学显著性。当检验或比较的次数超过 20 次时，一种应对策略是采用校正方法（如 Bonferroni 校正、Hochberg 序贯检验方法）[4]。

数据元素和呈现

作者应提供足够详细的数据，以便读者计算和重现结果。与简单地报告汇总数据或比例相比，更倾向于让作者呈现详细的原始数据。对于兴趣变量和结局，应清楚地描述缺失数据的比例[5]。当缺失数据的比例较大（>30%）时，作者应描述缺失数据的模式，并应考虑使用多重插补等技术。除了降低效能外，只纳入具备完整数据受试者的分析将产生偏倚。例如，若那些没有保险和被认为病情较重的受试者的收入数据更可能丢失，那么在分析社会经济状况对手术结局的影响时就会存在潜在问题。

由于登记数据的观察性本质，一种考虑是创建一个有向无环图[6]，这将帮助读者理解潜在混杂因素和中介因素的作用。当主要研究目标的附属内容有大量表格时，应考虑提交在线补充材料。若数据可以用一个表格或图片来描述时，就不需要在文稿中描述结果。饼图和柱状图对文中已经陈述的内容几乎没有什么补充作用，除非有多个复杂的箱式图。如果要使用柱状图，还应表示 95%CI 柱（有时称为箱线图）。

如果使用病历摘要，则应详细说明回顾病历的方法，如描述摘录者、他们的背景、他们是如何培训的、是否有一个标准化的数据收集工具[7]。理想情况下，病历摘录者不应该知道研究的假说和目的，至少应有 2 名独立的病历摘录者。还应描述摘录者的评定者间信度（如 κ）。

分析和统计学考量

基于大数据库二次分析的研究从定义上而言是观察性的，因此最好不要把重点放在统计假设检验和 P 值的报告上。根据美国统计协会数据[8]，描述效应估计（比值比、风险比等）和 95%CI 比报告 P 值提供更多信息。如果比较两个队列的连续变量（如手术时间、住院时间）时，则应报告平均差（如果数据不是正态分布的话用中位数）及其 95%CI。

当应用多变量模型时，应说明模型的理论基础。应该明确模型的类型（如 logistic、线性、Poisson）及其所依据的假设（如假定模型线性或数据正态性）。作者应该说明没有违背模型的假设，从而支持模型的有效性。此外，还应明确说明模型中为什么选择某些预测变量及选择哪些变量。理想情况下，一个模型及其预测因子不能简单地用统计学显著性的标准来选择。相反，预测因子变量应根据背景文献和（或）生物学和临床合理性进行选择。如果模型选择完全基于统计学显著性，那么模型应该看作是形成假说，而不是结论性的[9]。为了计算多变量 logistic 回归分析中的样本量，模型每增加一个预测因子，应对应有至少 10~15 例受试者发生了研究结局。因此，如果一个研究样本中有 20 例死亡，在多变量模型中最多只能评估 2 个变量作为预测因子，例如年龄和糖尿病。

多变量建模另一个需要考虑的事项是参与者中潜在的相关性。例如，评估疝修补术后伤口感染的区域差异时，外科医生就是与研究结局相关的因素。在这种情况下，应使用广义的估计方程进行聚类分析。同样，如果一项研究评估同一患者一段时间某一变量的重复测量值（如术后 3 个月和 9 个月的生活质量评分），则应使用混合模型方法[10]。最后，在呈现模型时，作者应描述他们如何评估模型拟合度、多重共线性和效应修正[11]。

结 论

大型数据库有许多独特的优势，包括广泛代表性、高效的抽样设计，以及数据结构的一致性。然而，大数据库并非不存在偏倚和测量误差，尊重和承认数据的局限性是很重要的。使用大数据库的挑战在于，它需要研究者仔细考虑研究问题和透明的分析策略。文章应该有足够的信息说明使用了适当的研究设计和统计方法。然而，需要在提供的信息量和期刊篇幅限制之间取得平衡。因此，如果需要相关的方法学信息，可以放在补充材料中。如需更多信息，请参阅第43章"提升外科数据库研究科学性的检查清单"一章。

致 谢

这篇文章首次发表在 *JAMA* 上时，声明了以下情况。

利益冲突声明：没有报道。

参考文献

[1] McGlothin AE, Lewis RJ. Minimally clinically important difference: defining what really matters to patients. JAMA, 2014, 312(13): 1342–1343. Medline: 25268441.

[2] Strengthening the Reporting of Observational Studies in Epidemiology Group. Strengthening the Reporting of Observational Studies in Epidemiology (STROBE) statement(2009)[2018–03–07]. https://www.strobe-statement.org/ index.php?id=strobe-home.

[3] Stokes L. Sample size calculation for a hypothesis test. JAMA, 2014, 312(2): 180–181. Medline: 25005655.

[4] Cao J, Zhang S. Multiple comparison procedures. JAMA, 2014, 312(5): 543–544. Medline: 25096694.

[5] Newgard CD, Lewis RJ. Missing data: how to best account for what is not known. JAMA, 2015, 314(9): 940–941. Medline: 26325562.

[6] Shrier I, Platt RW. Reducing bias through directed acyclic graphs. BMC Med Res Methodol, 2008, 8: 70. Medline: 18973665.

[7] Kaji AH, Schriger D, Green S. Looking through the retrospectoscope: reducing bias in emergency medicine chart review studies. Ann Emerg Med, 2014, 64(3): 292–298. Medline: 24746846.

[8] American Statistical Association. The ASA's statement on P values: context, process and purpose. Am Stat, 2016, 70: 129–133.

[9] Meurer WJ, Tolles J. Logistic regression diagnostics: understanding how well a model predicts outcomes. JAMA, 2017, 317(10): 1068–1069. Medline: 28291878.

[10] Detry MA, Ma Y. Analyzing repeated measurements using mixed models. JAMA, 2016, 315(4): 407–408. Medline: 26813213.

[11] Tolles J, Meurer WJ. Logistic regression: relating patient characteristics to outcomes. JAMA, 2016, 316(5): 533–534. Medline: 27483067.

（龚海蓉　译，雷翀　审）

外科数据库实用指南：美国医疗保健花费和国家住院患者样本（NIS）利用项目

Jonah J. Stulberg, Elliott R. Haut

本章总结了美国国家住院患者样本的主要特征、优势和局限性，该样本是美国医疗保健研究与质量局（AHRQ）的医疗保健花费和利用项目（HCUP）数据库中的一个数据库，用于外科医疗保健服务研究。

医疗保健花费和利用项目（HCUP）概述

医疗保健花费与利用项目（HCUP，读为"H-Cup"）是由美国卫生保健研究与质量管理处管理的数据库集合，代表了美国最大的管理性纵向卫生保健数据集合。这些数据代表了自 1988 年开始的所有付款人层面信息，是州数据组织、医院协会、私人数据组织及联邦政府之间的合作成果。该项目的既定目标是"开展和转化研究，为决策提供信息并改进卫生保健服务"。由于对所有 HCUP 数据库的广泛描述超出了本文的范围，我们将关注美国国家住院患者样本（NIS，前身为全国住院患者样本），因为它与外科研究有关。本指南只是一个介绍，感兴趣的读者可以浏览 HCUP 网站上提供的资源（http://www.hcup-us.ahrq.gov/）。我们讨论的许多观点将适用于整个 HCUP 数据（表 45.1）。

表 45.1 可用的医疗保健花费和利用项目数据资源（美国）

全称	缩略语	起始年份/年	新记录/年	主要的优势	主要的局限性	理想用途
国家数据						
国家住院患者样本（原全国住院患者样本）	NIS	1988 年	700 万	大样本，历史悠久，包括所有住院医院层面信息	缺乏纵向数据	研究国家流行率/发病率、随时间变化，以及诊断、手术和结局的相关性
儿童住院患者数据库	KID	1997 年	200 万 ~ 300 万	大样本和使用国家估计值	缺乏州特异性粒度	研究儿科人群的国家流行率/发病率，随时间的变化，以及诊断、手术和结局的相关性
全国急诊科样本	NEDS	2006 年	3000 万	大样本，聚焦急诊医疗	无法通过医疗系统观察患者	了解患者急诊医疗的使用情况
全国再入院数据库	NRD	2013 年	1500 万	再入院和纵向数据	不适用于地区、州或医院特异性分析	研究外科手术后的再入院情况
州数据						
州住院患者数据库	SID	1995 年	每个州不同	所有付费者数据	州参与者随时间变化不一致	研究州特异性有关外科医疗的政策
州门诊手术和服务数据库	SASD	1997 年	每个州不同	所有付费者门诊数据	只包括 20 个州	了解州特异性住院与门诊手术的趋势
州急诊科数据库	SEDD	1999 年	每个州不同	所有付费者急诊数据	无法通过医疗系统观察患者	了解州特异性急诊手术

管理型数据的优势

HCUP 数据库被认定为管理型数据库，因为它们采集的是医院层面的管理性信息（如诊断代码、手术代码和花费），而不是临床信息（如生命体征和实验室检查值）。它们不同于临床注册登记数据（如美国国家外科质量改进计划），因为它们代表了现有索赔的资料集合，而不是由训练有素的数据记录员为研究或质量改进前瞻性收集的数据。尽管不是临床数据库，但这些管理型数据库已被用于帮助形成政策决定、评估手术技术的有效性、检查外科医疗服务中的差异、进行比较有效性的研究，以及推动质量改进工作[1-3]。

NIS 是一个美国所有住院就诊的医院层面的具有代表性的样本（20%）。其代表整个卫生保健系统的使用情况，使其成为进行基本描述性研究、得出全国性估计、研究成本、研究罕见疾病及了解长期趋势的理想工具。

管理型数据和 HCUP 数据库的局限性

不管研究者选择什么样的数据源用于既定的项目，数据都会存在重要的局限性并可能潜在影响所得出的结论。研究者应该开诚布公地承认他们使用的数据中固有的局限性，并讨论这些局限性如何影响结果。研究者必须始终谨慎地选择能允许其可靠回答研究问题或验证其假说，存在最少局限性的一个数据库。

管理型数据的局限性

尽管 HCUP 数据库的规模和范围为研究提供了很大的自由度，但这些数据最初是为了计费而收集的，因此存在固有的局限性[4]。最明显的局限性是缺乏临床资料。此外，《国际疾病分类临床修订本第九版（ICD-9-CM）》[*International Classification of Diseases, Ninth Revision, Clinical Modification (ICD-9-CM)*] 系统随时间推移而变化。截至 2015 年 10 月，美国医院改用《国际疾病统计分类第十版临床修订版》（*International Statistical Classification of Diseases, Tenth Revision, Clinical Modification*）编码，这将对那些试图进行纵向趋势分析的研究产生影响。规范的诊断也受限于使用编码系统的固有局限性。例如，在创伤研究中，不能直接获得损伤严重程度评分。然而，国际疾病分类项目中的损伤分类可基于 ICD-9-CM 编码评估损伤严重程度评分。另一个重要的局限性是监管偏倚，"查看越多，发现越多"的现象可能使某些诊断或并发症（如静脉血栓栓塞）的检查无效[5]。最后，对某些低成本诊断方法的系统编码不足会导致对诊断方法使用的不准确估计。

NIS 的局限性

最显著的局限性是 2012 年 NIS 的重新设计（及相关的更名）。有几个变化，包括删除长期急诊医疗医院和使用州立医院标识取代美国医院协会标识。最显著的变化是，从使用一个样本医院的所有出院转变为使用所有医院的一个出院样本。这些变化对有兴趣研究时间趋势的研究者具有重要的影响，任何进行此类分析者都应该参考 NIS 的重新设计报告获取更多详细信息（http://www.hcup-us.ahrq.gov/reports/methods/methods.jsp）。

关键方法学考量

由于样本量在百万级，所以统计显著性的 *P* 值常远小于常规 0.05 的临界值。因此，我们强烈要求谨慎解读 NIS 研究

中的 P 值，并建议在统计显著性的背景下考虑临床显著性。从一个经过深思熟虑的研究问题开始，理解使用现有数据提出该问题的局限性，适当地解读结果以改进外科实践。这些数据不可用于因果推断，而最适合于形成假说或评估趋势。最近的文章指出，使用 NIS 的发表稿件缺乏严谨性，并对使用 NIS 研究的最佳实践提出了建议（框表 45.1）[6,7]。

HCUP 的独特功能

HCUP 正致力于为其数据库集合中已知的局限性开发解决方案。一个突出的例子是随着时间推移跟踪个体的变量的发展（如 VisitLink 和 DaysToEvent）。所有的 HCUP 数据库都是无标识的，因此对单个患者做随时间推移的研究是不现实的。解决方案是开发一个关联变量，使研究人员能够跟踪个体随时间变化的数据，不会因为暴露受保护的健康信息而泄露个体身份。这些变量的组合使研究者能够从最初的就诊开始，如外科接诊，随着时间的推移追踪个体患者，能够研究患者再入院、癌症复发和其他问题。

HCUP 还提供用户支持功能，如可下载的统计编程代码，帮助使用 Elixhauser 合并症、临床分类软件工具和慢性病指标进行风险调整。随着计算机功能的提高和能够利用这些资

框表 45.1　使用美国国家住院患者样本进行研究的最佳实践

1. 确保美国国家住院患者样本是解决兴趣问题的最佳数据库。
2. 参考 HCUP 网站（http://www.hcup-us.ahrq.gov），通过数据库的细微差别和常见缺陷指导项目。
3. 列出研究问题的兴趣变量，写出从管理型记录中生成变量的优势和缺点，确保这些不会影响最初的假说。
4. 将研究问题聚焦于 HCUP 数据库的优势（表 45.1）。
5. 回顾 HCUP 网站，确定使用哪些编码集和可下载的文件可用于研究。

源的外科研究人员基础能力的完善，HCUP 数据库将变得越来越有价值。

致 谢

这篇文章首次发表在 *JAMA* 上时，声明了以下情况。

利益冲突声明：没有报道。

参考文献

[1] Stulberg JJ, Delaney CP, Neuhauser DV, et al. Adherence to surgical care improvement project measures and the association with postoperative infections. JAMA, 2010, 303(24): 2479–2485. Medline: 20571014.

[2] Schwartz DA, Hui X, Schneider EB, et al. Worse outcomes among uninsured general surgery patients. Surgery, 2014, 156(2): 345–351. Medline: 24953267.

[3] Zafar SN, Shah AA, Hashmi ZG, et al. Outcomes after emergency general surgery at teaching versus nonteaching hospitals. J Trauma Acute Care Surg, 2015, 78(1): 69–77. Medline: 25539205.

[4] Haut ER, Pronovost PJ, Schneider EB. Limitations of administrative databases. JAMA, 2012, 307(24): 2589. Medline: 22735421.

[5] Haut ER, Pronovost PJ. Surveillance bias in outcomes reporting. JAMA, 2011, 305(23): 2462–2463. Medline: 21673300.

[6] Khera R, Angraal S, Couch T, et al. Adherence to methodological standards in research using the national inpatient sample. JAMA, 2017, 318(20): 2011–2018. Medline: 29183077.

[7] Khera R, Krumholz HM. With great power comes great responsibility. Circ Cardiovasc Qual Outcomes, 2017, 10(7): e003846. Medline: 28705865.

（龚海蓉　译，雷翀　审）

外科数据库实用指南：监测、流行病学和结局（SEER）数据库

Kemi M. Doll, Alfred Rademaker, Julie A. Sosa

本章总结了监测、流行病学和结局（SEER）数据库，包括纵向详细信息、纳入和排除的数据，以及在外科研究中的用途。

引　言

监测、流行病学和结局（SEER）数据库是可公开获取的，联邦政府资助的癌症报告系统，代表了美国疾病控制与预防中心、美国国家癌症研究所，以及地区和州癌症登记机构之间的合作[1]。SEER 数据是全国性的，包含来自代表美国所有地区 18 个州的信息。与其他常用数据库（如美国国家癌症数据库）相比，SEER 是基于人群的，因为当地注册机构报告了特定区域和（或）特定种族 / 族裔人群中所有癌症病例的信息。鉴于 SEER 数据既是癌症报告系统又是一个研究工具，我们旨在介绍这些数据的显著特点，对其进行分析的优势和局限性，以及统计方面的重要考量。

数据方面的考量

数据源

SEER 数据是在当地收集的。受过培训的注册员从所有

诊断或治疗癌症的临床中心收集数据，包括所有年龄段的患者，无论其保险状况如何。死亡日期和原因来源于死亡证明，并且使用美国人口普查局的数据进行了死亡率统计（表46.1）。SEER 数据涵盖了美国 28% 的人口，由于其针对性的抽样策略，涵盖了很高比例的其他种族 / 少数民族、国外出生的人口，以及收入低于联邦贫困线的人群。

时间趋势数据

SEER 项目起源于 1974 年，因此可以用来研究随着时间推移，美国癌症的发病率、患病率和生存率的趋势。1974 年后增加的 SEER 登记注册，产生了许多队列（例如，从 1974 年开始的 SEER-9、从 1992 年开始的 SEER-13 和从 2000 年

表 46.1　监测、流行病学和结局数据库概览

类型	纳入 SEER	不纳入 SEER
社会人口学因素	确诊年龄、出生年份、种族 / 民族、性别、人口普查地区教育和收入水平、婚姻状况、出生地	个人收入、家庭收入
地理变量	居住的县 / 州、初始 SEER 登记、城市 / 农村区域	邮政编码、治疗地点
临床因素	既往癌症病史	合并症、功能状态、药物治疗
肿瘤特异性因素	部位、倾向性、分期[a]、分级、淋巴结状况、疾病程度[b]、肿瘤标志物[b]	根据癌症部位的不同，可能有不同程度的信息丢失
病理变量	淋巴血管侵犯、神经周围侵犯、边缘状态	收集的病理变量因癌症部位而异
治疗因素	确诊方法、接受手术、手术范围[b]、接受放射治疗、治疗顺序	临床医生的信息、手术方法、放射剂量、化疗、激素治疗、免疫治疗
结局	死亡日期、死亡原因	肿瘤复发

a：这些数据是 SEER 的"总体分期"；美国癌症联合委员会肿瘤、淋巴结和转移分类系统于 2004 年启用。b：这些数据针对特定癌症部位

开始的 SEER-18）。趋势研究应局限在所有分析年份一致的 SEER 队列，避免基线人群迁移产生错误结论。

癌症数据

报告了所有癌症的分期和组织学详情，可进行特定亚组和罕见癌症研究。SEER 独有的是一个称为"总体分期"（译者注：这是以肿瘤从原发部位转移的范围为依据的分类方法，也称为一般分期、California 分期、历史分期或 SEER 分期）的变量，在线发布的手册中针对每个癌症的部位（局部、区域、远处及未知）进行了定义。鉴于 SEER 数据收集的时间较长，在时间趋势研究中考虑分期分类随时间的变化，使用分层或手动记录保持一致性。可使用美国癌症联合委员会分期，通常适用于已报告总体分期的患者。每种癌症的"联合分期"变量（框表 46.1）是部位特异性因素，范围涉及血清肿瘤学标志物（如癌症抗原 19-9）到诊断细节（如前列腺活检部位的数量）。缺失、质量和将每个变量引入数据库中的时间各不相同（例如，在乳腺癌中，尽管自 2010 年以来已有 76% 的患者获得 HER2 实验室检查结果，但该结果通常与 HER2 状态变量不一致，因此不应该用于分析[2]）。建议采用多重插补的方法处理缺失比例很高的变量，例如随着时间的推移

框表 46.1 SEER 数据详情

1. SEER 是全国性的、基于人群的癌症报告系统，包括美国特定地理区域内的所有癌症病例。
2. 可以分析自 1974 年至今的癌症诊断、治疗和生存的纵向趋势。
3. SEER 数据特别适合用于特定亚组和罕见或无痛性癌症类型的纵向研究。
4. 联合分期数据收集系统，可获得不同部位癌症的其他特定部位的预后和治疗详情。
5. 应注意记录并说明随时间推移对分期分类的变化。
6. 由于缺乏关于合并症、复发和化疗的信息，有效性分析受限。

乳腺癌中雌激素受体的状态[3]。

治疗数据

SEER 数据报告了患者接受的手术和放射治疗、获取治疗的顺序，因此可以进行特定病理学适应证的治疗趋势分析。例如，Ko 等[4]在两项国家级临床试验之后，研究了辅助放射治疗在中、高危子宫内膜癌的使用。在 SEER 中，研究治疗结局和进行疗效比较分析更困难。缺少必要的细节，如合并症、手术意愿（根治和姑息）、手术途径（微创或开放式手术）、放射剂量及其他治疗方法（如化学疗法、激素疗法或免疫疗法）。无法解决这些缺失变量对结局的影响，使疗效比较分析容易受未测量混杂因素的影响。使用 SEER 医疗保险链接数据库可以解决这个问题，但它主要针对的是 65岁以上的成年人。

统计学考量

获得的 SEER 数据有两种格式：①二进制格式，可使用 SEER*Stat 软件执行常规但有限的分析；②作为文本数据，可直接导入外部统计软件进行更复杂的项目[1]。对于发病率和死亡率，应进行年龄校正，并以每 10 万人年的病例数报告。趋势分析通过使用标准 t 检验或秩和检验比较年度变化百分比，来评估随时间变化率。然后，可使用建模策略（如对数线性回归）来计算变化率并生成演示图形。加入 joinpoint 回归标记变化最大的年份[5]，如 Lim 等[6]研究中 1974—2013年甲状腺癌发病率的变化。

人群水平的生存统计可以报告相对生存率（在一般人群的可比队列中，患病人群的总生存率与预期生存率的比）或癌症特异性生存率（特定疾病存活者比例）。使用哪种方法取决于限制相关人群偏倚的程度。相对生存率基于疾病患者总体生存率，对于那些通常患有其他严重合并症的癌症（如肺癌）准确性较差，因为未考虑这些合并症带来的竞争死亡风险。癌症特异性生存率在多种原发癌病例中可靠性较差，因为难以从死亡证明书中确定确切的死亡原因[7]。Cox 比例风险模型可用于计算人口因素和预后差异对个体死亡率的影响。总之，缺少临床数据意味着单纯使用 SEER 数据进行疗效比较研究时需谨慎，因为解释治疗组之间重要临床差异的能力有限。

结 论

　　SEER 数据库是一种建立已久的资源，可以对美国所有癌症进行基于人群的监测和分析。对 SEER 数据库的杰出应用包括随着时间推移对发病率、患病率和死亡率的流行病学研究，手术和放疗治疗模式的转换，以及根据地理和人口因素量化诊断和治疗模式。

致 谢

　　这篇文章首次发表时，声明了以下内容。

　　利益冲突声明：Doll 博士通过辉瑞公司资助基金获得了美国国家综合癌症网络基金会的研究支持。Sosa 博士是甲状腺髓样癌联盟登记注册数据监察委员会成员，受诺和诺德（NovoNordisk）、葛兰素史克（GlaxoSmithKline）、阿斯利康公司（AstraZeneca）及礼来公司（Eli Lilly）的支持。

参考文献

[1] National Cancer Institute. Surveillance, Epidemiology, and End Results program website[2018−02−26]. http://www.seer.cancer.gov.

[2] Howlader N, Chen VW, Ries LA, et al. Overview of breast cancer

collaborative stage data items—their definitions, quality, usage, and clinical implications: a review of SEER data for 2004–2010. Cancer, 2014, 120(suppl 23): 3771–3780. Medline: 25412389.

[3] Krieger N, Jahn JL, Waterman PD. Jim Crow and estrogen-receptor-negative breast cancer: US-born black and white non-Hispanic women, 1992—2012. Cancer Causes Control, 2017, 28(1): 49–59. Medline: 27988896.

[4] Ko EM, Funk MJ, Clark LH, et al. Did GOG99 and PORTEC1 change clinical practice in the United States? Gynecol Oncol, 2013, 129(1): 12–17. Medline: 23376807.

[5] Dehkordi ZF, Tazhibi M, Babazade S. Application of joinpoint regression in determining breast cancer incidence rate change points by age and tumor characteristics in women aged 30–69 (years) and in Isfahan city from 2001 to 2010. J Educ Health Promot, 2014, 3: 115. Medline: 25540788.

[6] Lim H, Devesa SS, Sosa JA, et al. Trends in thyroid cancer incidence and mortality in the United States, 1974—2013. JAMA, 2017, 317(13): 1338–1348. Medline: 28362912.

[7] Sarfati D, Blakely T, Pearce N. Measuring cancer survival in populations: relative survival vs cancer-specific survival. Int J Epidemiol, 2010, 39(2): 598–610. Medline: 20142331.

（王丽妮　译，雷翀　审）

外科数据库实用指南：
医疗保险索赔数据

Amir A. Ghaferi, Justin B. Dimick

本章描述了可从美国医疗保险和医疗补助服务中心获得的医疗保险索赔数据，以及它在效用比较研究和卫生保健政策分析中的使用。

概　述

美国医疗保险和医疗补助服务中心（CMS）负责管理医疗保险，这是美国为 65 岁及以上的老年人和有资格获得社会保障管理局残疾福利的人提供的基本医疗保险计划（框表 47.1）。医疗保险包括 A 部分，医院保险；B 部分，医疗保险；C 部分，优势医疗保险 （CMS 批准并按人均水平支付的私人健康保险）；以及 D 部分，处方药承保范围。CMS维护并提供了几个可供购买的数据文件（https://www.cms.gov/Research–Statistics–Data–and–Systems/Files–for–Order/FilesForOrderGenInfo/index.html）。由于优势医疗保险数据是由私人保险管理的，因此这些索赔数据不可用。但是，可以使用国家付费医疗保险档案，约占受益人的70%。

医疗保险数据代表了向 CMS 提交的报销服务。医疗保险数据库几乎没有缺失数据，因为准确的理赔要求是支付医院和医生费用的必要条件。

框表 47.1　医疗保险理赔数据的属性

1. 医疗保险数据很好地代表了很大比例的老年人口。
2. 虽然这是评估大量人口的一种具有成本 – 效益的方法，但强烈建议获取购买数据的独立资金。
3. CMS 获得的数据库适合联合几个现有数据库（即美国心脏协会、美国人口普查数据库等）。
4. 可以在整个医疗护理过程中纵向跟踪数据，使其成为研究手术患者长期结局的独特定位数据库。
5. 几种先进的统计方法可提高使用该数据进行推断的可靠性，强烈建议在研究中邀请经验丰富的方法学专家。

医疗保险数据的利弊

　　一些特点使此数据库成为有用的研究工具。首先，包括特定的人口学数据（如年龄、生日、性别、种族 / 民族、居住地）。其次，这些数据可链接到 CMS 的其他数据库，包括医疗保健使用、保险登记和临床医生特征。第三，数据库覆盖了近 70% 的 65 岁及以上的成年人，这使按服务付费的医疗保险数据成了医疗保险的利用来源和结局数据，且允许在不降低统计效能的情况下进行亚组分析。第四，数据可以链接到非 CMS 数据，如美国人口普查、癌症注册登记（如监测、流行和结局计划，医疗保险）、其他政府保险计划（如医疗补助）、社会安全死亡索引，以及临床医生信息（即美国医院协会数据）。第五，可以在整个医疗护理诊疗阶段跟踪患者，可以对结局和卫生保健利用情况进行纵向评估。最后，医疗保险数据文件是一种评估跨多个医疗保健系统的大量患者人群的高性价比方法。

　　然而，在使用医疗保险数据进行研究时，有一些重要的局限性。首先，它只包括通过国际疾病分类第九版（ICD–

9）或 ICD–10 代码（即高血压、抑郁症、糖尿病）记录的诊断。这被证明在评估手术并发症时是困难的。Iezzoni 等[1]确定了评估合并症和并发症最合适的 ICD 代码，但并不完美。其次，没有患者的生理或生化信息，如生命体征、实验室检查结果和病理结果。第三，住院期间没有记录具体的时间窗。这限制了对诊疗进展或住院期间发生事件的时间和并发症的研究。第四，评估门诊患者医疗保险使用模式受限于缺乏关于未覆盖服务 / 福利和管理医疗登记信息的数据。最后，来自账单数据的推导限制其可靠性。这对接受手术的患者尤其重要，这些患者的合并症和病情严重程度的记录可能不一致。

研究的潜在途径

医疗保险数据可以为外科研究的几个专题领域提供有价值的帮助。常被研究的 3 个类别是卫生政策评估、效用比较研究和结局差异。表 47.1 总结了这 3 个主题和方法。

效用比较研究

效用比较研究是直接比较卫生保健干预措施，以确定哪种干预措施效果最好、对谁有效、在什么情况下有效。虽然随机临床试验在确定操作流程或治疗的有效性方面非常出

表 47.1　医疗保险数据的常见研究用途和解决常见方法论问题的统计学方法

主要研究主题	方法学问题	统计学方法
效用比较研究	调整选择性偏倚（如治疗组和对照组之间的特征差异）	多元回归、工具变量分析和倾向性评分分析
卫生政策评估	调整背景时间趋势（如随着时间的推移结局的改善）	双重差分分析
了解临床医生间的差异	风险调整（如考虑不同临床医生之间患者特征的差异）；考虑临床医生内部的集群效应和调整可靠性	多元回归和分层建模

色，但这些研究受到严格的纳入标准和随访时间短的限制。大型索赔数据库便于在真实世界中评估更广泛的患者和临床医生群体。例如，在两个大型国家试验证明颈动脉内膜剥脱术的有效性后，一项经典的效用比较研究[2]在临床试验范围之外评估了该手术在真实世界的有效性，Wennberg 等[2]使用多元 logistic 回归，发现接受医疗保险的患者进行颈动脉内膜剥脱术的围手术期死亡率明显高于对照组。这引起了人们对将随机临床试验的效果转化为日常实践效用的担忧。对使用医疗保险数据进行效用比较研究感兴趣的研究人员，应该拓展专业知识或寻求在使用先进方法进行因果推断方面经验丰富的合作者，如工具变量分析[3]和倾向性评分匹配[4]。

医疗政策评估

医疗政策塑造了医疗环境的许多方面，包括支付、绩效评估和培训。然而，据我们所知，几乎没有证据表明政策在改善结局或降低成本方面取得了预期的效果。医疗保险数据提供了对大量患者和临床医生使用的严格方法，以检测广泛的政策影响，包括有意的和无意的。Dimick 等[5]评估了CMS 决定将减肥手术全国覆盖范围限制在优秀医疗中心这一政策的影响。然而，支持这一善意政策的研究缺乏对照组。使用纵向医疗保险索赔数据和复杂的统计方法后，这项研究发现政策实施前后的结果没有差异，这使决策者重新考虑，并最终推翻了此项有关保险覆盖范围的决定。使用的特定方法是双重差分分析，这是一种计量经济学技术，考虑了结局的背景趋势，在卫生保健政策评估中很常用。

理解变异

更好地理解变异的幅度及其与可测量特征的关联，是深入了解外科实践和导致改变有价值的途径。这些评估有助于决策者制定新的政策，以减少外科治疗中的差异。Ghaferi 等 [6] 观察了接受医疗保险福利的患者接受高风险手术死亡率差异的驱动因素。死亡率存在显著差异，最好的医院和最差的医院之间的死亡率相差近 2.5 倍。最有趣的是，不同医院的并发症发生率相似，但死亡率较低的医院，患者从并发症中获救的概率要高得多。这些发现有助于指导外科质量提升，通过致力于对术后并发症的及时和有效管理来降低抢救失败率。这项研究中使用的统计方法包括多变量 logistic 回归以调整混杂的患者变量，以及考虑到偶然随机可能作为结果的驱动因素进行可靠性调整 [7]。

在哪里获得更多的信息？

医疗保险数据对于操作流程的效用比较、医疗保健政策及结局差异研究很有用。然而，正如所引用的每一项研究所做的那样，仔细构思研究问题并使用适当的方法来确保科学严谨性是很重要的。

致　谢

这篇文章首次发表时，声明了以下情况。

利益冲突声明：Dimick 博士声明收取了 ArborMetrix 公司的个人费用并持有该公司的股权。

资金 / 支持：这项工作受美国卫生保健研究和质量机构（基金号 5K08HS02362 和 P30HS024403，Ghaferi 博士）和以患者为中心的结果研究所（基金号 CE-1304-6596，Ghaferi 博士）的基金支助。

资助者 / 赞助者：资助者不参与研究的设计和实施，包括数据的收集、管理、分析和解读、文章的准备、审核或批准，以及提交手稿以供发表的决定。

参考文献

[1] Iezzoni LI, Daley J, Heeren T, et al. Identifying complications of care using administrative data. Med Care, 1994, 32(7): 700–715. Medline: 8028405.

[2] Wennberg DE, Lucas FL, Birkmeyer JD, et al. Variation in carotid endarterectomy mortality in the Medicare population: trial hospitals, volume, and patient characteristics. JAMA, 1998, 279(16): 1278–1281. Medline: 9565008.

[3] Tan HJ, Norton EC, Ye Z, et al. Long-term survival following partial vs radical nephrectomy among older patients with earlystage kidney cancer. JAMA, 2012, 307(15): 1629–1635. Medline: 22511691.

[4] Haukoos JS, Lewis RJ. The Propensity Score. JAMA, 2015, 314(15): 1637–1638. Medline: 26501539.

[5] Dimick JB, Nicholas LH, Ryan AM, et al. Bariatric surgery complications before vs after implementation of a national policy restricting coverage to centers of excellence. JAMA, 2013, 309(8): 792–799. Medline: 23443442.

[6] Ghaferi AA, Birkmeyer JD, Dimick JB. Complications, failure to rescue, and mortality with major inpatient surgery in Medicare patients. Ann Surg, 2009, 250(6): 1029–1034. Medline: 19953723.

[7] Dimick JB, Ghaferi AA, Osborne NH, et al. Reliability adjustment for reporting hospital outcomes with surgery. Ann Surg, 2012, 255(4): 703–707. Medline: 22388108.

（王丽妮　译，雷翀　审）

外科数据库实用指南：美国军队卫生系统 Tricare Encounter 数据

Andrew J. Schoenfeld, Amy H. Kaji, Adil H. Haider

本章介绍了使用美国国防部的 Tricare 保险索赔数据来评估在职、退役和残障军队服役人员的医疗保健需求、利用情况和结局。

概　述

Tricare（通常写成 TRICARE）是美国国防部（DoD）持有和运营的保险产品，它覆盖了全国超过 900 万的受益人（框表 48.1）[1-3]。Tricare 索赔数据由美国军队卫生保健系统数据库（MDR）维护[1-5]。使用 MDR 准备的行政保险索赔进行研究。

框表 48.1　Tricare 索赔数据的属性

1. Tricare 索赔已被用于研究卫生保健的使用、处方药使用、医疗服务提供者诱导的需求，以及全民保险对减少外科诊疗差异的潜在影响。
2. Tricare 覆盖人群的人口学特征、教育和职业多样性可能使数据外推至 65 岁以下美国人群的平均水平。
3. Tricare 数据库具有行政索赔数据库固有的许多局限性。
4. 重新加权的估计方程或多重插补可用于调整存在缺失数据的人群百分比。
5. 使用 Tricare 数据的分析应以某种方式说明诊疗环境（如直接诊疗还是有偿诊疗）。

数据的使用

数据库的显著性和独特功能

Tricare 保险可用于现役军人、退役人员和因某些残疾而不再服役的个人及其家属[1]。目前，所覆盖的人群中只有 20% 是现役军人，其余 80% 由普通市民组成[1-5]。符合条件的受益人可在 65 岁之前享受 Tricare 保险，65 岁后通常转换为由老年保健医疗计划医疗保险（Medicare）覆盖。由于 Tricare 受保人群在社会人口学、职业、教育及工作特征的多样性，使其可以代表美国 64 岁以下的大众人群[1,5,6]。Tricare 保险不用于覆盖战区管理的服务或通过退伍军人管理局（VA）提供的医疗保健。同时享有 VA 福利和 Tricare 的个人可以选择在 VA 医院接受部分或所有的诊疗。

如何收集数据？

Tricare 受益人可以在美国国防部管理的医疗机构（称为"直接诊疗"）或在接受 Tricare 的市民医院和诊所（称为"有偿诊疗"）中接受诊疗[1,3,5,6]。直接诊疗中心包括 60 家急诊住院诊疗医院、385 家独立医疗诊所和 350 个牙科诊所。无论服务地点或诊疗环境（如国防部或民众中心），所有通过 Tricare 提出的索赔（包括住院和门诊设施和临床医生费用、口腔服务、处方药、医疗设备）均由 MDR 获取[2,5,6]。为了支付赔款，使用标准的行政实践对索赔进行核实。个人用户数据会随着时间的推移而更新，以便对诊疗进行纵向分析。

使用国家供应商标识符（NPI）和系统特定名称将临床医生信息记录在 MDR 中。MDR 还保留了受益人的各种人口学信息，包括年龄、种族/民族（如果被报告，根据赞助者报告的信息进行记录）、婚姻状况、人口普查居住地区及赞助商排名，这是该数据的一个特点，可用作社会经济状况的替代衡量标准[1,3,6]。MDR 可通过《国际疾病和相关健康问题统计分类第九版（ICD-9）》[*International Statistical Classification of Diseases and Related Health Problems, Ninth Revision（ICD-9）*] 或第十版（ICD-10）诊断代码计算受益人的 Charlson 合并症指数和制定损伤严重程度评分，并确定住院时间。可以使用 ICD-9 程序或诊断代码查询 MDR。Tricare 索赔数据在分发给数据用户之前会被去除身份标识。进入 Tricare 需要申请并获得国防部的批准。

可以研究哪些常见结局？

Tricare 索赔常被用于研究术后并发症发生率、死亡率、医疗保健使用、处方药使用及诊疗质量[1-5]。独特的优势在于，退役人员、残障人士及其家属可享受 Tricare 保险至 65 岁。因此，与可能失去承保范围或更换保险公司的私人保险数据库相比，Tricare 数据库长期观察的潜力更大。Tricare 覆盖的人口、社会种族、教育、工作及职业多样性，可能使这些数据比从老年保健医疗计划保险、私人付款索赔或机构注册登记获得的数据更能外推至美国全人群[1-6]。鉴于所覆盖人群的固有属性，以及提供诊疗的方式，Tricare 数据也已用于对以美国全民医疗保险的影响来进行建模[5]。通过 Tricare 保险但在有偿服务环境（有偿诊疗）或带薪诊疗环境（直接诊疗）中接受治疗的相似患者，评估其医疗卫生保健差异的能力，加强了对过程诱因和医疗服务提供者诱导需求的调查[4]。

此数据库有哪些局限性？

与其他行政索赔数据库相似，Tricare 数据也不涉及临床细节、围手术期或创伤特定的指标（例如，估计的失血量、外科手术操作的范围和有创程度、格拉斯哥昏迷量表评分、生命体征、影像学检查结果）通常不可获取。同样，如果购买药物时没有使用保险福利，Tricare 索赔可能容易发生药物暴露错误分类[1,3]。大型连锁药店提供的低成本仿制药可能是错误分类的根源，因为这些项目可能会促使个人自费购买药物，这样可能永远不会提交药物索赔。此外，Tricare 在直接诊疗环境中支付服务费用的方式是一次性付款后在一个财政期内分配，这种方式与"按服务收费"不同，使准确确定特定手术的成本很难。

统计学考量

大多数使用 Tricare 数据进行的研究都使用传统的统计方法（如 logistic 回归和 Cox 比例风险回归）[1,5]。有时也使用因果推断技术，包括倾向性评分匹配。在所有情况下，调整诊疗环境（如直接诊疗或有偿诊疗）都非常重要，这在先前的研究中通过分层建模进行。

关于患者种族/民族的数据完全基于 Tricare 赞助商的报告，赞助商可以拒绝回答此问题。因此，在依赖 Tricare 的研究中，有关患者种族/民族的缺失数据高达 31%[5]。在先前的工作中，已通过使用重新加权的估计方程式解决了这一问题[1,5,7]。这种方法的局限性是，这是一个完整案例分析，如果数据不是随机缺失，则该分析存在偏倚。因此也可以使用其他统计方法，如多重插补（允许将数据不完整的个体纳入分析）。将分析限制在具有完整信息的个体或使用缺失数据指标可能会造成混杂，所以应该进行敏感性分析，以检查不同假设（完全随机缺失、随机缺失或非随机缺失）对数据缺失机制的影响。

在哪里可以获得更多信息？

在最近的一项研究中，Chaudhary 等 [1] 使用多变量 logistic 回归模型来评估创伤后出院时与阿片类药物处方相关的人口学和临床因素。在这项研究中，出院时阿片类药物处方的发生率与报道经历创伤患者中度或重度疼痛的患病率高度一致。年龄越大，损伤严重程度评分越高，出院时开阿片类药物处方的可能性越大。

在另一项针对 Tricare 在 2006—2010 年间收集的数据的研究中，Schoenfeld 等 [5] 在非裔美国患者中建立了全民保险与大型手术干预结局差异的关联模型，包括关节置换、冠状动脉旁路移植术、根治性膀胱切除术及阑尾切除术。将非裔美国人和白人 Tricare 受保者与加利福尼亚州在类似时期接受相同手术的个体的结局差异进行比较，采用多变量分层 logistic 回归分析来调整病例组合（年龄、性别、合并症及社会经济状况）、医院集群效应和手术干预类型的差异。作者报告，虽然加利福尼亚州的非洲裔美国患者，特别是那些没有私人医疗保险的患者，明显存在差异，但在 Tricare 的环境中却无这种差异。

致　谢

这篇文章首次发表在 *JAMA* 上时，声明了以下情况。

利益冲突声明：Schoenfeld 博士报告获得了美国国防部 Henry M. Jackson 基金会、骨科研究和教育基金会及美国国立卫生研究院的基金资助，获得美国医疗保险和医疗补助服务中心少数民族健康办公室的非金融研究支持，以及威科医疗（Wolters-Kluwer Health）和施普林格（Springer）出版社的版税。Haider 博士报告获得了美国国防部 Henry M. Jackson 基金会、骨科研究和教育基金会及美国国立卫生研究院的基金资助，获得美国医疗保险和医疗补助服务中心少数民族健康办公室的非金融研究支持。

资金 / 支持：这项工作由美国国防部 Henry M. Jackson 军事医学促进基金会（Schoenfeld 和 Haider 博士）提供支持。

资助 / 赞助商：资助者不参与研究的设计和实施，数据的收集、管理、分析和解读，文章的准备、审查或批准，以及提交文章发表的决定。

参考文献

[1] Chaudhary MA, Schoenfeld AJ, Harlow AF, et al. Incidence and predictors of opioid prescription at discharge after traumatic injury. JAMA Surg, 2017, 152(10): 930–936. Medline: 28636707.

[2] Schoenfeld AJ, Jiang W, Chaudhary MA, et al. Sustained prescription opioid use among previously opioid-naive patients insured through TRICARE (2006—2014). JAMA Surg, 2017, 152(12): 1175–1176; E-pub ahead of print. Medline: 28813584.

[3] Scully RE, Schoenfeld AJ, Jiang W, et al. Defining optimal opioid pain medication prescription length following common surgical procedures. JAMA Surg, 2018, 153(1): 37–43.

[4] Nguyen LL, Smith AD, Scully RE, et al. Provider-induced demand in the treatment of carotid artery stenosis: variation in treatment decisions between private sector fee-for-service vs salary-based military physicians. JAMA Surg, 2017, 152(6): 565–572. Medline: 28249083.

[5] Schoenfeld AJ, Jiang W, Harris MB, et al. Association between race and postoperative outcomes in a universally insured population vs patients in the state of California. Ann Surg, 2017, 266(2): 267–273. Medline: 27501169.

[6] Gimbel RW, Pangaro L, Barbour G. America's "undiscovered" laboratory for health services research. Med Care, 2010, 48(8): 751–756. Medline: 20613659.

[7] Henry AJ, Hevelone ND, Lipsitz S, et al. Comparative methods for handling missing data in large databases. J Vasc Surg, 2013, 58(5): 1353–1359.e6. Medline: 23830314.

（王丽妮　译，雷翀　审）

外科数据库实用指南：美国退伍军人事务部外科质量改进计划（VASQIP）

Nader N. Massarweh, Amy H. Kaji, Kamal M. F. Itani

本章总结了美国退伍军人事务部外科质量改进计划（VASQIP）的起源、数据考量、特征和应用、统计学方面的注意事项，用以进行外科质量提升的研究。

美国退伍军人事务部外科质量改进计划的起源

早在 20 世纪 90 年代初，美国退伍军人事务部（VA）就成了举国家之力从医院层面研究对退伍军人照护的医疗水平和质量的先驱者。为了回应一项国会委托"退伍军人事务部应该报告相比于国家平均水平的外科结局……进行风险校准"，最初创建 VA 国家外科质量改进计划（NSQIP）是为了使用标准化的方法正确地收集临床数据并整合大量的风险调整[1]。在合并了 NSQIP 中的心脏和非心脏手术部分后，重新命名为"VA 外科质量改进计划（VASQIP）"，这项 VA 范围内的强制性项目一直是美国努力进行质量改进（QI）的典范，并且被用作建立美国外科医师学院 –NSQIP 私有部分的模板。

数据考量

当地经过培训的 VASQIP 护士以每 8 d 作为一个周期

对各家医院每周中不同日期开展的手术进行病例摘要的确认，并提供一份每家医院具有代表性的病例样本。数据摘要内容包括对电子病例详细查阅后总结的术前、术中、术后基于标准定义的变量。无论患者术后住院时长是多久，每例患者术后随访 30d。对于某种人数较多的手术，如疝修补术，每个循环纳入病例不超过 5 个。每个循环最多纳入 36 个病例。

VASQIP（框表 49.1）是质量改进和外科学研究丰富、准确的数据资源[2]。对于 VASQIP 的完整评估涉及来自针对每个病例的 78 份手工摘要中的 200 多个变量。2009 年，《美国外科学杂志》（*American Journal of Surgery*）设立一个专题小结了最初 15 年 NSQIP 的情况[3]。以下就是 VASQIP 中可用变量的一个概要。

患　者

根据研究目标，VASQIP 的患者可以采用社会安全码（SSN）或唯一的患者识别码进行识别。申请 SSN 需要正当理由。除了基本的人口学资料，VASQIP 还提供许多描述患者术前状态（如患糖尿病情况和严重程度）的变量及实验室检查结果。

框表 49.1　使用 VASQIP 数据的最佳实践

1. 对于接受一次以上手术的患者，只评价第一次手术，随访 30d。
2. 审阅每例患者的数据和结局定义，以避免误读。
3. 基于大的样本量，将研究结果的临床意义和统计学意义相关联。
4. 在患者层面将 VASQIP 与其他数据库进行互联是 VA 独特的研究资源。
5. 在已有的证据或生物学／临床合理性基础上，根据经验理性选择模型的协变量，以避免过拟合。
6. 考虑采用分级模型和可靠的校准分别应对人群聚类和小样本带来的统计噪音。

手　术

VASQIP 纳入的病例是基于基本的"当前程序术语"（CPT）代码。除了基本的 CPT 编码，还有 10 个其他 CPT 编码适用于同时进行的操作。一系列不同的变量还描述了主要流程的性质，如手术开始和结束时间、麻醉类型、住院医生的参与情况、伤口分类及相关的价值单位。这些变量为比较分析复杂种类的手术提供了可能。

医　院

虽然美国外科医师学院 –NSQIP 参与者文件没有独特的医院识别标识，但 VASQIP 提供了医院识别标识用以进行医院水平的分析。此外，2010 年 VA 国家外科办公室给每家医院确定了手术难度分级，由此确定是门诊手术中心（基础或复杂）还是住院手术机构（标准、中等或复杂）。这就为量化比较相似患者来源的医院和手术级别相似的医院提供了便利。

结　局

VASQIP 主要提供 30d 的围手术期结局信息，包括发病率和死亡率。对于发病率的统计，数据反映出标准化的 22 种不同严重程度的术后并发症。其他结局还包括术后 30d 再次手术、术后住院时长、住院或门诊患者 30d/14d 的再入院率。而且不同于美国外科医师学院 – NSQIP，VA 系统追踪长期的死亡率，而不是局限在 30d 的时期内，每项结局发生的特定时间也有记录。

VASQIP 的特征和使用

VASQIP 为 VA 系统外无法实现的研究提供了机会。通过患者的 SSN 或加密 SSN，VASQIP 可以轻易地与 60 多个其他的 VA 数据源或在 VA 系统外接受医疗时发生的保险索赔进行链接。联网的数据库可以克服各个数据库固有的局限性。例如，与 VA 中心肿瘤注册数据库相连，可以获得 VASQIP 没有的肿瘤分期的数据及肿瘤数据库中缺乏的围手术期并发症数据。虽然管理机构数据库常被用于研究外科结局和医疗保健，但 VASQIP 严格的数据收集形式确保了提取结局的有效性。与 VASQIP 相比，采用保险数据对常见并发症进行预测的灵敏度和阳性预测值都较低 [4]。

统计学考量

采用 VASQIP 进行的研究应描述为回顾性（观察性）研究。VASQIP 是各医院病例样本的集合，因此医院某类手术的容量计算只能基于强制收集的当日纳入的手术（如减重手术、食管切除术、胰腺手术、心脏手术）。当进行数据分析的准备工作时，研究者必须清楚术后 30d 再次手术的患者将有两次手术的数据，必须清除这一时期重复记录的数据，以免造成结果的重复。

医院内的结局可能是关联的，因此评估医院水平的变异应通过将医院标识作为模型中的随机效应，使用多水平（即分层）建模来解释医院水平的集群效应 [5]。此外，某些结局或者不常发生，或者随时间推移发生率下降（如死亡率），基于这些结局对医院分层可能会导致错误分类（如基于死亡率对医院分类）。因此，应考虑进行可靠性调整——采用贝叶斯方法，将观察到的结局发生率向人群的平均水平收缩，收缩的程度与每所医院的容量成比例 [6]。例如，相对于高收容医院，收容量非常低的医院观察到的 30d 死亡率更有可能受到随机差异和统计学噪声（随机干扰，即可靠性更差）的影响。因此，进行可靠性调整时，与高容量医院相比，低容量医院将发生更大程度的收缩。

观察性研究中对于缺失数据的处理也非常重要。VASQIP对于所有患者人口学资料或术前合并症的收集是完整的，作为质控的一个重要部分，缺失数据会被标示并补充。而实验室检查结果可能因为没有类似关注而缺失。数据的缺失形式及其缺失程度的影响需要被考量，用以决定最佳的处理缺失协变量的方法，如合适时应用多重插补[7]。

结　论

基于目前美国对于医疗保健质量的重视，VASQIP将继续作为手术质量和退伍军人医疗研究的重要数据来源。因此VA保健系统的基础设施和数据源为评估系统改变如何提升外科干预的价值提供了宝贵的机会。

致　谢

这篇文章首次发表在 *JAMA* 上时，声明了以下情况。

利益冲突声明：没有报道。

基金／资助：这项工作得到了美国退伍军人事务部、退伍军人健康管理局、研究和发展办公室及质量改革、效率与安全创新中心（CIN13-413）的资助。

资助者：资助者没有参与研究设计和实施，数据收集、管理、分析和解读，文章的准备、审核或确认，以及最终的投稿发表。

参考文献

[1] Veterans' Administration Health-Care Amendments of 1985, HR 505, 99th

Cong (1985).

[2] Davis CL, Pierce JR, Henderson W, et al. Assessment of the reliability of data collected for the Department of Veterans Affairs national surgical quality improvement program. J Am Coll Surg, 2007, 204(4): 550–560. Medline: 17382213.

[3] A Festschrift Honoring Shukri F. Khuri, MD: Celebrating 15 Years of NSQIP. Am J Surg（2009–12）[2018–02–20]. http://www.americanjournalofsurgery. com/issue/S0002-9610(09)X0012-7.

[4] Best WR, Khuri SF, Phelan M, et al. Identifying patient preoperative risk factors and postoperative adverse events in administrative databases: results from the Department of Veterans Affairs National Surgical Quality Improvement Program. J Am Coll Surg, 2002, 194(3): 257–266. Medline: 11893128

[5] Massarweh NN, Kougias P, Wilson MA. Complications and failure to rescue after inpatient noncardiac surgery in the Veterans Affairs health system. JAMA Surg, 2016, 151(12): 1157–1165. Medline: 27653498.

[6] Dimick JB, Ghaferi AA, Osborne NH, et al. Reliability adjustment for reporting hospital outcomes with surgery. Ann Surg, 2012, 255(4): 703–707. Medline: 22388108.

[7] Newgard CD, Lewis RJ. Missing data: how to best accou for what is not known. JAMA, 2015, 314(9): 940–941. Medline: 26325562.

（聂煌　译）

外科数据库实用指南：
美国国家外科质量改进计划（NSQIP）和儿科 NSQIP

Mehul V. Raval, Timothy M. Pawlik

本章总结了美国国家外科质量改进计划及其儿科分支，用于外科质量改进的研究。

简　介

100 多年前，美国外科医师学院（ACS）就制定了实施高质量医疗干预和外科手术的标准。在美国退伍军人事务部计划的基础上，2004 年，ACS 制定且执行了国家外科质量改进计划（NSQIP）[1]。从建立开始，NSQIP 已扩展到 700 多家医院，每年纳入超过 100 万病例。

ACS NSQIP 的一大优势是它提供了一种可能，通过报告国家的、临床的、高度可信的、风险校准的、病例 – 混合 – 校准的临床数据，使有效的同行比较具备可行性。基于此，ACS NSQIP 被公认为是最好的外科质量和结局评估计划（框表 50.1）。通过 ACS NSQIP，医院和医生可以获得粒度可用的数据，通过预防并发症来降低患病率、死亡率和花费，同时建立疾病特异、手术特异或局部 / 系统合作的平台。

同时，ACS NSQIP 儿科（NSQIP-P）在 2008 年率先开始关注儿科患者手术的质量改进[2]。ACP NSQIP-P 现在已包含

框表 50.1　使用 NSQIP 数据的最佳实践

1. 验证某个假设驱动的问题，确保 NSQIP 数据库是解决针对目标人群和结局某些问题的合适数据源。
2. 获取数据，检查随时间推移所有变量和结局定义的连续性。
3. 制定分析计划以正确地排除一些已知的状况，处理缺失数据，对合并症及术式的混杂进行风险校准。
4. 对相关混杂因素进行敏感性分析。
5. 解读结果时理解相关局限性，如缺失医院和临床医生层面的结果聚类，随访时长限制，缺乏对未参与医院的外推性。

---

100 多个医疗点，每年纳入超过 15 万例儿科病例。

数据元素和考量

获取和运筹

至今已有 1500 篇以上与 ACS NSQIP 相关的、经过同行评议的论文发表。研究者可以通过健康保险携带和责任法案 – 参与者使用文件（PUF）获得数据（https://www.facs.org/quality-programs/acs-nsqip/participantuse）。对于参与 ACS NSQIP 的医院，申请获得当地管理和质控领导的批准，PUF 可无偿提供数据给研究者使用。PUF 包含去标识的患者数据库，ACS 不提供医院或医生的标识。而且，对于数据使用有一个共识就是，禁止获得患者、医生或医院标识的企图。PUF 可以按年度日历或者特定手术分类。按照特定手术分类的 PUF 包含基于参与中心的特殊手术变量。

变量和结局

ACP NSQIP 具有标准化的变量定义及严谨的临床摘要，为衡量外科结局提供了可信和可行的途径。ACP NSQIP 的并发症数据比管理部门的索赔数据或其他注册研究数据库的信息更准确[3]。此外，术后 30d 的预后指标都记录在案，包括死亡、再入院及住院时长。复合的并发症指标常用以对并发症分层（如严重并发症相比于任何并发症），或将临床相关的并发症归类（如切口并发症包含影响切口愈合的各种形式的手术部位感染）。

ACP NSQIP 提供了术前合并症的数据，以及围手术期并发症，包括手术切口感染、肾功能不全、尿路感染、呼吸机依赖及肺炎的数据。排除在入院时记录的术前疾病，可以更准确地评估术后结局。对于特定结局的研究，如再入院率及与之相关的因素，包括出院后并发症的发生时间，突出了政策方面将质量指标与经济惩罚联系在一起的缺点。采用 ACP NSQIP 研究医疗模式和质量指标的关系可以促进更有效的干预和资源合理利用。

统计学方法

多数采用 ACP NSQIP PUF 的研究使用《当前程序术语》（CPT）代码定义研究人群，然后用《国际疾病分类第九版（ICD-9）》[*International Classification of Diseases, Ninth Revision*（ICD-9）] 或第十版（ICD-10）诊断代码进行确认。除了用标准的统计学方法根据分布情况进行改良的连续变量和分类变量比较以外，多数研究采用多因素回归分析模型。考虑到数据缺失，需要做归因或敏感性分析。研究随时间变化的趋势可以采用多年的数据。而且，观察事件与预期事件比值可以在可用的人口学或临床变量数据基础上，通过许多研究队列产生。

大的样本量及临床粒度数据使提升质量和比较效力的研究成为可能。例如，在一项研究中，Lancaster 和 Hutter[4] 不仅比较了开腹和腔镜的减重手术的临床结局，还比较了旁路转流和束带两种手术方式的结果。在宽泛的人群谱和手术方式基础上，针对特殊的临床合并症可以确定改进质量的目标领域。为了这一目的，Merrill 和 Millham[5] 证明炎症性肠病患者更容易发生术后并发症，如深静脉血栓或肺栓塞。类似的，ACS NSQIP 数据被用以证明营养不良和抽烟是术后并发症的危险因素。近期有关预测模型的研究催生了大量基于合并症的风险评估工具，在术前为患者和临床医生提供建议[6]。

ACS NSQIP 数据库中的手术因素为评估特异并发症发生的风险提供了机会。相关案例包括：研究手术时长和住培医生的参与对结局的影响[7]。

局限性

ACS NSQIP 数据库存在几方面局限性。首先，现行政策禁止分享参与医院或医生的标识，即便用盲法也不行。如此，研究者无法研究外科医生的变量或与之相关的结局。排除了特定日期和时间则无法衡量每天的不同时间或每周的不同天之间的效应。ACS NSQIP 数据库大多数局限于术后 30d 随访期内的结局，但很多有意义的手术特异的结局在 30d 后发生。ACS NSQIP 数据库的病例随机选自不同医院，提供医院层面的质量评估，它可能无法充分捕捉到少见的结局指标或准确描绘出少见病例的结局。基于此，许多医院正参与更多模式化的计划，对特殊病例进行过采样，并捕捉手术相关的特异结局。这一数据库的另一不足之处是某些变量存在数据缺失或随时间发生演变，这无疑增加了分析难度或导致无法分析。因此，需要特别关注每个 PUF 释放的定义字典及处理缺失数据的方法。

尽管缺少经济学指标无法进行成本 – 效益分析，但有几项 ACS NSQIP 研究采用所在医院的数据估算了计划的成本 –

效益或因为避免并发症节省的花费。数据库中缺少患者自我报告的结局，如满意度和生活质量评估，但正在进行这方面的努力。最后，所有的 PUF 数据都来自 ACS NSQIP 数据库的参与医院，所以不能代表整个国家的人群。

结　论

ACS NSQIP 为研究者提供了研究成人和儿童手术人群的临床粒度数据。PUF 可以为参与机构的研究者提供能够提高他们医疗质量和学术研究的机会。ACS NSQIP 数据库的质量在不断提高，范围扩展到手术的术前、术中、术后因素及患者自我报告结局和价值导向的照护，意味着它在结局研究中的价值还将不断提升。

致　谢

篇文章首次发表在 *JAMA* 上时，声明了以下情况。

利益冲突声明：Raval 博士表明他从美国外科医师学院获得了研究学者的个人资助。还从以下机构获得了个人资助和研究基金：埃默里大学和亚特兰大儿童研究联盟的儿童保健中心、埃默里大学外科、美国医疗研究保健研究与质量局及 Robert Wood Johnson 基金会。

参考文献

[1] Fink AS, Campbell DAJr, Mentzer RMJr, et al. The National Surgical Quality Improvement Program in non-veterans administration hospitals: initial demonstration of feasibility. Ann Surg, 2002, 236(3): 344–353. Medline: 12192321.

[2] Raval MV, Dillon PW, Bruny JL, et al. ACS NSQIP Pediatric Steering Committee. American College of Surgeons National Surgical Quality Improvement Program Pediatric: a phase 1 report. J Am Coll Surg, 2011, 212(1): 1–11. Medline: 21036076.

[3] Lawson EH, Louie R, Zingmond DS, et al. A comparison of clinical registry versus administrative claims data for reporting of 30-day surgical complications. Ann Surg, 2012, 256(6): 973–981. Medline: 23095667.

[4] Lancaster RT, Hutter MM. Bands and bypasses: 30-day morbidity and mortality of bariatric surgical procedures as assessed by prospective, multi-center, risk-adjusted ACS-NSQIP data. Surg Endosc, 2008, 22(12): 2554–2563. Medline: 18806945.

[5] Merrill A, Millham F. Increased risk of postoperative deep vein thrombosis and pulmonary embolism in patients with inflammatory bowel disease: a study of National Surgical Quality Improvement Program patients. Arch Surg, 2012, 147(2): 120–124. Medline: 22006853.

[6] Bilimoria KY, Liu Y, Paruch JL, et al. Development and evaluation of the universal ACS NSQIP surgical risk calculator: a decision aid and informed consent tool for patients and surgeons. J Am Coll Surg, 2013, 217(5): 833–842.e1, 3. Medline: 24055383.

[7] Daley BJ, Cecil W, Clarke PC, et al. How slow is too slow? Correlation of operative time to complications: an analysis from the Tennessee Surgical Quality Collaborative. J Am Coll Surg, 2015, 220(4): 550–558. Medline: 25728140.

（聂煌　译）

外科数据库实用指南：代谢和减重手术认证和质量改进计划（MBSAQIP）

Dana A. Telem, Justin B. Dimick

本章详述了代谢和减重手术认证和质量改进计划（MBSAQIP）参与者使用的文件数据系列，用以报告质量和结局。

简　介

这章详细讲述了代谢和减重手术认证和质量改进计划（MBSAQIP）参与者使用文件质量和结局报告的重要注意事项。2012 年，美国外科医师学院（ACS）和美国代谢和减重手术学会（ASMBS）将各自关于减重手术的认证计划合并为一个统一计划——MBSAQIP [1]。这一计划旨在认证美国和加拿大的住院及门诊减重手术中心。至今，已有 780 家减重手术中心被认证，它们约占这些国家所有减重中心的 94%[1]。认证的部分要求是各中心需要前瞻性地将患者数据录入 MBSAQIP 国家数据注册平台 [2]。

每例经 MBSAQIP 认证的中心实施的代谢和减重手术及干预，包括初次手术、再次手术、再次干预及腔内治疗性干预都会记录在 MBSAQIP 的注册数据库中。数据的录入由经过严格培训的代谢和减重手术审核者审核病例完成。注册数据库收集了丰富且具有标准定义的 200 多个术前、术中和术后变量[2]。纵向的患者数据记录了 30d、6 个月、1 年及其后每年的情况。每年纳入的病例数超过 15 万例。为保证数据的高质量，MBSAQIP 会进行参与中心数据完整性的审查。然后，对收集的数据进行跨中心风险和可靠性校正[2]。

2017 年 1 月，参与者使用文件（PUF）（框表 51.1）首次从 MBSAQIP 注册数据库开放给参与的各中心。这次 PUF 开放的目的是为研究者提供研究数据及提高代谢和减重手术的质量。

对 MBSAQIP PUF 的数据考量

手术日期在 2015 年 1 月 1 日到 2015 年 12 月 31 日的所有代谢和减重手术都在首次开放的 PUF 中。其他年份的数据也即将公开。2016 PUF 在 2017 年秋季开放。在使用这些数据进行研究前，有几个重要的问题需要讨论。

医院、医生和患者去标识

不同于 MBSAQIP 注册数据库，MBSAQIP PUF 包含的是去标识的患者数据库，并且不包含医院、医生或患者的标识。为了遵循健康保险携带和责任法案的规定，所有绝对日期信

框表 51.1　MBSAQIP 数据的特征

1. MBSAQIP PUF 收集了美国和加拿大实施的 90% 以上的减重手术的高质量有用数据。
2. 这一数据库对于术后 30d 结局，尤其是发生率低的事件，提供了重要数据源。
3. 采用这一数据库进行研究时，必须明白 PUF 包含的是去标识的患者水平的数据库，没有提供医院、医生和患者的标识。
4. 这一数据库不太可能与其他已知数据库进行链接，患者也不能被纵向跨年追踪。
5. 必须考虑采用合适的统计学方法，尤其是当缺失变量导致模型表现不一致时。

息都被移除，同样被移除的包括机构标识、医生信息、患者水平的数据、地理信息，以遵守 ACS 和参与中心签订的参与协议。这限制了针对提供医疗服务差异及国家质量改进计划目标措施异常值确定的研究，这也导致数据库无法与其他国家数据库进行链接（如美国全国住院患者样本、美国医院学会）。

MBSAQIP PUF 的内容

PUF 包括 5 个数据系列（表 51.1）。主要的 PUF 是一个文本文件，每行代表 1 个病例，包括 135 个相关变量（如人口学、术前患者特征、手术信息、结局及其他病例描述）。另外 4 个数据系列包含附加事件 – 特有的变量（每个系列约含 10 个变量），包括再次手术、再入院、干预及术后体重指数（BMI）。每项对于再入院、再次手术、干预和 BMI 数据的观察都可以通过一个关键 – 对应变量与主要数据系列联表。联合这些数据对于清理和构建针对一个研究问题的数据库是非常重要的。

结　局

PUF 开放的数据局限于术后 30d 的结局，没有包括

表 51.1　MBSAQIP PUF 中现有数据文件的广泛特征描述

数据系列 [a]	文件类型	包含信息
主要	文本（每个病例 1 行）	术前、术中及术后特征
再次手术	长表（每个病例多行）	术后 30d 再次手术的详细信息
再入院	长表（每个病例多行）	术后 30d 再入院的详细信息
干预	长表（每个病例多行）	术后 30d 干预的详细信息
BMI	长表（每个病例多行）	BMI 的详细信息（首次手术后 0~150d）

a：所有数据均可作为与 SAS 和 SPPS 程序兼容的文本和文件夹的形式使用

MBSAQIP 注册数据库中收集的长期数据变量。这就限制了对围手术期后的手术有效性、安全性和持续性的长期研究。此外，这些数据没有包含单次住院费用、患者实付费用、保险计划及其他医疗保健相关费用的信息，因此无法进行对资源利用的分析。

统计学考量

对于许多研究，基于假说的描述性分析和单因素分析可以满足量化分析。多种形式的回归模型（logistic 回归、线性回归）可以用来评估多因素变量对结局的影响。进行效应比较研究时，倾向性评分经常用来平衡或校正不同处理组之间患者特征的差异。当然，多因素分析和倾向性评分只能校正数据系列中存在的变量，对于没有观察的患者因素可能造成的混杂则没有作用。

另一个需要注意的是缺失数据。整体而言，强制性收集变量的缺失百分比很小（如术前 BMI、年龄、再入院原因）。然而，患者之间表现高度不一致的变量（如实验室检查结果、影像学资料），会有较高比例的缺失值（根据变量在 10%~30%[3]），这给传统的回归模型和其他很多统计分析带来问题。处理方法包括剔除变量或观察值，或者采用多重插补[4]。

MBSAQIP PUF 的优点和局限性

MBSAQIP 数据库的最大优点是它收集了美国和加拿大大部分减重手术的高质量数据。巨大的样本量来自 780 个中心，加强了它研究结果的外推性，有助于效能而非效率研究，提高了捕捉罕见或少见事件的能力。MBSAQIP 所建立的严格的数据采集、校正和确认流程，确保了数据采集的准确、完整和高质量。

除了之前所讨论的，MBSAQIP PUF 数据也存在一些局限性。所观察到的手术和干预措施并不是随机分配的。每位医生进行决策时依据的患者特征、医生自身和（或）患者偏好及其他临床因素都没有被记录。因此，治疗选择偏倚会造成组间比较的混杂，研究设计应该减少这种偏倚。另一个限制是存在于 MBSAQIP 数据库中认证和非认证医院之间的选择偏倚和系统误差，但这种影响不大，因为美国大多数实施减重手术的机构都已获得认证。

结　论

MBSAQIP PUF 是一个方便研究者评估减重手术质量和结局的非常有前景的新的数据库。虽然它有很多优点，但研究者进行研究假说检验时还是应谨记它的局限性。

致　谢

这篇文章首次发表在 *JAMA* 上时，声明了以下情况。

利益冲突声明：Dimick 博士是 ArborMerix（一家研发医院质量和效率分析软件的公司）的联合创始人。Telem 博士在 MBSAQIP 数据注册和报告小组委员会工作，他在提交的这项工作之外接受了美敦力（Medtronic）的个人资助。

参考文献

[1] The Metabolic and Bariatric Surgery Accreditation and Quality Improvement Program. Website(2016)[2017-09-09]. https://www.facs.org/quality programs/mbsaqip.

[2] The Metabolic and Bariatric Surgery Accreditation and Quality Improvement. Program standards manual version 2.0[2018-02-27]. https://www.facs.

org/~/media/files/qualityprograms/bariatric/mbsaqipstandardsmanual.ashx.
Published 2016.

[3] The Metabolic and Bariatric Surgery Accreditation and Quality Improvement
Program. User guide for the 2015 participant use data file(2017–01)[2018–
02–27]. https://www.facs.org/~/media/files/quality%20programs/bariatric/
mbsaqip_2015_puf_user_guide.ashx.

[4] Pedersen AB, Mikkelsen EM, Cronin-Fenton D, et al. Missing data and
multiple imputation in clinical epidemiological research. Clin Epidemiol,
2017, 9: 157–166. Medline: 28352203.

（聂煌　译）

外科数据库实用指南：美国国家癌症数据库（NCDB）

Ryan P. Merkow, Alfred W. Rademaker, Karl Y. Bilimoria

本章总结了美国国家癌症数据库（NCDB）用于外科研究的特征和使用方法。

简　介

美国国家癌症数据库（NCDB）是美国外科医师学院癌症委员会（CoC）和美国癌症学会（框表 52.1）[1] 的联合项目。NCDB 建于 1989 年，是基于医院的临床癌症注册项目，收集了美国 1500 多家医院 70% 以上新发癌症患者的数据。

2013 年，CoC 开始对其成员开放参与者使用文件（PUF）。这导致使用 NCDB 的文章在数量和内容跨度上都呈指数级增长。伴随 NCDB 的扩展和持续开放，发表的文章还将进一步增加。

虽然 NCDB 具有很强的效力，但采用合适的方法进行数据分析和报告尤为重要。就像所有的二次数据库一样，NCDB 存在独特的细微之处和挑战，可能给研究结果带来明显的混杂和偏倚。我们的目标是呈现 NCDB 数据元素的概要并提供一个使用数据库进行研究的分析框架。

框表 52.1 美国国家癌症数据库（NCDB）的最佳实践
1. 明确 NCDB 是研究所关注问题的合适数据源。
2. 尽早咨询有经验的 NCDB 使用者。
3. 开始研究前，检查所有变量和数据的定义，预先制定分析计划，明白变量可能会随时间改变。
4. NCDB 的优势在于可以用于研究美国的治疗模式和一定时期内的趋势，建议关注此类研究问题。
5. 进行广泛的敏感性研究来评估和减少混杂和选择偏倚。
6. 尽量处理缺失数据是使用 NCDB 时必不可少的。

数据元素考量

NCDB PUF 包含患者特征、合并症、肿瘤分期、治疗信息及生存结局一系列数据元素。专门的变量和定义在别处有所描述[2,3]。虽然我们的目的不是描述每一个变量，但本章会讨论一部分重要的主题。

医院变量

PUF 数据系列包含两个医院专门变量。首先，有一个匿名随机产生的"机构 ID"。这一变量可用于医院专属计算，包括医院和手术量指标。需要明确手术量的计算方式如何随着研究时期的改变而变化。通常情况下，如果医院在研究期间 1 年内没有提交任何病例就会被排除，以确保研究医院人群的一致性。另一个变量，"机构类别"，详述了肿瘤中心类别（如社区、综合、学术）。这一变量可以与医院容量状态相结合（如高容量学术、低容量学术）或单独考虑。还有一个变量，"病例分类"，当计算容量指标时必须考虑。这一变量描述诊断、治疗或二者是否在指定机构完成。如果患者是在另一家医院进行治疗，则病例应从研究中剔除。

肿瘤特征

大量肿瘤特征变量需要被报告。NCDB 的特点是包括了临床和病理分期。根据研究目的，临床（如研究新辅助治疗）或病理分期（如研究辅助治疗）可用于选择患者。此外，还有一个综合了临床和病理分期的变量。这一变量是为了将分期数据的缺失最小化。在进行跨越多年的研究时，必须选择最合适的分期变量并在应用时标准化。

治疗变量

包括化疗、放疗和手术的诸多治疗变量都被涵盖。NCDB 只报告诊断后 6 个月内的治疗情况。例如，一例患者在进行胃肠道间质瘤手术前进行了 8 个月的伊马替尼新辅助化疗，NCDB 只报告伊马替尼的应用而不包括手术信息[4]。此外，对于手术和操作的记录只会记录最确切的那次干预。例如，食管切除术之前进行了内镜下黏膜切除术，则只会记录食管切除术[5]。想要明确是否存在这一限制就可以使用"确诊到治疗的时间"这一变量。

结 局

主要的结局变量是"生存状态"（如存活或死亡）及短期（30d、60d、90d 死亡率）和长期 5 年生存率。应在考虑可能存在混杂和偏倚的情况下，解释基于采用 NCDB 进行全因生存分析得出的结论。

另一个结局指标是再入院。这一变量只描述患者在出院30d 内再次于同一家医院住院治疗的情况，因此报告偏倚在所难免。基于 NCDB 报告的再入院评估并不可靠，在解读这一结果时应该谨慎并讨论它的局限性。

分析和统计学考量

NCDB 的统计分析与其他大型癌症注册、管理和临床数据库存在相似之处。首先，NCDB 不是基于所有人群的，研究结果不能推及分析所纳入的 CoC 医院之外的医院。但是，CoC 医院报告了 70% 以上美国新发癌症患者的数据，这些结果可以代表美国的治疗情况 [6]。

进行观察性研究时处理混杂和偏倚因素是最基本的。如前所述，在探索性分析阶段需要明确许多问题。然而，在分析阶段，包含敏感性分析是非常重要的。在 NCDB 研究中尤其重要的一点是，当研究跨越多年时，需要考虑时期对于结果的影响。如果存在，需要将时间作为变量进行分层分析和（或）只研究最近时期的情况。如果可行，倾向性评分分析是另一个可以考虑的选择。这一工具有助于平衡组间在已知混杂变量之间的差异以最小化选择偏倚。

使用 NCDB 时处理缺失数据尤为重要。某些变量，如部位特异性变量（如癌胚抗原、糖类抗原 19-9）可能没有或只有不足 50% 的数据可用于分析。应考虑放弃这些变量。另一些变量可能缺失较多（10%~50%），但仍然具备分析的可能。处理缺失数据的方法包括编码虚拟值、剔除缺失变量的病例、在分析时放弃相关变量或采用最佳的插补方法填充 [7]。

评估医院水平的实践模式和结局是另一个重要的问题。从医院之间有意义的差异间辨别出统计噪音并不容易，尤其是在低容量医院。例如，一家医院每年做 5 例胰腺切除术，1 例患者死亡，死亡率高达 20%。但是，在一家高容量医院每年完成 100 例，发生 5 例死亡，死亡率为 5%。这种信号 – 噪音比失衡即便是进行了风险校正，也会给解读结果带来挑战。但是，一种应用 "机构 ID" 作为随机效应的多水平模型统计方法可以提供相对公平和可靠的评估。在 NCDB 研究中比较医院之间的差别时应考虑这种校正方法。

结 论

NCDB 是一个成熟的数据库，对美国癌症治疗产生了有意义的影响[1,6]。伴随 PUF 的开放及大家对其接受度的上升，应用 NCDB 进行的研究将持续增加。在进行数据清洗、分析和报告时需要考虑到数据库的局限性。一旦了解了 NCDB 的优势和不足，提高美国乃至全球癌症治疗水平的工作将持续进行。

致 谢

这篇文章首次发表在 *JAMA* 上时，声明了以下情况。

利益冲突声明：没有报道。

参考文献

[1] American College of Surgeons. National cancer database[2017-08-01]. http://www.facs.org/quality-programs/cancer/ncdb.

[2] American College of Surgeons. National cancer database—data dictionary PUF[2017-08-01]. http://ncdbpuf.facs.org/node/259?q=print-pdf-all.

[3] Boffa DJ, Rosen JE, Mallin K, et al. Using the National Cancer Database for Outcomes Research: a review. JAMA Oncol, 2017, 3(12): 1722-1728. Medline: 28241198.

[4] Bilimoria KY, Wayne JD, Merkow RP, et al. Incorporation of adjuvant therapy into the multimodality management of gastrointestinal stromal tumors of the stomach in the United States. Ann Surg Oncol, 2012, 19(1): 184-191. Medline: 21725688.

[5] Merkow RP, Bilimoria KY, Keswani RN, et al. Treatment trends, risk of lymphnode metastasis, and outcomes for localized esophageal cancer. J Natl Cancer Inst, 2014, 106(7): dju133. Medline: 25031273.

[6] Bilimoria KY, Stewart AK, Winchester DP, et al. The National Cancer Data

Base: a powerful initiative to improve cancer care in the United States. Ann Surg Onco, 2008, 15(3): 683–690. Medline: 18183467.

[7] Hamilton BH, Ko CY, Richards K, et al. Missing data in the American College of Surgeons National Surgical Quality Improvement Program are not missing at random: implications and potential impact on quality assessments. J Am Coll Surg, 2010, 210(2): 125–139.e2. Medline: 20113932.

（聂煌　译）

外科数据库实用指南：美国国家创伤数据库（NTDB）

Zain G. Hashmi, Amy H. Kaji, Avery B. Nathens

本章总结了美国国家创伤数据库数据的收集、结构及方法，用以外科研究。

简　介

创伤是导致死亡和残疾的主要原因，相关医疗费用在整体卫生健康投入中占了相当大的比例[1]。因此，改善创伤治疗是公共健康研究的重中之重。

为了发展创伤治疗的研究，美国外科学会委员会创伤分会进行了一项标志性的多中心研究——严重创伤预后研究[2]。这项研究于 1989 年结束，其结果使人们认识到国家创伤数据库的发展对于提升质量的重要性。1997 年，美国成立了一个分会专门进行标准化收集创伤数据，发展国家创伤数据库（框表 53.1）。目前，就我们所知，美国国家创伤数据库（NTDB）是世界上最大的创伤数据存储中心，有来自 900 多个创伤中心的 750 多万的电子病历记录。

数据收集与结构

每年的 2~5 月，NTDB 会从自愿提供病历数据的各家医院按照自己制定的标准收集数据[3]。纳入 / 排除的标准是基

> **框表 53.1　美国国家创伤数据库（NTDB）的特征**
>
> 1. NTDB 是世界上最大的创伤数据中心，有 750 多万电子记录。
> 2. 由于创伤数据是自愿提交的，所以 NTDB 的数据被认为是最便捷的样本。
> 3. NTDB 的样本量大，便于进行假说生成的研究，以及对罕见损伤、手术和结局的研究。
> 4. NTDB 收集了院前和院内创伤的数据记录，包括解剖和生理损伤程度。
> 5. NTDB 不包括费用、实验室数据、再入院及长期结局的信息。
> 6. 仔细的研究设计、样本选择及分析有助于减轻由于数据缺失、选择或信息偏倚导致的 NTDB 的局限性。

于《国际疾病统计分类临床修订本第 10 版》诊断编码及某些纳入特征[4]。NTDB 的数据是基于事件的记录，重复受伤的每一个过程都会被独立记录。提交记录里存在丢失或无意义的数据会被校正。每年都要按照《健康保险携带和责任法案》（*Health Insurance Portability and Accountability Act*）的要求报告去标识的数据系列，以确保患者不会被识别。

自 2007 年采纳了美国国家创伤数据标准及 2010 年实施基于 NTDB 的美国外科医师学院创伤质量改进计划（ACS TQIP）之后，NTDB 的数据质量有了明显的提高。在此期间，ACS TQIP 增加了几个只针对要求加入中心的数据域。而且，ACS TQIP 尤其注重对注册中心的宣传教育，以期实现更佳的数据标准化。随着加入 ACS TQIP 计划的中心数量的显著增加，NTDB 的数据质量也有了显著提高。来自加入 ACS TQIP 计划的中心的数据代表了 NTDB 数据库中的大部分，与来自非 ACS TQIP 计划的中心的数据显著不同，前者质量更高，数据域更宽。研究者在提交一份简短的项目申请和付费后，可以在数据研究的模式下进入数据库。除了拓展的数据域外，来自 ACS TQIP 计划的中心和非 ACS TQIP 计划的中心的数据都包含在内。来自 ACS TQIP 计划中心的研究者可以申请公开使用的文件，包括那些 TQIP 中心的拓展数据域文件。

研究数据以相关联的表呈现，大多数统计软件可以直接导入。使用者说明对每一份文件和内容都有描述。由于前面所提到的许多变化，我们不建议将 2002—2006 年的数据与之后的数据合用，推荐使用 2007 年至今的数据。

方 法

死亡率、住院天数及并发症等结果一般都可以采用回顾性研究、交叉横断面研究、配对研究的设计进行分析。NTDB 的大数据对于研究罕见损伤、手术和结局提供了便利条件。

对 NTDB 的简要说明应该包括告诉读者数据系列特征，对比其他数据库说明使用 NTDB 的原因。应对样本纳入／排除标准做清晰说明。我们推荐用流程图说明样本选择的过程，列出排除的原因，记录清楚确定最终样本的步骤[5]。

预先定义所有的预测因素和结局变量。对连续变量进行合理分类。在研究最低年龄死亡率时，低血压、脉搏、总格拉斯哥昏迷评分及受伤机制和损伤严重程度评分都必须考虑[6]。

死亡是创伤重要的终点，因此要尽力反复确认。目前，数据收集在出院时即终止，出院后的死亡无法被确认。譬如，一例严重颅脑损伤患者被转入临终安养院（甚至是同一机构）时，该患者将先办理出院再入院至安养院。基于此，研究者建议在数据设置方面将此类转院患者视作死亡病例[7]。此外，对于入院时已经没有生命体征的患者数据应基于分析的性质而剔除[4]。

对于描述性、单因素变量、多因素变量统计分析应该使用标准统计学方法。我们推荐专有模型进行风险校正分析（如

logistic 或 Poisson 回归分析），描述关于专有模型的理论支持 / 假设条件。变量的选择应基于之前的证据和生物学或临床的合理性[6]。如果是基于统计学差异的标准进行选择，模型应是假设驱动而非推论性的。此外，对于模型表现的统计描述，以及是否评估了多重共线性和校正效应做专门的说明。如果数据包括机构的标识，应做患者结局相关的分层分析，因为患者归属于不同机构。

局限性

NTDB 数据库是一个自愿提交数据的便捷样本，并不代表全国的情况。然而，实际上现在所有 I / II 级的创伤中心都在为 NTDB 提供数据，这些层面的数据可被看作具有全国代表性。NTDB 不包括费用、实验室数据、远期结果（再入院及功能恢复结果）。

选择偏倚是指纳入条件的差异导致组间差异。NTDB 中选择偏移的两个重要来源是医院层面对单纯髋骨骨折和转运患者的纳入条件不同[8]。研究者不仅要对此有认识，还要对能够影响他们结果的其他不同的患者亚群有认知。减少这种偏倚的策略是在模型中加入一个指示变量或者进行敏感性分析。

信息偏倚是指组间数据的可用性不同而造成的差异，原因包括样本中的数据缺失或变异。例如，损伤严重程度评分是人为的，并依赖于进一步的诊断。医院的评估方案标准越宽松越能发现偶发的、有临床意义的损伤，由此损伤评分会比其他机构的评分高。此外，一旦患者入院后到急诊科不久死亡，手术评估和放射检查都未做，因此对损伤没有进行充分的评估，难以给出损伤严重程度的评分。另外，不同软件对记录损伤严重程度的评分也不同。为减少这种偏倚，NTDB 现在要求使用《简版 2005 损伤评估》（*Abbreviated Injury Scale* 2005）对损伤严重程度进行标准化评估[4]。

在 NTDB 中，多数人口学资料和损伤数据是完善的，但有一部分数据，如在急诊科采取救治的一些参数、合并症和并发症可能没有采集完全，尤其是在某些创伤中心。如前所述，NTDB 中数据缺失会带来很大挑战。我们建议研究者要对数据做全面的探索性分析，理解和描述数据缺失类型（完全随机缺失、非随机缺失）。减少这方面影响的策略包括将分析数据限定在已知的高质量数据医院 [I/II 级创伤中心，每年报告病例超过 100 例和（或）至少有 1 个以上有意义的结局的创伤中心]，以及使用多重插补技术[9]。

推荐阅读

《NTDB 数据使用手册》（*NTDB Data Manual*）非常全面，对本文提及的几种统计方法的问题都有详细说明[4]。此外，Galvagno[5]、Haider[6] 等发表的几篇有影响力的文章，对于恰当地数据运用和呈现给出了很好的示例[10]。

结　论

NTDB 是一个强大的存储库，不断为创伤治疗提供更细致的洞见，同时也被视作稳健的假设产生来源并指引未来研究的强有力工具。对其特点的深度认识是挖掘其真正潜能的核心。

致　谢

这篇文章首次发表时，声明了以下情况。

利益冲突声明：Nathen 博士是美国外科医师委员会创伤治疗质量改进计划的负责人。

参考文献

[1] Rhee P, Joseph B, Pandit V, et al. Increasing trauma deaths in the United States. Ann Surg, 2014, 260(1): 13–21. Medline: 24651132.

[2] Champion HR, Copes WS, Sacco WJ, et al. The Major Trauma Outcome Study: establishing national norms for trauma care. J Trauma, 1990, 30(11): 1356–1365. Medline: 2231804.

[3] American College of Surgeons. National trauma data standard[2017–07–24]. https://www.facs.org/~/media/files/quality%20programs/trauma/ntdb/ntds/data%20dictionaries/ntds%20data%20dictionary%202018.ashx.

[4] American College of Surgeons. National Trauma Data Bank research data set user manual and variable description list[2017–07–24]. https://www.facs.org/~/media/files/quality%20programs/trauma/ntdb/ntdb%20rds%20user%20manual%20all%20years.ashx.

[5] Galvagno SMJr, Haut ER, Zafar SN, et al. Association between helicopter vs ground emergency medical services and survival for adults with major trauma. JAMA, 2012, 307(15): 1602–1610. Medline: 22511688.

[6] Haider AH, Hashmi ZG, Zafar SN, et al. Developing best practices to study trauma outcomes in large databases: an evidence-based approach to determine the best mortality risk adjustment model. J Trauma Acute Care Surg, 2014, 76(4): 1061–1069. Medline: 24662872.

[7] Kozar RA, Holcomb JB, Xiong W, et al. Are all deaths recorded equally? The impact of hospice care on risk-adjusted mortality. J Trauma Acute Care Surg, 2014, 76(3): 634–639. Medline: 24553529.

[8] Gomez D, Haas B, Hemmila M, et al. Hips can lie: impact of excluding isolated hip fractures on external benchmarking of trauma center performance. J Trauma, 2010, 69(5): 1037–1041. Medline: 21068608.

[9] Oyetunji TA, Crompton JG, Ehanire ID, et al. Multiple imputation in trauma disparity research. J Surg Res, 2011, 165(1): e37–e41. Medline: 21067775.

[10] Haider AH, Hashmi ZG, Zafar SN, et al. Minority trauma patients tend to cluster at trauma centers with worse-than-expected mortality: can this phenomenon help explain racial disparities in trauma outcomes? Ann Surg, 2013, 258(4): 572–579. Medline: 23979271. DOI:10.1097/SLA.0b013e3182a50148.

（聂煌　译）

外科数据库实用指南：血管外科学会血管质量计划（SVS VQI）

Sapan S. Desai, Amy H. Kaji, Gilbert Upchurch

本章详述了血管外科学会血管质量改进计划的使用，这一强大的数据库提供了常见血管手术的详细数据。

血管质量改进计划（VQI）由血管外科学会（SVS）于2011年启动，旨在提高12种常见血管外科手术的安全和效果（框表54.1）。VQI在患者安全组织的架构下工作，它将质量改进活动作为患者安全工作产品进行保护，因此为数据提供了一定程度的特权和保密性。因为VQI是血管外科学会患者安全组织的成员，所以可以进行区域或全国各机构之间的比较。

VQI注册的手术包括颈动脉支架植入、颈动脉内膜剥脱术、血管内腹主动脉瘤修复血液透析通路、腹股沟下旁路转流、下腔静脉滤器植入、下肢截肢、开放性腹主动脉瘤修复、周围血管介入治疗、腹股沟上旁路转流、胸腔及复杂血管内腹主动脉瘤修复、静脉曲张治疗。截至2017年7月，已纳入390 270例手术[1]。美国和加拿大的431家参与机构共有3200多名医生参与。有18个区域质量改进小组提出了质量自主改进和新的临床流程。大约40%的参与机构是社区医院，29%是教学医院，31%是学术医院[2]。数据库内的医生涉及很多专业。

框表 54.1 应用血管质量改进计划的最佳实践

1. 采用流程图说明目标人群是如何筛选的。
2. 明确说明样本量大小、减少选择偏倚的统计方法及提高预测效能的方法。
3. 强调有临床意义的发现而非偶然的有统计学意义的结果。
4. 包含统计效能计算。
5. 确认可以重复计算出结果的明确方法。

数据库的特征

每家 VQI 注册单位追踪与手术相关的人口学、外科医生、医院及患者特定因素。指定手术住院期间和 1 年后的临床治疗细节将被收集，提供包括死亡率、再次干预及术后并发症的数据。VQI 采用患者标识与其他数据库对接，如社会安全死亡指数或医疗保险索赔数据库。这些数据源与周期账单数据相结合可以确保每家机构的样本被 100% 采集。

网络数据录入系统是由 Medstreaming 的子公司 M2S 公司提供的，用以产生去标识的基准报告，方便参与中心和医生将他们的结局与区域或全国的基准进行比较。多个用户可以浏览数据表格，数据库还可以与一些电子病历系统整合。

数据库的局限性包括由参与机构提供便利样本和医生自我报告信息带来的选择偏倚。并非所有机构或医生参与全部的注册登记，这就代表了进一步的选择偏倚并放大了这一局限性。关于是否参与质量注册会使研究机构医疗质量得到有意义的改进也存在争议[3]。

第二，VQI 前瞻性地收集数据，但分析是回顾性研究，因此不能做出因果关系的推论。第三，并非所有可能的结局变量的独立预测因素都可以被单一的数据库捕捉，这意味着预测模型的辨别能力可能有限。最后，选择注册非常重要，手术注册登记处没有包含未行手术的患者信息，但是新的血管治疗注册登记处包含[4]，这就引入了进一步的选择偏倚[5]。

数据输入的复杂性也给参与者带来了挑战。可能需要采用精细的数据分析方法，这也增加了额外的成本。解决办法包括在更高层面集成，与一些第三方电子病历系统整合并应用第三方的数据转换策略。"大纽约血管研究小组"已经建立用于这种整合的专门模板[6]。

统计学考量

对于大数据库进行统计分析非常复杂，尤其是针对数年的数据和上百个不同的变量[7]。需要理清假说、主要结果、重要发现及临床意义之间的联系。研究的重点应该放在有临床意义的发现，而不是有统计学意义的偶发事件。这对于应用注册资料和数据库的回顾性研究尤其重要。$P<0.05$（显著性水平）时，一篇文章中的 20 个统计学比较中至少有一个统计学显著性发现是偶然出现的。例如，统计学上发现某一变量可以将住院时长缩短 0.1d，但这在临床上可能没有意义，尤其是当实施这些建议可能导致成本不成比例的增加时。

采用流程图说明纳入和排除患者的数量，并说明排除原因。这样有助于研究结果的可重复性验证，也利于明确研究结果可能影响的人群。如果进行了亚群分析，应该说明这是研究计划的一部分还是事后进行的。在分析前同样需要确定合适变量的样本分布情况，以确定样本量是否足够。这种分析对于大数据库尤其重要，因为在数据收集过程中可能存在隐藏的偏倚，这会对结果的相关性造成影响[8]。

每组样本量的大小都应该列在表中。小样本亚群分析时需要进行效能计算，如果样本量太小，亚组的分析结果可能存在偏倚。所提供的数据应该具有一定的精确度，保持在文章中的一致性并且可以被解读。

每个统计模型都应该具备足够的支持，以方便读者重复验证文章的发现。对聚类或重复测量的预测模型校正应给予详细说明。对于多因素 logistic 回归分析，采用比值比反映系数，线性或 Poisson 模型需结合效应大小。例如，比较颈动脉内膜切除术和颈动脉支架植入术后与卒中相关的可能因素，列出比值比可能对读者更实用和具有启发性[9]。只有具有临床意义的变量才需要在建模时考虑纳入，而并非所有差异具有统计学意义的变量。

合适的场景下可以应用多重插补，方法需要详细说明。分析缺失数据是否由于潜在偏倚造成，如果是，则插补将导致结果被歪曲。如果忽略缺失数据的病例，需要在文章中说明，而且应做纳入或排除这些病例的分析以确保模型的有效性。缺失数据可能反映了一种潜在偏倚，简单地剔除这些不完整的结果将对研究结果质量造成不良影响。例如，有症状的颈动脉疾病患者吸烟数据可能缺失，如果没有纳入则会低估吸烟对这一症状性疾病的影响。

结　论

VQI 是一个提供了常见血管手术详细数据的强大数据库。手术注册数据库内的大样本量，相关的独立变量及参与机构较多，确保了一系列结局的分析得以完成。与使用任何大数据库一样，都需要注意统计学方法，结果需要清晰呈现，便于读者重复文章中的发现。

致　谢

这篇文章首次发表在 *JAMA* 上时，声明了以下情况。

利益冲突声明：没有报道。

参考文献

[1] Regional Quality Groups. Vascular quality initiative[2017–07–23]. http://www.vascularqualityinitiative.org/wp-content/uploads/VQI-Summary-Slides-June-2017.pdf.

[2] VQI 2017 Annual Report[2017–07–23]. http://www.vascularqualityinitiative.org/wp-content/uploads/VQI_2017-Annual-Report_DIGITAL_final.pdf.

[3] Etzioni DA, Wasif N, Dueck AC, et al. Association of hospital participation in a surgical outcomes monitoring program with inpatient complications and mortality. JAMA, 2015, 313(5): 505–511. Medline: 25647206.

[4] DeMartino RR, Brooke BS, Neal D, et al. Vascular Quality Initiative. Development of a validated model to predict 30-day stroke and 1-year survival after carotid endarterectomy for asymptomatic stenosis using the Vascular Quality Initiative. J Vasc Surg, 2017, 66(2): 433–444.e2. Medline: 28583737.

[5] Hicks CW, Wick EC, Canner JK, et al. Hospital-level factors associated with mortality after endovascular and open abdominal aortic aneurysm repair. JAMA Surg, 2015, 150(7): 632–636. Medline: 25970850.

[6] VSGGNY Data Management[2017–12–03]. https://www.vqi.org/components-of-the-vqi/regional-quality-groups/current-regional-quality-groups/vascular studygroup-greater-new-york/vsggny-data-management/.

[7] Dua A, Kuy S, Lee CJ, et al. Epidemiology of aortic aneurysm repair in the United States from 2000 to 2010. J Vasc Surg, 2014, 59(6): 1512–1517. Medline: 24560865.

[8] Dua A, Ali F, Traudt E, et al. Utilization of the National Inpatient Sample for abdominal aortic aneurysm research. Surgery, 2017, 162(4): 699–706. Medline: 28237647.

[9] Dua A, Romanelli M, Upchurch GR Jr, et al. Predictors of poor outcome after carotid intervention. J Vasc Surg, 2016, 64(3): 663–670. Medline: 27209401.

（聂煌　译）

外科数据库实用指南：美国胸外科医师协会（STS）国家数据库

Farhood Farjah, Amy H. Kaji,Danny Chu

　　本章描述了美国胸外科医师协会国家数据库的特征、潜在用途和局限性。

简　介

　　美国胸外科医师协会（STS）国家数据库是一个自愿临床注册登记系统，旨在促进全国心脏外科手术质量改进和安全倡议。这种先进的倡议促成了为外科医生提供国家基准、风险调整结局的最早尝试之一。该数据库（框表55.1）现在也用于辅助公开发表结局和临床研究。它由3个部分组成，每个部分都专注于心胸外科的特定种类：成人心脏外科（1989年建立）、先天性心脏外科（1994年）和普通胸外科（2002年）。自1999年以来，STS与Duke临床研究所签约，负责数据入库、统计分析，并向参与者提供绩效报告。

数据元素注意事项

成人心脏外科数据库（ACSD）

　　截至2016年9月，成人心脏外科数据库（ACSD）已汇集来自1119个参与医疗保健中心（通常以外科项目机构为单位，而非一所医院为单位进行定义）的610多万例患者记录，

框表 55.1　　　　STS 国家数据库的详细信息

1. STS 国家数据库测量人口统计学变量、专业特定协变量和短期结局，如发病率、死亡率和住院时间。
2. 使用 STS 国家数据库的研究为回顾性队列设计，抽取连续病例进行短期结局的纵向随访。
3. 与其他观察性研究设计一样，混杂因素会影响有效性；然而，协变量的广度和特异性通过标准方法进行调整提供了充足的机会。
4. 局限性包括数据库基于手术的（而不是基于疾病的）性质，缺乏临床医生级别的特征、长期结局和患者报告的结局，以及可能有限的普适性。
5. STS 国家数据库提供了关于美国接受心胸外科手术患者最细致和专业的特异性绩效反馈、自愿公开报告结局和临床研究数据。

包括来自美国 50 个州和 8 个其他国家的 29 个参与中心的 3100 名外科医生[1]。ACSD 与医疗保险和医疗补助服务中心（CMS）数据的关联分析显示自愿参与程度较高，包括 94% 接受冠状动脉旁路移植术的医疗保险受益人和 90% 为医疗保险受益人提供医疗服务的站点。

所有 STS 数据都要经过内部验证检查。每年随机抽取 10% 的站点样本进行外部检查，结果揭示病例的确定性为 100%，抽样数据和检查数据之间的一致性为 95%。参与者收到 7 种主要手术操作的风险调整死亡率的绩效报告，冠状动脉旁路移植术占所有病例的 69%。STS 采用"3 星系统"（其中 3 星表示最佳绩效）计算 11 个国家质量论坛指标的综合得分，公开报告参与中心级别的绩效[1]。

先天性心脏外科数据库

截至 2016 年 9 月，先天性心脏外科数据库（CHSD）包含了 120 个参与中心提交的 394 980 例手术的数据，包含来自美国 39 个州和 3 个其他国家的 392 名外科医生[2]。参与 CHSD 的医院包含了美国 95% 的先天性心脏手术中心。参与中心收到 10 个基础手术的风险调整死亡率和延长住院时间的效绩报告，其中室间隔缺损最常见。结果的公开报告采用基于风险调整死亡率的"3 星系统"[2]。

普通胸外科数据库

截至 2016 年 2 月，普通胸外科数据库（GTSD）包含了279 个参与中心提交的 482 432 例手术的数据，含 919 名医生（892 名胸外科医生、26 名普通外科医生和 1 名呼吸科医生）及其他 2 个国家的数据[3]。一项独立的外部检查已经核实 GTSD 中的数据准确率为 95%[4]。参与中心收到关于风险调整死亡率、发病率和肺叶切除术及食管切除术的加权综合评分（合并发病率和死亡率）的绩效报告。GTSD 也使用"3星系统"（基于综合得分）公开发表结果[3]。

数据源

每个站点的数据管理员将病历记录中的信息填入标准化的数据收集表。STS 网站有基于网站的教学视频供数据管理人员使用，以便于保证收集数据的一致性。培训和标准化收集数据对于确保数据的可靠性和有效性至关重要。

结局和其他关键测量指标

其他的结局指标包括 ACSD 的专业特异性并发症、术后住院时间、30d 再入院率，以及 GTSD 中的住院时间。所有数据库都会收集人口统计学信息，每个数据库收集其他数据库中未发现的粒度专业特异性协变量。例如，GTSD 包含功能状态信息、肺功能测试结果和描述确定临床分期方法的变量。由于固有的复杂性，Charlson、Elixhauser 及其他合并症指数还没有被证实适用于成人和先天性心脏手术。STS 数据库是一个强大的数据库，包含了其他管理数据库中没有的、具体详细的、临床相关的术前和术中患者水平的特征。STS数据管理器网站上描述了一整套专业特异性的变量 [5]。

访问数据

提出研究项目的主要研究者不必一定是STS数据库参与者才能访问数据库。但主要研究者或其隶属机构必须是参与者或共同研究者的参与者或合作者。

研究者可以通过访问和出版委员会或参与者使用文件（PUF）访问STS数据。每年两次，访问和出版委员会为每个专业选择几个项目，在预先确定的分析小时数内由Duke临床研究所免费进行统计分析。然后选中的研究者获得汇总数据。PUF项目持续接受来自STS参与者或其共同研究者的提案，并审查项目，避免重复研究，并评估使用STS数据测试所述假说的可行性。项目批准后研究人员在支付管理费和数据量基础费后会收到患者水平的数据。经批准的PUF提案需要展示当地研究生水平的统计合作者。访问和出版委员会及PUF委员会都要求在结果提交汇报或出版之前对摘要和（或）手稿草案进行审查，以确保遵守数据使用协议。

统计学考量

由于STS数据库源于数据收集者对病历的回顾，这些数据收集者进行完整的连续病例确定和纵向结局随访，使用STS国家数据库的研究是队列研究。与其他观察性研究设计一样，混杂因素会影响STS数据库研究的有效性。然而，协变量的广度和特异性为通过标准方法（多变量回归、倾向性评分或倾向匹配方法 [6]、工具变量分析）进行校正提供了充足的机会。由于数据库中有大量患者信息，因此研究者很容易发现临床上不重要的统计学显著关联。因此，研究者应该预先确定预测因素、兴趣结局及变量间临床重要差异的定义。相反，尽管有大量的患者，Ⅱ类错误仍然可能存在于罕见事件（如手术死亡率）中，特别是存在于校正了许多协变量时。

局限性

STS 数据库的局限性之一是，它是一个基于手术的（而不是基于疾病的）数据库，因此很难用于比较手术和非手术干预有效性的研究。一些研究者通过与其他数据库（如 CMS[1] 和美国心脏病协会基金会国家心血管数据注册登记系统[7]）的联合使用克服了这一局限性。STS 数据库的第二个局限性是缺乏关于外科医生和医院特征的信息。STS 收集了几个临床医生水平的变量，但不向研究者发布，禁止进行可能揭示临床医生身份的分析。因此，研究者通常无法研究临床医生特征与结局之间的关系，或校正这些变量中的潜在混杂。第四个局限性是缺乏长期结局（如生存率）和患者报告结局的数据。最后，STS 数据库可能存在自我报告偏倚，但 ACSD 和 CHSD 中这种可能要小得多，因为没有其他专业可以进行心脏手术。基于这个原因，GTSD 不太可能推广到全国其他地区。绝大部分参与 GTSD 的外科医生都是经过委员会认证的胸科医生并致力于胸科临床实践，尽管心脏外科和普通外科医生也会进行肺和食道手术[3]。

结 论

STS 国家数据库是最全面的心胸外科数据临床注册登记系统，有助于医疗质量改进，公开报告结局和研究。研究者可以通过 STS 网站和年度报告了解更多信息[1-3]。

致 谢

这篇文章首次发表在 *JAMA* 上时，声明了以下情况。

利益冲突声明：没有报道。

参考文献

[1] D'Agostino RS, Jacobs JP, Badhwar V, et al. The Society of Thoracic Surgeons Adult Cardiac Surgery Database: 2017 update on outcomes and quality. Ann Thorac Surg, 2017, 103(1): 18–24. Medline: 27884412.

[2] Jacobs ML, Jacobs JP, Hill KD, et al. The Society of Thoracic Surgeons congenital heart surgery database: 2017 update on research. Ann Thorac Surg, 2017, 104(3): 731–741. Medline: 28760477.

[3] Seder CW, Raymond DP, Wright CD, et al. The Society of Thoracic Surgeons general thoracic surgery database 2017 update on outcomes and quality. Ann Thorac Surg, 2017, 103(5): 1378–1383. Medline: 28431693.

[4] Magee MJ, Wright CD, McDonald D, et al. External validation of the Society of Thoracic Surgeons general thoracic surgery database. Ann Thorac Surg, 2013, 96(5): 1734–1739. Medline: 23998406.

[5] Society of Thoracic Surgeons. Data managers website（2018–01–01）[2018–02–28]. https://www.sts.org/registries-research-center/sts-national-database.

[6] McMurry TL, Hu Y, Blackstone EH, et al. Propensity scores: methods, considerations, and applications in the Journal of Thoracic and Cardiovascular Surgery. J Thorac Cardiovasc Surg, 2015, 150(1): 14–19. Medline: 25963441.

[7] Weintraub WS, Grau-Sepulveda MV, Weiss JM, et al. Comparative effectiveness of revascularization strategies. N Engl J Med, 2012, 366(16): 1467–1476. Medline: 22452338.

（龚海蓉　译，雷翀　审）

术语表

术语	定义
绝对差值	试验组 [试验组风险（EGR）] 与对照组 [对照组风险（CGR）] 有益或有害结局比的绝对差值，为对照组的风险减去试验组的风险（CGR－EGR）。例如，若对照组不良事件发生率为20%，治疗组为10%，绝对差值为20%－10%=10%。
ACS NSQIP-P	见美国国家外科质量改善计划儿科（NSQIP-P）。
美国外科医师学院创伤质量改进计划（ACSTQIP）	为了改善对创伤患者的医疗管理质量，于2010年实施。见美国国家创伤数据库（NTDB）。
协方差分析（ANCOVA）	线性模型用于协变量校正。它假定对于所有可能的协变量值，协变量效应大小（ES）等于典型的效应大小；即协变量和治疗效应之间没有交互作用。
方差分析（ANOVA）	用于比较连续因变量和一个以上定义自变量的统计方法。通常用于分析纵向数据。ANOVA不具备混合分析模型的灵活性，如果其更严格的假设（例如，所有的效应被认为是固定的）没有被满足，则可能产生误导的结果。
ROC曲线下面积（AUROC）	在药代动力学研究中，用于测量绘制在受试者工作特征（ROC）曲线上的测试性能或测量药物清除率的技术。在测量测试性能时，AUC越大，测试性能越好。模型若拥有最完美的灵敏度和特异度，其AUROC为1。参见受试者工作特征（ROC）曲线。
贝叶斯分析	使用先验知识（如先验概率、条件概率或可能性）与数据结合得出新的概率的统计方法。
贝叶斯层次模型（BHM）	整合多层次信息的一种统计程序，同时估计多个变量，并明确地将观测到的可变性分成可归因于随机差异和实际差异的部分。
偏倚	由于研究设计特征或研究实施而系统地偏离基本事实（例如，由于随机化失败而过高估计治疗效果）。
Bonferroni校正	对阈值P进行统计调整，以调整多重比较。通常统计学显著性（α）的阈值为0.05。进行Bonferroni校正时，将临界P值除以进行比较的次数。例如，若检验10个假设，新的临界P值将为$\alpha/10$，通常为0.05/10或0.005。Bonferroni校正是一种简单但是非常保守的校正（即与其他校正方法相比更不容易获得显著结果）。

术语	定义
C 统计量	若有 2 个患者（一个发生目标结局，另一个没有发生或更晚发生目标结局），C 统计量是模型获得第一个患者风险高于第二个患者的概率。"C" 是模型评估风险和实际观察到事件发生 "concordance"（一致）的缩写。参见 ROC 曲线下面积（AUROC）和受试者工作特征（ROC）曲线。
校准度	logistic 回归模型正确分配平均绝对风险水平的能力（即正确评估患者或患者人群结局的概率）。风险预测模型中，校准度测量的是模型预测与观察到整体事件发生率匹配的准确程度。参见区分度。
病例对照研究	确定根据结局抽样患者人群中暴露和结局相关性的研究设计。发生结局（病例）和未发生结局（对照）的患者进行比较，观察可疑有害物质暴露的差异。
中心效应	临床研究有时需要纳入多个临床中心，这可能会带来复杂性，因为不同中心的结局可能系统上不同，如由于患者人群、辅助治疗实践或其他因素的差异，这些差异被称为中心效应。
临床试验	参见随机临床试验。
整群随机试验	以群组（如学校、门诊）而不是个体为单位分配接受干预和对照组的试验。这个方法通常用于若按照个体分配可能导致沾染或混杂（例如，将学校中的青少年分配进入接受或不接受新的性教育计划，他们可能会互相分享获取的信息；替代的方法是，按照学校为单位进行分配，整个学校分配进入接受或不接受新的性教育计划）。整群分配通常是随机的，但也有可能用其他方法分配整群进入干预或对照（虽然不建议）。
队列研究	研究一组个体，其中一部分暴露于目标变量（如治疗药物或环境暴露），研究对象被随访一段时间，确定是否发生目标结局和结局是否与暴露相关。
共线性	统计模型中的多个变量包含着密切相关的信息。
共同冲击假设	双重差分分析中两个主要假设是平行趋势和共同冲击。共同冲击假设指的是发生在政策改变期间或之后的事件对治疗和对照组的影响相同。参见平行趋势假设。
疗效比较研究	直接比较健康卫生干预措施确定哪些措施、对哪些患者、在哪种情况下使用效果最好。

续表

术语	定义
复合终点，复合结局	当研究人员测量治疗对不同重要程度的终点的集合效应时，这是一个复合终点。复合终点的推测在以下罕见情况下最强：①终点组件有相似的患者重要性；②相对更重要的终点与更不重要的重点至少有相似的发生率；③强大的生物原理支持以下结果，即不同终点事件显示类似的相对风险且置信区间足够窄。
置信区间（CI）	可能包含参数（如均数、相对危险度）真实值的范围区间。
混杂因素	与目标结局相关的因素，在暴露和非暴露于目标结局的患者人群中分布不均衡。除非可以校正混杂变量，否则其效应不能与被研究的因素进行区分。
指示性混杂	临床研究中非常重要的一种混杂是"指示性混杂"，当临床选择特定治疗的指征（如疾病严重程度）也影响结局时发生。
严重程度导致的混杂	例如，疾病程度更严重的患者可能接受更强效的治疗，当比较干预措施时，强化的干预可能表现为导致更差的结局，这被称为"严重程度导致的混杂"以强调疾病的严重程度是混杂因素。参见指示性混杂。
对照	在病例对照研究，术语"对照"指的是没有发生结局的个体；相反，在临床试验中相同的术语指的是接受标准（或安慰剂）治疗的研究受试者。
卷积	卷积神经网络中的每个滤波器都按顺序移动到图像中的每个位置，然后测量图像的局部特征属性与每个位置上的滤波器的匹配程度，这个过程称为卷积。
卷积神经网络（CNN）	用于自动读取医学图像的一种机器学习方法。成功完成该任务的神经网络通常由多个分析层组成；术语"深度学习"（同义词）也被用来描述这类神经网络。
成本-效益分析	一种经济分析方法，其结果以自然单位表示（例如，挽救的每个生命或避免的每个出血事件的成本）。有时，成本-效益分析被归为成本-效益分析的一个子类。
协变量校正	用于进行协变量校正的现行模型假定，对于所有可能的协变量值，协变量效应大小（ES）等于典型的效应大小，即协变量和治疗效应之间没有交互作用。参见效应大小。

术语	定义
协变量校正	倾向性评分一般有 4 种常用的方法。一个方法是用倾向性评分进行协变量校正。该方法在倾向性评分模型建立之后，单独建立一个多变量模型，其中研究结局作为因变量，治疗组和倾向性评分作为预测变量。参见倾向性评分匹配、分层和逆处理概率加权。
Cox 比例风险模型	一种用于评估率（单位时间内项目数量）而不是比的模型，通过 logistic 回归分析。除了存活或死亡等结局，产生结局经历的时间（事件的时间）被纳入 Cox 比例风险回归，增加了从上述 logistic 回归中可获得的检验效能。
横断面研究	在同一时间确定参与者是否发生研究条件或疾病，以及特征或目标暴露的研究。
交叉试验	试验中受试者接受一个以上研究治疗，通常随机确定治疗顺序，提前确定顺序治疗的间隔时间（洗脱期）。
当前程序术语（CPT）代码	医疗、外科，以及诊断服务和程序的统一系统代码。
决策曲线分析（DCA）	一种根据患者接受治疗不足和治疗过度风险的偏好来评估诊断试验的益处的方法，以帮助对试验选择和使用的决定。
深度学习	参见卷积神经网络（CNN）。
德尔菲（Delphi）法	使用通过问卷获取的专家共识产生决策的方法。
双重差分	对比不同组（如治疗和对照组）在一种干预前后，结局差异的统计技术，该方法试图控制那些随着时间的推移而保持不变的潜在混杂因素造成的偏差。
有向无环图	直观地表示变量之间关系的图形。对于注册数据，该图可以帮助读者理解潜在混杂因素和中介因素的作用。
区分度	logistic 回归模型正确地将高风险分配至真正高风险患者（即将患者风险正确"排序"）的能力。进行时间事件分析时，区分度是模型预测谁将更早发生事件、谁将更晚发生事件或不发生事件的能力。参见校准度。
剂量探索试验	剂量探索试验是开展确定最可能的有效剂量或将用于后续研究剂量的研究。
Dunnett 方法	一种将多个试验药物剂量与单一对照进行比较的方法，该方法减少了比较的数量，因为试验药物剂量之间不进行相互比较。

续表

术语	定义
效应大小	干预组和对照组的结果之差除以某种变异的测量。这是由干预带来的观察到或预期结局变化。统计学显著性仅提示组间差异存在，但不能说明效应的重要性有多大。效应大小可衡量组间差异程度，应该和统计学显著性一起纳入考量。
均衡	均衡的原则指的是当关于诊断、预防或治疗选择的相对益处存在不确定或专家意见存在冲突时，分配干预至个体的方式可产生新的知识（如随机化）是伦理上允许的。
预期伤害	在决策曲线分析中，预期伤害由未发生疾病但错误接受治疗（假阳性）患者数量乘以根据患者的阈值概率得出的权重因子表示。权重因子反映了患者对治疗不足和过度治疗的风险的看法。具体而言，假阳性率乘以阈值概率除以 1－阈值概率的比值。参见净收益。
解释性试验	解释性试验试图最大化干预导致研究结局的可能性，而不是一些其他因素。通过让专家给予干预措施、将干预用于最有可能对干预发生反应的患者，以及在提供专业的干预后医疗管理环境中给予干预等方法，试图给干预最大成功的可能性。
外部有效性	外部有效性指的是研究结果能应用于研究设定以外（如临床实践中常见的患者）。
E 值	E 值是观察性研究中对未测量混杂因素进行敏感性分析的替代方法，不需要进行假定，而需要对某些公式的输入进行主观赋值。具体来说，E 值分析提出的问题是：未测量的混杂因素多强才能否定观察到的结果？E 值本身回答了这个问题，在同时考虑了测量的协变量的前提下，它量化了未测量混杂因素必须与治疗和结局在风险比尺度上，否定观察到的治疗－结果之间的关联的最小关联强度。若未测量混杂因素的强度比 E 值提示的弱，则主要研究结果不可能被未测量混杂因素翻转至"无关联"（即将风险比移至 1.0）。因此，E 值可以通过考虑这种程度的未测量混杂因素是否合理来帮助评估主要研究结果的稳健性。E 值提供了证据相关的测量。
错误发现率（FDR）	所有发现中假阳性的预期比例。
假阳性	那些没有发生目标异常，但是检测却错误地将它们确定为发生异常。

术语	定义
假阳性推断	当在 5% 的显著性水平上进行单一统计检验时,有 5% 的概率错误地得出预期效果存在的结论,而实际上并不存在,这被称为错误发现或假阳性推断。
假阳性率（FPR）	假阳性结果的平均数。
族错误率（FWER）	量化一组或一组测试做出任何假阳性推断风险的概率。
FINER（可行、有趣、新颖、伦理、相关性）标准	有助于帮助开发一个有意义的研究问题的格式。
自由响应受试者工作特征曲线（FROC）分析	自由响应受试者工作特征曲线分析评估医学测试确定图像异常的能力。实例包括确定放射影像中的肿瘤或组织切片上的恶性肿瘤病灶。参见自由响应受试者工作特征（FROC）曲线。
自由响应受试者工作特征（FROC）曲线	FROC 曲线分析和更常用的受试者工作特征（ROC）曲线分析有相似之处。但传统的 ROC 曲线评估的是测试发现出现或未出现疾病的准确性,但不评估是否一个测试能正确定位。参见受试者工作特征（ROC）曲线。
把关 / 守门（Gatekeeping）	一系列信息把关程序通过要求多个终点按预先确定的顺序进行比较,并在获得不显著结果时停止后续检验来控制假阳性风险。顺序靠前的比较可能会获得阳性结果,但同一分析若放在阴性结果之后将获得阴性结果。通过限制获得阳性结果的通路,把关策略在控制假阳性结果风险的同时,保留了更早、优先等级更高、终点事件更大的检验效能。
医疗保健花费和利用项目（HCUP）	HCUP,读法为 "H-Cup",是一组数据库,它代表了美国最大的行政纵向医疗保健数据库。
Hochberg 序贯检验方法	当实施了所有的检验（多重比较）后,结果 P 值在一个列表中按从大到小的顺序排列。若 FWER 固定在 5% 且观察到的最大 P 值小于 0.05,则认为所有检验都具有统计学显著性。否则,若第二大的 P 值小于 0.05/2（0.025）,除外最大 P 值的其他检验认为是显著的。若非如此,当列表中第三个 P 值小于 0.05/3（0.017）,则除外前两个 P 值的其他所有检验认为是显著的。以此类推,直到完成所有比较。

续表

术语	定义
Hosmer-Lemeshow 统计	在 logistic 回归模型中评估拟合优度的检验；通常用于风险预测模型。Hosmer-Lemeshow 统计依赖于将研究人群划分成不同风险群体的数量，以评估 logistic 回归模型是否进行了适当的校正。没有关于研究人群应该划分成风险群体"正确"数目的理论依据。
I^2 统计	I^2 统计是常用于 meta 分析中异质性的检验方法。I^2 可用 Cochrane Q 根据方程式：$I^2=100\% \times$（Cochrane Q− 自由度）计算。任何 I^2 负值被认为等于 0，因此 I^2 值的范围为 0~100%，分别对应无异质性和高度异质性。
递增效应	若 logistic 回归中的风险因素是离散的（如有或无糖尿病），变化被称为递增效应。参见边际效应。
增量成本 – 效益比（ICER）	可获得额外单位效益的成本。
单个错误率（IER）	单个错误率代表在单个检验中发生错误发现的风险。
意向性治疗（ITT）分析	根据随机分配的治疗组，而不是根据实际接受的治疗和是否完成研究，分析个体的结局。
交互作用	在 logistic 回归分析中，当一个预测因素的值改变另一个预测因素的效应，就认为这两个预测因素之间存在"交互作用"。
内部有效性	一项研究是否提供正确的结果取决于其设计和实施是否足够好，以至于研究发现正确地反映了潜在真实效应的方向和幅度（即研究具有高度内部有效性，发生偏倚 / 系统误差的可能性很小）。
疾病和相关健康问题的国际统计分类	疾病、异常、损伤及其他相关健康问题的国际编码系统。
组内相关系数（ICC）	ICC 量化了整群随机试验中群组内的相似性，其范围为 0~1，但通常在 0.02~0.1 的范围。
逆处理概率加权	校正由于观察到的混杂因素产生偏倚的统计技术。例如，倾向性评分用于计算每个个体的统计权重，产生一个新的样本，其中潜在混杂因素的分布与暴露无关，从而可以无偏倚地评估治疗和结局的关系。参见倾向性评分匹配、分层和协变量校正。

术语	定义
Kaplan-Meier 描记	分析时间事件发生数据并考虑删失的方法。Kaplan-Meier 曲线描记每个治疗组不同时间点"生存"患者（尚未经历事件）比例。
末次观测值结转法（LOCF）	处理缺失数据的方法。通常，LOCF 使用最后记录的数据点作为最终结局。
logistic 回归	用于分析二分类因变量，以及一个或多个因变量关系的回归分析。
纵向队列研究	该研究包含没有发生目标结局但暴露于假定原因个体的队列与包含同样没有发生目标结局但未暴露于假定原因个体的另一队列进行比较。随访两个队列比较目标结局的发生率。当用于研究干预的有效性时，一个队列中的个体接受干预，与另一个未接受干预的平行队列进行比较，随访两个队列比较目标结局的发生率。队列研究可以是回顾性的，此时其他人而不是研究者随访患者，研究者获得数据库然后评估暴露和结局的关联。
机器学习	人工智能的一种形式，其中"机器"（计算机、软件、系统）通过跟随算法和模型从数据中"学习"，来形成模式和进行预测或决策，人类不参与或很少参与这一过程。
边际效应	边际效应用于表示二分类结局的预测概率如何随风险因素的变化而变化。边际效应通常通过 logistic 回归分析来报告，以沟通和量化与每个因素相关的递增风险。
中介分析	中介分析评估通路中的变量，其中一个变量与第二个变量相关，继而与第三个变量相关。第二个中间变量可能介导了第一和第三个变量的关系。
医疗保险索赔数据	医疗保险和医疗救助服务中心管理医疗保险，美国面向 65 岁及以上，以及有资格领取社会保障局伤残津贴的人的主要医疗保险项目。来自医疗保险的数据在比较效用研究和卫生健康政策分析中可能有用。
孟德尔随机化	孟德尔随机化使用遗传变异来确定观察到风险因素和结局之间的相关性是否与潜在的因果效应相一致。
meta 分析	定量地将多个测量相同结局的研究结果进行整合获得单一的汇总结果或汇总估测值的统计技术。
代谢和减重手术认证和质量改进计划（MBSAQIP）	该项目负责认证美国和加拿大的住院和门诊减重手术中心。

续表

术语	定义
美国军队卫生系统数据储存库（MDR）	Tricare 索赔数据由美国军方卫生系统数据储存库维护。参见 Tricare。
最小临床重要差异（MCID）	在没有棘手的副作用和过高费用的情况下，患者认为有益且要求改变患者的医疗管理的患者重要结局的最小差异。
最小可测变化值（MDD）	试验中可探测的最小可能比的变化。
混合模型	混合模型明确地解释了每个研究参与者一个结局重复测量之间的相关性。混合模型最适用于以下场景：研究参与者特定结局随时间变化的个体轨迹，同时受对许多患者而言都是相同的因素（如干预的效应）和患者之间相差很大的特征（如脚踝骨折的严重程度、功能的基线水平、生活质量）的影响。
改良意向性治疗（MITT）分析	MITT 定义研究与研究之间存在差异，MITT 方法来源于意向性治疗方法，去除患者或重新分配患者进入研究组，而不是患者按随机分配的组。参见意向性治疗分析。
多中心临床试验	包含许多研究中心的临床试验，通常是因为单个中心很难纳入足够数量的患者完成试验。
多重比较	当研究者试图在一个研究中评估超过 1 个检验的统计显著性时，可能存在问题。单一检验，统计显著性的确定通常基于观察到的效应或偶然事件（<5%）。当进行 1 个以上的比较时，错误地检测到不存在效应的可能性增加。这就是多重比较的问题。
多重插补	插补是用一个或多个特定值替换缺失值的过程，从而可以对所有研究参与者进行统计分析，而不是仅分析没有缺失值的参与者。与单个数值插补相比，多重插补通过多次评估和替换缺失值更好地处理了数据缺失问题。
美国国家癌症数据库（NCDB）	美国外科医师学院癌症委员会和美国癌症学会的一个联合项目，从美国的医院收集数据，以收集新诊断的癌症数据。
美国国家住院患者样本（NIS）	前身是全国住院患者样本。NIS 旨在代表美国医疗保健用的总体情况，使其成为进行基本描述性研究、获得国家估计、研究成本、研究罕见疾病及了解长期趋势的理想工具。
美国国家外科质量改进计划（NSQIP）	美国国家计划旨在测量和改善外科医疗服务的质量。参见 VA 外科质量改进计划（VASQIP）。

术语	定义
美国国家外科质量改进计划 – 儿科（NSQIP-P）	美国国家计划解决接受手术儿童外科质量改进的问题。
美国国家创伤数据库（NTDB）	由美国创伤外科医生委员会开发，标准化收集美国国家创伤数据。
阴性预测值（NPV）	模型预测的不发生事件，实际上也没有发生事件的患者比例。
净收益	决策曲线分析中的概念。净收益或"收益评分"，通过计算与建议的检测和治疗策略相关的预期收益和预期伤害之间的差值确定。预期收益由患有该疾病的患者数和将接受建议的治疗患者数（真阳性）表示。参见预期伤害。
神经网络	非线性统计在模式识别问题中的应用。神经网络可用于开发临床预测规则。该技术确定那些与临床预测规则中感兴趣的结局最相关的预测因子，以及那些可以从规则中省略而不会失去预测效能的预测因子。
单病例随机对照（N-of-1）试验	确定干预或暴露在单个研究参与者效应的研究设计。在单病例（n-of-1）设计中，患者经历 2 个治疗时期，1 个时期接受试验治疗，1 个时期使用替代治疗或安慰剂。若可能，对患者和临床医生都设盲，监测结局。重复治疗时期，直到临床医生和患者确信治疗确实不同或没有差异。
非劣效性试验	非劣效性试验回答是否试验干预的效果不差于标准干预。这与等效性试验相反，其目的是确定是否一个干预与另一个干预效果相似。如果新的干预有一些其他的优势，试验干预相对于标准治疗的非劣效性可能是有意义的，如更容易获取、成本降低、更无创、更少伤害或降低负担，或潜在增加投资者收入。
原假设	统计上得出比较组之间不存在真正差异的论断。在假设检验框架下，这是统计检验设计来考虑并可能拒绝的初始假设，该假设认为所研究的变量之间没有关联。
需治数（NNT）	特定时期内获得 1 个额外的好结局需要治疗的患者数量。讨论 NNT 时，明确干预、时间段和期望预后非常重要。如果 NNT 计算结果为小数，则按照 Cochrane 指南进行四舍五入进位（http://www.cochranenet.org/openlearning/html/mod11-6.htm）。它是绝对风险降低（ARR）的倒数，用百分数表示（100/ARR）。

续表

术语	定义
O'Brien-Fleming 法	一种确定提前终止标准的方法，需要很小的 P 值在试验早期宣布成功，从而在最终分析时将最终的 P 值维持在非常接近 0.05 的水平。采用该方法，在最终分析中不可能成功的试验很少能在期中分析中成功，因此，对期中分析的"惩罚"是最低限度的。提前终止标准越保守，越能确保因成功提前终止不是假阳性结果。
比值	发生事件与未发生事件的比；发生兴趣结局受试者的数量与未发生兴趣结局受试者数量的比。
比值比	暴露组事件比值与未暴露组相同事件比值的比。
P 值	如果原假设正确，则获得观测数据（或更极端的数据）的概率。或表达为仅仅由于偶然获得观察结果的概率。尽管假设检验通常得出 P 值，但 P 值本身仅提供是否推翻原假设的信息。置信区间（CI）信息量更大，因为提供了未知参数值合理的范围，CI 的宽度还提示研究的检验效能。参见置信区间（CI）。
平行趋势假设	双重差分分析中 2 个主要的假设是平行趋势和共同冲击。平行趋势假设假定在干预之前，治疗组和对照组的结局趋势是相同的。如果这是真的，我们有理由假设，即使没有实施该干预，这两个群体的平行趋势也会继续下去。参见共同冲击假设。
参与者使用文件（PUF）	提交给美国外科医师学院国家外科质量改进计划（ACS NSQIP）的包含病例的去除标识的数据文件。PUF 包含患者级别的汇总数据，不标识患者、医学专业人员或保健机构。
区组随机化	限制性随机化方法，用于确保分配进入每个治疗组的患者数量均衡。
符合方案分析	包含根据方案完成整个临床试验的患者子类。这种方法破坏了随机化实现的预后平衡，因此可能对治疗效果提供一个有偏倚的估计。
PICO	患者、人群或问题，干预、预后因素或暴露，对比物或干预，结局，这 4 项的首字母缩写。回答临床问题的方法。
多效性	多效性指的是一种基因变异，通过与风险因素无关的途径影响结局。
阳性预测值（PPV）	模型预测事件将发生，而实际上也发生事件的患者比例。参见阴性预测值（NPV）。

术语	定义
实效性试验	旨在帮助典型临床医生和典型患者在典型临床照护环境下做出艰难决策的试验，最大限度地提高试验结果应用于临床实践中常见的患者的可能性。
系统综述和 meta 分析首选报告项目（PRISMA）	系统综述和 meta 分析报告指南。
系统综述和 meta 分析方案首选报告项目（PRISMA-P）	meta 分析方案报告标准。
概率阈值	诊断确定性的水平，超过该水平，患者就会选择接受治疗。
倾向性评分	倾向性评分是临床医生根据患者特征和临床指征决定患者接受特定治疗的概率。
倾向性评分匹配	倾向性评分有 4 个主要用途。最常见的是倾向性评分匹配，包括聚集 2 组研究参与者，一组接受兴趣治疗，另一组不接受该治疗。用相似或相同的倾向性评分匹配个体。参见分层、协变量校正及逆处理概率加权。
倾向性评分法	倾向性评分法用于减少评估治疗效应时的偏倚，使研究者可以减少分析非随机、观察性数据时混杂的可能性。
PROSPERO	系统综述和 meta 分析的注册系统表。
伪 R^2	伪 R^2 是为了模拟线性回归模型计算的 R^2，它是对由模型解释的结局可变性部分的度量。
发表偏倚	发生于根据研究结果的方向和结果是否具有统计学显著性而决定是否发表研究的情况。
质量调整寿命年（QALY）	一种衡量生存状况的计量单位，用于说明亚健康状态的影响及由此造成的生活质量的限制。例如，若患者生存 10 年，其生活质量由于慢性肺疾病降低 50%，生存期将等于 5 质量调整寿命年（QALY）
质量改善（QI）	定义、衡量、改善及控制实践，以保持或改进保健服务恰当性的方法。
R^2	衡量变量异质性的相关系数。当一个检验确定存在异质性，R^2 统计可量化研究之间的差异有多少可归因于协变量。

续表

术语	定义
随机效应 meta 分析	在随机效应 meta 分析中，统计模型评估多个参数。首先，模型评估每个试验各自的治疗效应，代表对试验真实效应的估计。不同试验真实效应存在差异的假设是随机效应 meta 分析的基础。其次，模型评估总体的治疗效应，代表所有纳入研究真实效应的平均值。第三，模型评估不同试验间真实效应变异度或异质性程度。
随机临床试验（RCT）	一种试验方法，其中个体随机分配接受或不接受受试验诊断、预防、治疗或姑息方案，然后随访确定干预的效益。
受试者工作特征（ROC）曲线	描绘诊断性测试检验效能的图形。受试者工作特征（ROC）曲线在横轴反映测试的真阳性率（即灵敏度），纵轴反映假阳性率（即 1− 特异度），用不同的截断点划分阳性和阴性检测结果。完美测试 ROC 曲线的曲线下面积为 1.0，若曲线下面积仅有 0.5，说明测试的结果不比碰运气好。参见 ROC 曲线下面积（AUROC）。
回归模型诊断	回归模型诊断测量模型在描述数据中存在的预测因子和患者结局之间的潜在关系表现如何，这些数据可以是建立模型的数据，也可以是来自不同人群的数据。
相对危险度（RR）（或风险比）	暴露人群中发生事件的风险和未暴露人群发生事件风险的比。
风险预测模型	风险预测模型帮助临床医生为患者制定个体化的治疗。模型通常使用在一个时间点测量的变量来估计某一结局在未来给定时间内发生的概率。
风险比	参见相对危险度。
敏感性分析	通过对概率的估计，价值判断和对决策结构的假设，对医疗评估结论稳定性的检验。这包括改变一个或多个兴趣参数重复评估决策模型。
共享强度	在统计上，分享数据的能力。
简单插补	简单插补是估计缺失值可能是什么并在数据库中用单个值替代缺失值的方法。简单插补法包括均数插补、末次观测值结转和随机插补。这些方法可能获得有偏倚的结果，并不是最佳方法。多重插补通过多次估计和替代缺失值更好地处理了缺失数据的问题。
胸外科医师学会（STS）国家数据库	心胸外科医生自愿临床注册系统，该注册系统的创建促进国家质量改进和患者安全。

术语	定义
统计效能	检验效能被认为是 II 类错误的补码概率。如果我们接受在一个大小为 d 的率差中有 20% 的 II 类错误，就是说有 20% 可能我们不能发现组间的率差为 d。此处的补码概率，0.8 = 1–0.2 就是统计效能。其意义是当率差 d 存在，有 80% 的可能统计检验可以发现这一差异。
分层	倾向性评分主要有 4 种用法。一种是基于倾向性评分分层。该技术包括根据倾向性评分将研究参与者划分入不同的组或层级。尽管增加层级数量可减少偏倚，但常分 5 个层级。参见倾向性评分匹配、协变量校正和逆处理概率加权。
分层随机化	一种限制性的随机方法，用于平衡治疗组之间一个或几个事先确定的预后特征。
阶梯设计	在几个阶段对研究单位（临床医生、组织）顺序推出质量改进（QI）的干预，以便在研究结束时所有参与者都接受了干预。参与者接受干预的顺序是随机的（与整群随机设计严格程度相似）。收集数据和在新一组参与者（"阶梯"）接受 QI 干预时测量结局。观察到对照部分与干预部分结局的差异归因于干预。
加强流行病学观察性研究报告（STROBE）的报告指南	报告观察性研究结果的指南，如队列和横断面研究。
监测、流行病学、最终结果（SEER）数据库	可公开获取，美国联邦资助的癌症报告系统，提供关于癌症统计学的信息，试图努力降低美国人群的癌症负担；它代表了美国疾病预防和控制中心、国家癌症研究所，以及区域和州癌症登记之间的合作。
生存分析	用于比较在整个研究过程中，不同的时间间隔每组患者经历一个结局或终点（如死亡）患者的比例的统计程序。也叫时间事件分析。
时间范围	在成本 – 效益分析中，时间范围是成本和效应被测量的时间段。
时间事件分析	用于比较在整个研究过程中，不同的时间间隔每组患者经历一个结局或终点（如死亡）患者的比例的统计分析。也叫生存分析。
Tricare	通常写作 TRICARE。由美国国防部持有和运营的保险产品。

续表

术语	定义
Tricare 索赔数据	Tricare 索赔由美国军队卫生系统数据存储库维持。Tricare 是由美国国防部拥有和运营的保险产品。
I 类错误	当原假设为真时，推翻原假设产生的错误（即研究者得出变量之间存在关联的结论，但实际上没有关联）。
II 类错误	当原假设为假时，接受原假设产生的错误（即研究者得出变量之间不存在关联的结论，但实际上确实存在关联）。
VA 国家外科质量改进计划（NSQIP）	最初的 VA 国家外科质量改进计划创建是为了使用标准化的方法正确地收集临床数据并整合大量的风险调整。在合并了 NSQIP 中心脏和非心脏手术部分后，重新命名为 VA 外科质量改进计划（VASQIP），这项 VA 范围内的强制性项目一直是全国努力进行质量改进的典范，也是建立美国外科医师学院–NSQIP 私有部分的模板。
血管质量计划（VQI）	由血管外科学会在 2011 年建立，为了改进 12 项常规血管操作的安全性和有效性。
VA 外科质量改进计划（VASQIP）	最初的 VA 国家外科质量改进计划创建是为了使用标准化的方法正确地收集临床数据并整合大量的风险调整。在合并了 NSQIP 中心脏和非心脏手术部分后，重新命名为 VA 外科质量改进计划（VASQIP），这项 VA 范围内的强制性项目一直是全国努力进行质量改进的典范，也是建立美国外科医师学院–NSQIP 私有部分的模板。